距骨和跟骨骨折与脱位

Fractures and Dislocations of the Talus and Calcaneus

主　编　（美）马克·R. 亚当斯（Mark R. Adams）

　　　　（美）斯蒂芬·K. 贝尼施克（Stephen K. Benirschke）

主　审　俞光荣

主　译　魏世隽　朱永展　相大勇

北方联合出版传媒（集团）股份有限公司

辽宁科学技术出版社

·沈 阳·

©2023 辽宁科学技术出版社。

著作权合同登记号：第 06-2021-143 号。

图书在版编目（CIP）数据

距骨和跟骨骨折与脱位 /（美）马克·R. 亚当斯（Mark R. Adams），
（美）斯蒂芬·K. 贝尼施克（Stephen K. Benirschke）主编；魏世隽，朱永展，
相大勇主译 . — 沈阳：辽宁科学技术出版社，2023.10
    ISBN 978-7-5591-3100-3

    Ⅰ. ①距… Ⅱ. ①马… ②斯… ③魏… ④朱… ⑤相… Ⅲ. ①距骨骨
折—治疗②跟骨—骨折—治疗 Ⅳ. ①R683.4

    中国国家版本馆CIP数据核字（2023）第131826号

出版发行：辽宁科学技术出版社
　　　　　（地址：沈阳市和平区十一纬路25号　邮编：110003）
印 刷 者：辽宁新华印务有限公司
经 销 者：各地新华书店
幅面尺寸：210mm×285mm
印　　张：20
插　　页：4
字　　数：440千字
出版时间：2023年10月第1版
印刷时间：2023年10月第1次印刷
责任编辑：吴兰兰
封面设计：谷玉杰
版式设计：袁　舒
责任校对：闻　洋

书　　号：ISBN 978-7-5591-3100-3
定　　价：298.00元

投稿热线：024-23284363
邮购热线：024-23284502
E-mail:2145249267@qq.com
http://www.lnkj.com.cn

审译者名单

主　审

俞光荣

主　译

魏世隽　中国人民解放军中部战区总医院　　朱永展　佛山市中医院

相大勇　南方医科大学南方医院

副主译

白　露　北京大学深圳医院　　　　　　　　方真华　武汉市第四医院

译　者（按姓氏汉语拼音排序）

陈　家　中国人民解放军中部战区总医院　　付　强　中国人民解放军中部战区总医院

付小勇　广州市正骨医院　　　　　　　　　韩　晶　中国人民解放军中部战区总医院

郝　铖　武汉市第四医院　　　　　　　　　黄壁旺　中国人民解放军中部战区总医院

黄亮亮　中国人民解放军中部战区总医院　　姜　楠　南方医科大学南方医院

黎润光　南方医科大学第三医院　　　　　　李谓林　佛山市中医院

李　雪　佛山市中医院　　　　　　　　　　刘建全　深圳市第二人民医院

刘三彪　北京大学深圳医院　　　　　　　　马　俊　中国人民解放军中部战区总医院

沈国栋　佛山市中医院　　　　　　　　　　唐陆波　北京大学深圳医院

吴晨曦　北京大学深圳医院　　　　　　　　伍何霖　中国人民解放军中部战区总医院

谢庆祥　东莞市中医院　　　　　　　　　　谢　威　武汉市第四医院

杨云建　中国人民解放军中部战区总医院　　于葳葳　武汉市第四医院

赵东东　中国人民解放军中部战区总医院　　赵晶晶　武汉市第四医院

职晓松　中国人民解放军中部战区总医院

推荐序

    距骨和跟骨骨折与脱位是足踝部较为常见的创伤，但其损伤的复杂程度莫衷一是，其带来的创伤后遗症也可能严重影响患者功能，致残率较高。时至今日，仍然是较为棘手的足踝创伤之一。本书的英文原版 *Fractures and Dislocations of the Talus and Calcaneus* 由美国新泽西医学院的马克·R.亚当斯（Mark R.Adams）和华盛顿大学的斯蒂芬·K.贝尼施克（Stephen K. Benirschke）两位著名的足踝外科专家编写。他们在足踝创伤方面进行了大量的临床实践和相关基础研究，在国际上享有较高的声誉。本书旨在为读者提供距骨和跟骨骨折研究的相关详细资料。每个章节都由浅入深，理论结合临床，同时参考了大量最新的国际文献，结合具体病例介绍并进行了详细理论阐述，方便读者更为全面地理解掌握距骨和跟骨骨折与脱位的损伤机制、分型、诊断治疗及手术技巧。本书是创伤骨科医生和足踝外科医生在处理足踝部创伤时不可多得的工具书。斯蒂芬·K.贝尼施克（Stephen K. Benirschke）是我的好朋友，他曾多次来中国进行学术交流。2008 年 2 月我去 Harborview 访问，在访问期间有幸观摩了他精湛娴熟的足踝创伤手术。2013 年 7 月在我担任 AO 中国足踝外科教程的主席时，专门邀请他来上海参加 AO 中国足踝教程的教育培训，他的精彩演讲让中国听众受益匪浅。

    为了将原书更好地呈现给中国的创伤骨科和足踝外科医生，以期能为他们处理此类棘手问题提供更开阔的视野和手术思路，中国人民解放军中部战区总医院的魏世隽教授等 3 位主译召集了国内活跃在临床一线的部分足踝外科专家，将该书翻译成中文并出版。本书图文并茂、文字简洁、通俗易懂、重点突出、实用性强，相信本书的出版有助于提高创伤骨科和足踝外科医生对距骨和跟骨骨折与脱位的临床处理能力，同时在减少手术并发症和提升手术疗效等方面提供重要的参考和借鉴作用。

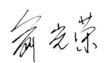

2023 年 8 月 6 日于上海

前言

　　本书旨在为读者提供深入研究距骨和跟骨骨折的资源。由于这个研究主题相对范围较窄，而每个章节又力求具体全面，因此这是通过两种方法来实现的：一是系统的文献综述，为读者提供了对主题的全面理解；二是通过临床具体病例深入研究这些损伤的细微差别之处。通过这两种方法，读者能更全面地了解这些具有挑战性的损伤。

Mark R. Adams

Newark, NJ, USA

Stephen K. Benirschke

Seattle, WA, USA

编者名单

Mark R. Adams, MD Associate Professor, Department of Orthopedics, Trauma Division, Rutgers – New Jersey Medical School, Newark, NJ, USA

Jerad D. Allen, MD Department of Orthopaedic Surgery and Sports Medicine, University of Washington/Harborview Medical Center, Seattle, WA, USA

Matthew C. Avery, MD Division of Orthopaedic Surgery and Sports Medicine, Memorial Healthcare System, Hollywood, FL, USA

Wayne S. Berberian, MD Hackensack Meridian School of Medicine at Seton Hall, Nutley, NJ, USA

Bruce Cohen, MD Atrium Musculoskeletal Institute, Foot and Ankle Division, OrthoCarolina, Charlotte, NC, USA

Adam Cota, MD Rocky Mountain Orthopaedic Associates, Grand Junction, CO, USA

Matthew M. Counihan, MD Department of Orthopaedic Surgery, University of Pennsylvania, Philadelphia, PA, USA

Derek J. Donegan, MD Department of Orthopaedic Surgery, University of Pennsylvania, Philadelphia, PA, USA

Jonathan Eastman, MD Orthopaedic Surgery, University of California, Sacramento, CA, USA

Reza Firoozabadi, MD, MA Department of Orthopaedics and Sports Medicine, Harborview Medical Center/University of Washington, Seattle, WA, USA

Joseph Galloway, MD Orthopaedic Surgery, Rutgers New Jersey Medical School, Newark, NJ, USA

Michael J. Gardner, MD Orthopaedic Trauma Service, Stanford University School of Medicine, Palo Alto, CA, USA

Michael F. Githens, MD Department of Orthopaedics and Sports Medicine, Harborview Medical Center/University of Washington, Seattle, WA, USA

Department of Orthopaedic Surgery and Sports Medicine, University of Washington/Harborview Medical Center, Seattle, WA, USA

Adam Gitlin, MD Crystal Run Healthcare, Middletown, NY, USA

Bo He, MD San Francisco Orthopaedic Residency Program, St Mary's Medical Center, San Francisco, CA, USA

Janet M. Hobbs, PT, RN Sigvard T. Hansen Jr. Foot and Ankle Institute, Harborview Medical Center/UW Medicine, Seattle, WA, USA

Jeremy Hreha, MD Department of Orthopaedics, Rutgers New Jersey Medical School, Newark, NJ, USA

David Hubbard, MD Orthopaedic Trauma Service, J.W. Ruby Memorial Hospital, West Virginia University, Morgantown, WV, USA

John Hwang, MD Orthopedic One, Columbus, OH, USA

Joseph Ippolito, MD Orthopaedic Surgery, Rutgers New Jersey Medical School, Newark, NJ, USA

Kimona Issa, MD Department of Orthopaedics, Seton Hall University, School of Health and Medical Sciences, South Orange, NJ, USA

Michael Jung, MD Orthopaedic Surgery, Rutgers New Jersey Medical School, Newark, NJ, USA

Kenneth L. Koury, MD Orthopaedic Trauma Surgery, Geisinger Wyoming Valley, Wilkes-Barre, PA, USA

Michael Krosin, MD Orthopaedic Surgery, Highland Hospital, Oakland, CA, USA

Thomas M. Large, MD Orthopaedic Trauma Services, Mission Hospital, Asheville, NC, USA

Luke A. Lopas, MD Department of Orthopaedic Surgery, University of Pennsylvania, Philadelphia, PA, USA

Erik A. Magnusson, MD Department of Orthopaedics and Sports Medicine, University of Washington, Harborview Medical Center, Seattle, WA, USA

James Meeker, MD Department of Orthopaedics and rehabilitation, Oregon Health and Sciences University, Portland, OR, USA

John W. Munz, MD Department of Orthopaedic Surgery, University of Texas Health Science Center, Houston, TX, USA

Mai P. Nguyen, MD Department of Orthopaedic Surgery, University of Minnesota, Minneapolis, MN, USA

Todd P. Pierce, MD Department of Orthopaedics, Seton Hall University, School of Health and Medical Sciences, South Orange, NJ, USA

James Richman, MD MultiCare Orthopedics & Sports Medicine, Tacoma, WA, USA

Jason Schneidkraut, MD Elite Orthopaedics and Sports Medicine, Wayne, NJ, USA

M. Kareem Shaath, MD University of Texas Health Science Center at Houston, Houston, TX, USA

David Shearer, MD UCSF – Department of Orthopaedic Surgery, San Francisco, CA, USA

Michael Sirkin, MD Orthopaedic Surgery, Rutgers New Jersey Medical School, Newark, NJ, USA

Matthew P. Sullivan, MD Orthopaedic Trauma Service, State University of New York, Upstate University Hospital, Oneida, NY, USA

Lisa Taitsman, MD, MPH Department of Orthopaedics and Sports Medicine, University of Washington, Harborview Medical Center, Seattle, WA, USA

Jennifer Tangtiphaiboontana, MD Department of Orthopaedic Surgery, Harborview Medical Center, Seattle, WA, USA

Daniel Thuillier, MD UCSF – Department of Orthopaedic Surgery, San Francisco, CA, USA

Heather A. Vallier, MD Department of Orthopaedic Surgery, Case Western Reserve University, Cleveland, OH, USA

Stephen J. Warner, MD, PhD Department of Orthopaedic Surgery, University of Texas Health Science Center, Houston, TX, USA

Timothy G. Weber, MD OrthoIndy, Indianapolis, IN, USA

Department of Orthopaedic Trauma, St. Vincent Hospital and OrthoIndy Hospital, Indianapolis, IN, USA

Brad J. Yoo, MD, FACS Department of Orthopaedics and Rehabilitation, Yale University, New Haven, CT, USA

目录

第一部分　足部创伤处置的基本原则

第一章　足部损伤疗效分析

Michael Sirkin, Michael Jung, Joseph Ippolito

在骨科创伤患者的初步评估中，足部损伤存在被忽视的风险。尤其是多发创伤、散在性损伤以及需要在胸、腹或长骨进行急诊手术时，足部损伤常有可能漏诊。多发伤的患者漏诊足部创伤的预后不良，突出了进行 2 次及 3 次检查的必要性。

踝关节复合体和与之相连的足部，是一个可以使下肢与地面相互作用以维持日常生活活动的基本运动连接。足和踝关节由 26 块骨头组成，形成 33 个关节。胫距（距小腿）、距跟（距下）和横跗（距跟舟）关节之间的空间关系在行走和负重的运动学中起着至关重要的作用。患者在足部和踝关节创伤后，这些关系的改变使得耐受性差，可能导致患者生活质量显著改变。足踝创伤治疗后，足部血液供应不良（与身体其他部位相比）会增加患者的发病率和功能障碍，尤其是距骨骨折等损伤。此外，没有足够的软组织可覆盖伤口及作为分散暴力的缓冲物，这会增加这些患者的疼痛和功能障碍。

跟骨和距骨骨折多伴有高能量损伤和多发损伤，这可能导致预后较差。伴有足部和踝关节损伤的多发患者往往预后较差。下肢创伤后疼痛可能会导致疼痛强度相关的抑郁症。研究发现，下肢创伤后疼痛会导致治疗参与度受限和损伤后抑郁症状长达 8 个月。此外，足和踝关节外伤患者难以恢复到以前的功能水平。

为了更好地理解分析足部创伤治疗效果，综合考虑患者并发症、并发损伤和治疗环境的变异性非常重要。2013 年，Hunt 等报道，足踝研究论文中最常用的疗效指标包括美国足踝外科协会（AOFAS）临床评分系统（55.9%）、视觉模拟量表（22.9%）、36 项健康调查简表（SF-36，13.7%）、足部功能指数（FFI，5.5%）、美国骨科医师学会（AAOS）评分工具（3.3%）。在本章中，我们回顾了 AOFAS 临床评分系统、SF-36、FFI 和 AAOS 评分工具及其在分析距骨和（或）跟骨创伤预后中的应用。

美国足踝外科协会（AOFAS）临床评分系统

最受欢迎的足和踝部位特异性的评定量表是 AOFAS 评分量表。AOFAS 临床评分系统包括 4 个部分：踝关节 – 后足评分，中足评分，踇趾跖趾 – 趾间评分，小趾跖趾 – 趾间评分。它可以评估疼痛、力线和功能，分值为 0~100 分。分数越高，结果越好。该评分系统结合了患者的主观参数和医生的客观测量，如步态、矢状面运动、后足运动和踝关节 – 后足稳定性（图 1.1）。

虽然 AOFAS 临床评分系统是最常用的评分系统之一，但其有效性和可靠性在一些研究中受到质疑。Toolan 等回顾性收集了使用

a

AOFAS 踝关节 - 后足量表（总分100分）

	评分
疼痛（40分）	
无	40分
轻度，偶尔	30分
中度，每天	20分
重度，几乎一直存在	0分
功能（50分）	
活动受限，辅助支撑需求	
无受限，不需要辅助支撑	10分
日常活动不受限，娱乐活动受限，不需辅助支撑	7分
日常活动和娱乐活动受限，需要手杖支撑	4分
日常活动和娱乐活动严重受限，需要助行器、拐杖、轮椅或支具	0分
最大步行距离（街区）	
＞6个	5分
4~6个	4分
1~3个	2分
＜1个	0分
地面行走	
在任何地面上行走无困难	5分
在不平的地面上行走，上楼梯、斜坡、梯子时有些困难	3分
在不平的地面上行走，上楼梯、斜坡、梯子时非常困难	0分
步态异常	
无，轻度	8分
明显	4分
非常显著	0分
矢状面运动（跖屈和背伸）	
正常或轻度受限（＞30°）	8分
中度受限（15°~29°）	4分
严重受限（＜15°）	0分
后足运动	
正常或轻度受限（正常的75%~100%）	6分
中度受限（正常的25%~74%）	3分
严重受限（正常的25%以下）	0分
踝与后足的稳定性（前后、内外翻）	
稳定	8分
明显不稳定	0分
力线（10分）	
良好，跖屈足，踝关节 - 后足力线良好	10分
可，跖屈足，踝关节 - 后足力线有一定程度的不良，无症状	5分
差，非跖屈足，踝关节 - 后足力线严重不良，有症状	0分

图1.1 a.美国足踝外科协会（AOFAS）踝关节 - 后足量表

b

AOFAS 踝关节 – 中足量表（总分 100 分）

	评分
疼痛（40 分）	
无	40 分
轻度，偶尔	30 分
中度，每天	20 分
重度，几乎一直存在	0 分
功能（45 分）	
活动受限，辅助支撑需求	
无受限，不需要辅助支撑	10 分
日常活动不受限，娱乐活动受限，不需要辅助支撑	7 分
日常活动和娱乐活动受限，需要手杖支撑	4 分
日常活动和娱乐活动严重受限，需要助行器、拐杖、轮椅或支具	0 分
最大步行距离（街区）	
＞ 6 个	10 分
4~6 个	7 分
1~3 个	4 分
＜ 1 个	0 分
地面行走	
在任何地面上行走无困难	10 分
在不平的地面上行走，上楼梯、斜坡、梯子时有些困难	5 分
在不平的地面上行走，上楼梯、斜坡、梯子时非常困难	0 分
步态异常	
无，轻度	8 分
明显	4 分
非常显著	0 分
力线（15 分）	
良好，跖屈足，中足力线良好	15 分
可，跖屈足，中足力线有一定程度的不良，无症状	5 分
差，非跖屈足，中足力线严重不良，有症状	0 分

图 1.1（续） b. 美国足踝外科协会（AOFAS）踝关节 – 中足量表

AOFAS 量表评估术前疼痛和功能的数据，发现不能很好地预测患者的病情。SooHoo 等的一项研究检验了 AOFAS 量表与 SF-36 量表的有效性，发现两者之间几乎没有关联，这表明在与广泛验证的 SF-36 相比，AOFAS 系统的结构有效性较差。

尽管如此，也有人报告 AOFAS 踝关节 – 后足量表是有效和可靠的。在一项 118 例后足骨折患者的研究中，De Boer 等认为 AOFAS 踝关节 – 后足量表具有 82.4% 的结构有效性和足够的内在一致性。在这项研究中，最常见的损伤是跟骨和距骨骨折，发生率分别为 72.6% 和 31.9%。但他们也指出，AOFAS 踝关节 – 后足量表在远期功能效果评估中缺乏纵向有效性。

36 项健康调查简表（SF-36）

SF-36 是一个总体评级量表（图 1.2）。它不是专门为足或踝关节设计的，而是评估患者的总体健康状况，并证实肌肉骨骼状况或其他疾病对患者整体健康的影响。它主要用于基于社区的结果研究。

c

AOFAS 踇趾跖趾 – 趾间量表（总分100分）

	评分
疼痛（40分）	
无	40分
轻度，偶尔	30分
中度，每天	20分
重度，几乎一直存在	0分
功能（45分）	
活动受限，辅助支撑需求	
无受限，不需要辅助支撑	10分
日常活动不受限，例如上班，娱乐活动受限	7分
日常活动和娱乐活动受限	4分
日常活动和娱乐活动明显受限	0分
穿鞋需求	
时尚，传统的鞋子，不需要鞋垫	10分
舒适的鞋子，需要鞋垫	5分
改装鞋或支架	0分
MTP 关节运动（跖屈和背伸）	
正常或轻度受限（＞75°）	10分
中度受限（30°~74°）	5分
严重受限（＜30°）	0分
IP 关节运动（跖屈）	
不受限	5分
严重受限（＜10°）	0分
MTP-IP 稳定性（所有方向）	
稳定	5分
绝对不稳定或能脱白	0分
与踇趾 MTP-IP 相关胼胝体	
无胼胝体或无症状的胼胝体	5分
有症状的胼胝体	0分
力线（15分）	
良好，踇趾对齐	15分
可，一定程度的踇趾排列不齐	8分
差，明显的症状错乱排列	0分

图 1.1（续） c. 美国足踝外科协会（AOFAS）的踇趾跖趾 – 趾间量表

SF-36 是一种经过广泛验证的预后工具，已被作为检验那些设计用于上肢、膝、肩和一般骨科疾病的预后工具有效性的基准。尽管 SF-36 可用于确定足部问题对患者整体生活质量的影响，但不应作为评估足部或踝关节结果的特定工具。它可能缺乏检测特定解剖区域如足部和踝关节的微小临床变化所需的敏感性。

足部功能指数（FFI）

足部功能指数（FFI）最初是为了分析类风湿性关节炎（RA）患者功能而设计的，由 23 个项目组成，分为疼痛、残疾和活动受限 3 个子量表。所有的项目都采用视觉模拟量表进行评分，由水平线及双向箭头组成，线的两端代表相反的极端，而不是数字或分区。疼痛子

d

AOFAS 小趾跖趾－趾间量表（总分100分）

	评分
疼痛（40 分）	
无	40 分
轻度，偶尔	30 分
中度，每天	20 分
重度，几乎一直存在	0 分
功能（45 分）	
活动受限，辅助支撑需求	
无受限，不需要辅助支撑	10 分
日常活动不受限，例如上班，娱乐活动受限	7 分
日常活动和娱乐活动受限	4 分
日常活动和娱乐活动明显受限	0 分
穿鞋需求	
时尚，传统的鞋子，不需要鞋垫	10 分
舒适的鞋子，需要鞋垫	5 分
改装鞋或支架	0 分
MTP 关节运动（跖屈和背伸）	
正常或轻度受限（＞75°）	10 分
中度受限（30°~74°）	5 分
严重受限（＜30°）	0 分
IP 关节运动（跖屈）	
不受限	5 分
严重受限（＜10°）	0 分
MTP-IP 稳定性（所有方向）	
稳定	5 分
绝对不稳定或能脱白	0 分
与跗趾 MTP-IP 相关胼胝体	
无胼胝体或无症状的胼胝体	5 分
有症状的胼胝体	0 分
力线（15 分）	
良好，跗趾对齐	15 分
可，一定程度的跗趾排列不齐	8 分
差，明显的症状错乱排列	0 分

图 1.1（续） d. 美国足踝外科协会（AOFAS）小趾跖趾－趾间量表

量表测量了足部疼痛的 9 个等级，残疾子量表描述了 9 个项目的难度，活动受限子量表描述了 5 个项目的限制程度（图 1.3）。FFI 评分中每个子量表得分和总分以 0~100 分表示。FFI 评分越高表明与足部健康相关的生活质量越差。FFI 易于理解，并为所有患者设计了 8 个等级的阅读水平。它的执行成本很低，不需要进行正式的培训来打分或解释这些测试。

在 Budiman-Mak 等的一项研究中，87 例 RA 患者使用 FFI 评分。他们认为，该评分目录的重复测试可信度为 0.69~0.87。他们得出结论，FFI 是一种评估临床和研究结果的合理工具。Agel 等评价了 FFI 在无全身性疾病患者人群中的实用性，他们发现 68.8% 的受访者在他们的前后回答中是一致的，因此他们再次得出结论，FFI 适合于评估患者足部疾病。

1. 总体来说，你的健康状况如何？

极好	1分
非常好	2分
好	3分
一般	4分
差	5分

2. 与一年前相比，你的健康状况如何？

现在比一年前好很多	1分
现在比一年前好一些	2分
一样	3分
现在比一年前差一些	4分
现在比一年前差很多	5分

3. 以下是你在一天中可能要做的事情。你的健康状况是否限制了你从事这些活动？如果有，严重程度如何？

	是，明显受限（1分）	是，轻度受限（2分）	否，完全不受限（3分）
A. 剧烈活动，如跑步、举重、参加剧烈运动等	1分	2分	3分
B. 适度活动，如移动桌子、推吸尘器、打保龄球或高尔夫球	1分	2分	3分
C. 提起或搬运食品杂货	1分	2分	3分
D. 爬几层楼梯	1分	2分	3分
E. 爬一层楼梯	1分	2分	3分
F. 跪或弯腰	1分	2分	3分
G. 步行超过 1.6km	1分	2分	3分
H. 步行几个街区	1分	2分	3分
I. 步行一个街区	1分	2分	3分
J. 洗澡或穿衣	1分	2分	3分

4. 在过去的 4 周里，你是否因身体健康问题在工作或其他日常活动中出现过下列问题？（每行圈出一个数字）

	是（1分）	否（2分）
A. 你花在工作或其他活动上的时间减少	1分	2分
B. 完成的事情比你希望的要少	1分	2分
C. 在工作或其他活动方面受到限制	1分	2分
D. 在工作或其他活动中有困难（例如，需要额外的精力）	1分	2分

5. 在过去 4 周里，你是否因情绪问题（如感到抑郁或焦虑）而在工作或日常生活中出现过以下问题？（每行圈出一个数字）

	是（1分）	否（2分）
A. 你花在工作或其他活动上的时间减少	1分	2分
B. 完成的事情比你希望的要少	1分	2分
C. 没有像平时那样认真地工作或做其他活动	1分	2分

图 1.2 36 项健康调查简表（SF-36）

6. 在过去 4 周里，你的身体健康或情绪问题在多大程度上影响了你与家人、朋友、邻居或团体的正常社交活动?

完全没有	1分
轻度	2分
中度	3分
相当严重	4分
非常严重	5分

7. 在过去的 4 周里，你的身体疼痛程度如何?

完全没有	1分
非常轻	2分
轻度	3分
中度	4分
重度	5分
剧烈	6分

8. 在过去的 4 周里，疼痛对你的正常工作（包括户外工作和家务）有多大影响?

完全没有	1分
轻度	2分
中度	3分
相当严重	4分
非常严重	5分

9. 在过去的 4 周里，你觉得以下选项有多少时间?

	一直	绝大多数时候	很多时候	有时	偶尔	从不
A. 你觉得精力充沛吗?	1分	2分	3分	4分	5分	6分
B. 你是不是一个非常紧张的人?	1分	2分	3分	4分	5分	6分
C. 你是否感到非常沮丧，没有什么能让你高兴起来?	1分	2分	3分	4分	5分	6分
D. 你是否感到平静祥和?	1分	2分	3分	4分	5分	6分
E. 你的体力充沛吗?	1分	2分	3分	4分	5分	6分
F. 你是否感到心灰意冷?	1分	2分	3分	4分	5分	6分
G. 你是否觉得精疲力竭?	1分	2分	3分	4分	5分	6分
H. 你曾经是一个快乐的人吗?	1分	2分	3分	4分	5分	6分
I. 你觉得累吗?	1分	2分	3分	4分	5分	6分

10. 在过去的 4 周里，你的身体健康或情绪问题影响了你的社交活动（如拜访朋友、亲戚等）的时间有多少?（每行圈出一个数字）

一直都是	1分
大多数时候	2分
有些时候	3分
极少数时候	4分
从来没有	5分

图 1.2（续）

11. 下面每个选项对你来说是对还是错？（每行圈出一个数字）

	完全正确	大部分正确	不知道	大部分错误	完全错误
A. 我似乎比其他人更容易生病	1分	2分	3分	4分	5分
B. 我和我认识的人一样健康	1分	2分	3分	4分	5分
C. 我估计我的健康会越来越差	1分	2分	3分	4分	5分
D. 我身体很好	1分	2分	3分	4分	5分

图1.2（续）

子量表	视觉模拟量表	项目
疼痛	从"不疼"到"能想象到的最疼"	（9）严重足痛，早晨足痛，赤脚行走痛，赤脚站立痛，穿鞋行走痛，穿鞋站立痛，穿矫正器行走痛，穿矫正器站立痛
残疾	"没有困难"到"困难无法完成"	（9）室内行走，室外行走，步行4个街区，爬楼梯，下楼梯，趾尖站立，从椅子上站起
活动受限	"从不"到"一直持续"	（5）室内使用设备，室外使用设备，整天待在室内，整天卧床

每个项目的得分为0~9分。对于每个子量表，条目得分取平均值，得到一个0~100分的子量表得分。将3个子量表得分取平均值，得到足功能总分。

图1.3 足部功能指数（FFI）

在文献中，FFI被广泛应用于分析跟骨、距骨骨折治疗效果。例如，据Potter和Nunley报道，车祸伤导致的跟骨骨折患者的FFI评分明显低于坠落伤的患者。Gaskill对191例跟骨关节内骨折患者研究后发现，＜50岁的患者FFI评分明显低于＞50岁的患者。此外，Vallier等对102例距颈骨折患者研究发现，距颈粉碎性骨折与FFI评分显著降低相关。Eberl在对比分析幼儿与青少年距骨骨折预后时发现，当按严重程度分层和比较时，幼儿的FFI评分较低。

尽管FFI非常有用，但它的不足也导致了FFI修订指数（FFI-R）的发展，该指数增加了一个社会心理量。FFI-R建立在FFI最初的23个项目的基础上，增加了几个项目。总而言之，FFI-R的完整版包括68个项目，采用6分制。更精简版只有34个问题，只评估足部功能。Budiman-Mak等发现，FFI-R的个人和项目置信度＞0.93。然而，由于FFI-R是一项较新的调查，很少有独立的研究评估其实用性。

美国骨科医师学会（AAOS）下肢评估工具

美国骨科医师协会（AAOS）于2004年发布了下肢评估工具，旨在指导外科医生客观地评估患者疼痛和功能。这些评估工具是在向美国和加拿大的290例患者分发调查问卷后开发的。这项研究开发了下肢核心量表、髋关节和膝关节核心量表以及足和踝关节模块。在本章中，我们将重点讨论AAOS评估工具中的足踝模块。

足踝模块将下肢核心量表中的项目与其他项目相结合，以评估与足踝问题相关的疼痛和功能（图1.4）。该量表可分为评估疼痛（9个项目）、功能（6个项目）、僵硬和肿胀（2个项目）和无力感（3个项目）的子量表，每个子量表都有良好内在一致性（$\alpha=0.83\sim0.91$）。总体而言，AAOS下肢评估工具的重复测试可

AAOS 下肢评分工具：足和踝关节调查问卷
说明

对于正在接受治疗或随访的足 / 踝关节患者，请回答以下问题。如果是双侧足 / 踝关节，请以症状严重的一侧作答。所有的问题都是关于你过去 1 周的平均感受。如果你受伤的时间少于 1 周，请填写受伤后的时间。

1. 在过去的 1 周里，你的足 / 踝关节僵硬程度？（圈出你的答案）
   1. 一点也不   2. 轻微   3. 中度   4. 严重   5. 非常严重

2. 在过去的 1 周里，你的足 / 踝关节肿得有多厉害？（圈出你的答案）
   1. 一点也不   2. 轻微   3. 中度   4. 严重   5. 非常严重

在过去的 1 周里，请告诉我们在以下活动中你的足 / 踝关节疼痛的严重程度（在每一行中圈出最能描述你平均能力的答案）

	无痛	微痛	中度疼痛	非常疼痛	剧痛	因足或踝关节疼痛不能做	由于其他原因无法做
3. 不平的地面上行走时	1	2	3	4	5	6	7
4. 平坦的地面上行走时	1	2	3	4	5	6	7
5. 上楼或下楼时	1	2	3	4	5	6	7
6. 晚上躺在床上时	1	2	3	4	5	6	7

在过去的 1 周里，你的足 / 踝关节是否在下列活动中出现无力？（在每一行中圈出最能描述你平均能力的答案）

	从不	部分无力，但无跌倒	完全无力，以致跌倒	因足踝无力而无法活动	由于其他原因无法活动
7. 剧烈活动，比如体力劳动，滑雪，打网球	1	2	3	4	5
8. 中度活动，比如适度的体力劳动，慢跑，跑步	1	2	3	4	5
9. 轻度活动，比如散步，做家务，整理院子	1	2	3	4	5

10. 下面哪个陈述最能描述你在过去 1 周大部分时间里的活动能力？（圈出你的答案）
   1. 我完全不需要辅助支持或他人帮助
   2. 我基本上不需要人搀扶走路
   3. 我经常使用单根拐杖、手杖四处走动
   4. 我经常用两根手杖、拐杖或助行器走动
   5. 我坐轮椅
   6. 我通常使用其他的支持支撑器或需其他人帮助四处走动
   7. 我根本无法四处走动

11. 在过去的 1 周里，你的平衡性怎么样？（圈出你的答案）
   1. 完全没有难度
   2. 有点小难度
   3. 中等难度
   4. 相当有难度
   5. 非常困难
   6. 靠脚完全不能平衡

12. 在过去的 1 周里，你穿或脱袜子有多难？（圈出你的答案）
   1. 一点也不难   2. 有点难   3. 中等难度   4. 非常难   5. 极度困难   6. 完全不能做

图 1.4 AAOS 下肢评分工具：足和踝关节模块

所有的问题都是关于你过去 1 周的平均感受
在过去的 1 周里，请告诉我们当你进行以下活动时，你的足或踝关节有多痛（在每一行中圈出最能描述你平均能力的答案）

	无痛	轻度疼痛	中度疼痛	重度疼痛	极度疼痛	因足或踝疼痛而无法做	由于其他原因无法做
13. 剧烈活动，如重体力劳动，滑雪，打网球	1	2	3	4	5	6	7
14. 中度活动，如适度的体力劳动，慢跑，跑步	1	2	3	4	5	6	7
15. 轻微活动，比如散步，做家务，整理院子	1	2	3	4	5	6	7
16. 站立 1h	1	2	3	4	5	6	7
17. 站立几分钟	1	2	3	4	5	6	7

18. 你在不平的地面上行走有多大困难？（例如：小石头、岩石、倾斜的地面）（圈出你的答案）
　　1. 没有困难
　　2. 轻度困难
　　3. 中等困难
　　4. 非常困难
　　5. 极度困难
　　6. 因足 / 踝关节原因不能做到
　　7. 其他原因不能做到

	是	否	不适用
19. 任何女鞋（包括高跟鞋）或任何男鞋（包括礼服鞋）	1	2	3
20. 大多数女性的正装鞋（除了高跟鞋）或大多数男士礼服鞋	1	2	3
21. 运动鞋、步行鞋或休闲鞋	1	2	3
22. 矫形鞋或处方鞋	1	2	3
23. 所有的鞋子	1	2	3

24. 你的足或踝关节的问题对你的正常工作有多大的影响，包括工作和做家务？（圈出你的答案）
　　1. 一点也不　　2. 有一点　　3. 中度　　4. 相当大　　5. 非常大　　6. 由于足和踝关节的问题，不能工作

25. 你的足或踝关节的问题对你的生活和你想做的事情有多大影响？
　　1. 一点也不　　2. 有一点　　3. 中度　　4. 相当大　　5. 非常大　　6. 它毁了一切

图 1.4（续）

信度为 0.80。

　　在对 122 例多发伤患者的分析中，比较了中足和后足损伤的结果，发现两组之间的 AAOS 足踝评分（AAOS FAS）相当。在对 114 例因战斗而遭受后足损伤的患者进行一系列研究分析后发现，负 Böhler 角对 AAOS 评分变化的负面影响最大，其次是距骨和跟骨骨折并存，以及除后足骨折外的胫骨平台骨折。在对 23 例 60 岁以上接受 Ilizarov 方法治疗胫骨骨不连的患者进行的一系列研究中，AAOS FAS 一致反映了疼痛和功能改善，每位患者增加了 5.3 年的质量生活。同样，在使用 Taylor 空间外固定架治疗的 38 例胫骨骨不连患者中，治疗后 AAOS FAS 与其他结果评分（包括 SF-36）相比有所改善。在对 25 例因 Jones 骨折而进行非手术治疗的患者进行的分析中发现，AAOS FAS 与患者满意度和治疗后愈合的影像学评估密切相关。

参考文献

[1] Turchin DC, Schemitsch EH, McKee MD, Waddell JP. Do foot injuries significantly affect the functional outcome of multiply injured patients? J Orthop Trauma. 1999;13(1):1–4.

[2] Standring S, Gray H. Gray's anatomy : the anatomical basis of clinical practice. 40th ed. Edinburgh: Churchill Livingstone/Elsevier; 2008. p. xxiv, 1551 p.

[3] Anderson RB, Coughlin MJ, Saltzman CL. Mann's surgery of the foot and ankle. 9th ed. Philadelphia: Saunders/Elsevier; 2014, online resource (xxii, 2186 pages) p.

[4] Richter M, Kwon JY, Digiovanni CW. Foot injuries. Skeletal trauma. 9th ed. Philadelphia: Saunders; 2014. p. 2251–2387.

[5] Rozbruch SR, Pugsley JS, Fragomen AT, Ilizarov S. Repair of tibial nonunions and bone defects with the Taylor Spatial Frame. J Orthop Trauma. 2008;22(2):88–95.

[6] Park IH, Song KW, Shin SI, Lee JY, Kim TG, Park RS. Displaced intra-articular calcaneal fracture treated surgically with limited posterior incision. Foot Ankle Int. 2000;21(3):195–205.

[7] Aktuglu K, Aydogan U. The functional outcome of displaced intra-articular calcaneal fractures: a comparison between isolated cases and polytrauma patients. Foot Ankle Int. 2002;23(4):314–318.

[8] Renovell-Ferrer P, Bertó-Martí X, Diranzo-García J, Barrera-Puigdorells L, Estrems-Díaz V, Silvestre-Muñoz A, et al. Functional outcome after calcaneus fractures: a comparison between polytrauma patients and isolated fractures. Injury. 2017;48(Suppl 6):S91–S95.

[9] Elgafy H, Ebraheim NA, Tile M, Stephen D, Kase J. Fractures of the talus: experience of two level 1 trauma centers. Foot Ankle Int. 2000;21(12):1023–1029.

[10] Kou JX, Fortin PT. Commonly missed peritalar injuries. J Am Acad Orthop Surg. 2009;17(12):775–786.

[11] Matuszak SA, Baker EA, Stewart CM, Fortin PT. Missed peritalar injuries: an analysis of factors in cases of known delayed diagnosis and methods for improving identification. Foot Ankle Spec. 2014;7(5):363–371. Epub 2014/07/17.

[12] Archer KR, Abraham CM, Obremskey WT. Psychosocial factors predict pain and physical health after lower extremity trauma. Clin Orthop Relat Res. 2015;473(11):3519–3526.

[13] Vranceanu AM, Bachoura A, Weening A, Vrahas M, Smith RM, Ring D. Psychological factors predict disability and pain intensity after skeletal trauma. J Bone Joint Surg Am. 2014;96(3):e20.

[14] Wegener ST, Castillo RC, Haythornthwaite J, Mackenzie EJ, Bosse MJ, Leap Study Group. Psychological distress mediates the effect of pain on function. Pain. 2011;152(6):1349–1357. Epub 2011/03/10.

[15] Balazs GC, Hanley MG, Pavey GJ, Rue JP. Military personnel sustaining Lisfranc injuries have high rates of disability separation. J R Army Med Corps. 2017;163(3):215–219. Epub 2016/12/09.

[16] Hunt KJ, Hurwit D. Use of patient-reported outcome measures in foot and ankle research. J Bone Joint Surg Am. 2013;95(16):e118(1-9).

[17] Button G, Pinney S. A meta-analysis of outcome rating scales in foot and ankle surgery: is there a valid, reliable, and responsive system? Foot Ankle Int. 2004;25(8):521–525.

[18] Kitaoka HB, Alexander IJ, Adelaar RS, Nunley JA, Myerson MS, Sanders M. Clinical rating systems for the ankle-hindfoot, midfoot, hallux, and lesser toes. Foot Ankle Int. 1994;15(7):349–353.

[19] de Boer AS, Tjioe RJC, Van der Sijde F, Meuffels DE, den Hoed PT, Van der Vlies CH, et al. The American Orthopaedic Foot and Ankle Society Ankle-Hindfoot Scale; translation and validation of the Dutch language version for ankle fractures. BMJ Open. 2017;7(8):e017040. Epub 2017/08/03.

[20] Toolan BC, Wright Quinones VJ, Cunningham BJ, Brage ME. An evaluation of the use of retrospectively acquired preoperative AOFAS clinical rating scores to assess surgical outcome after elective foot and ankle surgery. Foot Ankle Int. 2001;22(10):775–778.

[21] SooHoo NF, Shuler M, Fleming LL. Society AOFaA. Evaluation of the validity of the AOFAS Clinical Rating Systems by correlation to the SF-36. Foot Ankle Int. 2003;24(1):50–55.

[22] De Boer AS, Meuffels DE, Van der Vlies CH, Den Hoed PT, Tuinebreijer WE, Verhofstad MHJ, et al. Validation of the American Orthopaedic Foot and Ankle Society Ankle-Hindfoot Scale Dutch language version in patients with hindfoot fractures. BMJ Open. 2017;7(11):e018314. Epub 2017/11/14.

[23] Budiman-Mak E, Conrad KJ, Roach KE. The Foot Function Index: a measure of foot pain and disability. J Clin Epidemiol. 1991;44(6):561–570.

[24] Budiman-Mak E, Conrad KJ, Mazza J, Stuck RM. A review of the foot function index and the foot function index – revised. J Foot Ankle Res. 2013;6(1):5. Epub 2013/02/01.

[25] Agel J, Beskin JL, Brage M, Guyton GP, Kadel NJ, Saltzman CL, et al. Reliability of the foot function index: a report of the AOFAS outcomes committee. Foot Ankle Int. 2005;26(11):962–967.

[26] Potter MQ, Nunley JA. Long-term functional outcomes after operative treatment for intra-articular fractures of the calcaneus. J Bone Joint Surg Am. 2009;91(8):1854–1860.

[27] Vallier HA, Nork SE, Barei DP, Benirschke SK, Sangeorzan BJ. Talar neck fractures: results and outcomes. J Bone Joint Surg Am. 2004;86-A(8):1616–1624.

[28] Gaskill T, Schweitzer K, Nunley J. Comparison of surgical outcomes of intra-articular calcaneal fractures by age. J Bone Joint Surg Am. 2010;92(18):2884–2889.

[29] Vallier HA, Nork SE, Benirschke SK, Sangeorzan BJ. Surgical treatment of talar body fractures. J Bone Joint Surg Am. 2004;86-A(Suppl 1 Pt 2):180–192.

[30] Eberl R, Singer G, Schalamon J, Hausbrandt P, Hoellwarth ME. Fractures of the talus--differences between children and adolescents. J Trauma. 2010;68(1):126–130.

[31] Budiman-Mak E, Conrad K, Stuck R, Matters M. Theoretical model and Rasch analysis to develop a revised Foot Function Index. Foot Ankle Int. 2006;27(7):519–527.

[32] Riskowski JL, Hagedorn TJ, Hannan MT. Measures of foot function, foot health, and foot pain: American Academy of Orthopedic Surgeons Lower Limb Outcomes Assessment: Foot and Ankle Module (AAOS-FAM), Bristol Foot Score (BFS), Revised Foot Function Index (FFI-R), Foot Health Status Questionnaire (FHSQ), Manchester Foot Pain and Disability Index (MFPDI), Podiatric Health Questionnaire (PHQ), and Rowan Foot Pain Assessment (ROFPAQ). Arthritis Care Res (Hoboken). 2011;63(Suppl 11):S229–S239.

[33] Johanson NA, Liang MH, Daltroy L, Rudicel S, Richmond J. American Academy of Orthopaedic surgeons lower limb outcomes assessment instruments. Reliability, validity, and sensitivity to change. J Bone Joint Surg Am. 2004;86-A(5):902–909.

[34] Diacon AL, Kimmel LA, Hau RC, Gabbe BJ, Edwards ER. Outcomes of midfoot and hindfoot fractures in multitrauma patients. Injury. 2018. Epub 2018/11/12.

[35] Bennett PM, Stevenson T, Sargeant ID, Mountain A, Penn-Barwell JG. Outcomes following limb salvage after combat hindfoot injury are inferior to delayed amputation at five years. Bone Joint Res. 2018;7(2):131–138.

[36] Brinker MR, O'Connor DP. Outcomes of tibial nonunion in older adults following treatment using the Ilizarov method. J Orthop Trauma. 2007;21(9):634–642.

第二章　足部损伤的初步评估

Wayne S. Berberian, John Hwang

引言

后足骨折和脱位是所有骨科损伤中最复杂的。虽然距骨和跟骨骨折是两种最常见的跗骨损伤，但它们仅占所有可见骨折的3%。这些伤害通常是由高能量创伤造成的，如机动车事故或从高处坠落。这些骨折的初步评估和处理在优化临床诊疗和降低发病率方面起着至关重要的作用。

初始管理

在对所有多发伤患者进行初步评估时，需要高度怀疑足部损伤。大量研究表明，足部损伤是这一人群中最常见的遗漏肢体损伤，占所有未检测到的肢体损伤的12%~23%。

病史是诊断的基石，关于共性病、药物和社会习惯的细节可能有助于制定明确的治疗计划。例如，一名患有外周血管疾病的65岁神经病性糖尿病患者每天吸两包烟，其跟骨骨折的治疗可能与一名健康的20岁无医疗问题的患者的相同损伤不同。

从家庭成员、警察和紧急医疗运输人员处获得完整的病史，可以提供导致潜在后足损伤的机制的信息。在无意识、昏迷或醉酒患者中，该数据尤其重要。

回顾病史后，应仔细检查所有肢体，包括彻底检查足部。在半脱位、脱位或骨折的情况下，可以看到足部的严重畸形。皮肤检查可能显示擦伤、瘀斑、撕裂伤、开放性伤口或肿胀。几乎20%的距骨体骨折是开放性的。

比较双脚可以发现单侧损伤中的细微肿胀。愈合的手术切口可能有助于区分急性损伤和先前的病史。必须特别注意脚的足底面，因为这个部位经常被忽视。

以系统的方式仔细触诊足部和足踝的每一个区域，可能是检查时确定急性骨折的最关键的一步。昏迷或插管患者特别难以检查，因此影像学在这一人群中显得更加重要。如果适用，胫骨、距下关节、跗横关节和跖趾关节的被动活动范围可以与未受伤的对侧进行比较。踝关节和足趾背屈肌和跖屈肌以及后脚内翻肌和外翻肌的运动功能分级可能有助于辨别肌腱断裂或压迫的存在。

最后，应进行彻底的神经血管检查，包括感觉检查、足背和胫后动脉脉搏触诊以及毛细血管再充盈的存在。应仔细筛查因糖尿病或酒精中毒等共病而有下肢神经病变风险的患者。在脚的足底表面使用Semmes-Weinstein单丝5.07可能会识别出保护性感觉严重丧失的患者，这可能会导致治疗策略的改变。

当临床怀疑有骨折或脱位时，应拍足、踝和胫骨的平片。至少，常规的踝关节影像应该包括一个正位、侧位和踝穴位，而足平片应该包括一个正位、侧位和斜位。距骨和跟骨的特殊投照体位将在后面讨论。

距骨

相关损伤

由于这些类型的骨折需要高能量成分，距骨骨折和脱位与多发伤患者高度相关，这些患者有多种损伤，包括四肢和器官的损伤。Sanders等的一项研究发现，在70例距骨骨折患者中，59%有同侧肢体损伤。最常见的相关骨科损伤是踝部骨折，据报道发生率高达28%。其他不太常见的相关骨折包括跟骨骨折和舟骨骨折。

体征和症状

应进行标准的神经血管检查，包括脉搏、毛细血管再充盈和感觉的评估。大多数距骨骨折不伴有神经血管损伤。虽然距骨后脱位可能会损害胫后神经和血管，但在大多数情况下，拇长屈肌（FHL）腱已被证明能为这些结构提供保护。

对于距骨细微的骨折应提高警惕，因为许多患者可能以中度疼痛作为唯一症状。对于通常由低能量机制导致的距骨突骨折尤其如此。外侧突骨折患者可能表现出与踝关节扭伤相似的症状，疼痛位于外踝远端附近。对于外侧突骨折的患者，应进行腓骨肌腱半脱位的激发性测试，并且在怀疑这种损伤的情况下，应考虑先进的影像学检查，如磁共振成像（MRI）。

孤立的距骨头骨折通常表现为距舟关节上的疼痛和压痛。足部畸形可能不存在。大多数距骨头骨折是高能量损伤后发生的复杂后足损伤的一部分。有这种损伤的患者通常表现为更明显的足部畸形、肿胀和瘀斑。距骨颈骨折脱位可导致中度至重度的足部畸形。在严重移位的胫骨脱位病例中，骨突起可在内侧或外侧

看到，相对侧有皮肤凹陷。软组织必须仔细检查，以确保损伤不开放，并且不会损害皮肤。皮肤明显隆起的骨折或脱位必须紧急复位，因为长时间的循环障碍可能导致皮肤坏死并导致伤口感染。

距骨体骨折与距骨颈骨折有相似的发现。疼痛、肿胀和压痛广泛分布在脚踝上。瘀斑是可变的，可以位于后足的任何地方。

没有伴随骨折的距骨周围脱位是罕见的损伤，包括距下关节、距舟关节或胫距关节的脱位。这些损伤表现为明显的足部畸形。当这些为闭合性脱位时，由于脱位的骨关节造成局部皮肤的张力，它们会导致明显的皮肤损伤。隐匿性骨折或关节面损伤经常出现。应始终进行彻底的神经血管检查，因为可能存在血管损伤。如果不能闭合复位，这些损伤应作为外科急症处理。

影像学

应对所有可疑的距骨骨折和脱位进行标准的踝关节和足部平片检查。踝关节正位片可以看到外侧突和踝穴。踝的正位片用于评估胫距关节的一致性，而侧位片主要观察距骨体部和颈部的骨折。

正位和足斜位可以较好地观察距骨头，以及距骨与前足力线。足侧位可观察距骨颈、距下关节化，以及后足和中足的力线。

在初始评估期间可以采取但通常在术中使用的是Canale位，用于评估距骨颈。该体位是通过最大限度地跖屈和足的15°内旋，X线束从水平方向指向头部75°。如果怀疑是外侧突骨折，踝关节处于中立位背伸状态，小腿处于20°内旋位透视。

如果可能的话，应该获得计算机断层扫描（CT）成像，因为这种类型的成像允许在冠状、矢状和轴向平面中更好地观察骨折碎片，并有助于制订手术计划。在这些骨折的急性处理

过程中，磁共振成像很少使用，不如 CT 扫描有用。

初始管理

根据病史、体格检查和影像学检查，距骨骨折的初始治疗因骨折类型和损伤严重程度而异。距骨头、距骨体或距骨突的简单骨折，如果没有皮肤隆起、半脱位或脱位的迹象，可先行短腿夹板固定。移位的骨折或脱位如果不及时处理，可能会导致明显的皮下压力和皮肤损伤。在张力作用下，局部皮肤开始显示广泛的出血性浸润和静脉血栓形成，这可能导致受影响区域的皮肤坏死。Bonnin 的一项研究发现，56 例不可复性距骨周围脱位中 73% 有皮肤问题。尽管过去认为需要复位这些骨折以降低缺血性坏死的风险，但最近的几项研究得出结论，手术时机和缺血性坏死的发生率之间似乎没有相关性。当在急诊室进行闭合复位时，应给患者注射足够的镇静剂，以便于操作足部。第一次或第二次尝试后，不应进行多次闭合复位尝试。在不可复位的骨折中，患者应该被送到手术室进行可能的切开复位。

大约 50% 的距骨颈骨折伴距骨体明显移位与开放性损伤有关。在骨折复位前，可以在初步评估时对严重污染进行床旁冲洗，特别是如果存在合并损伤或内脏损伤预计会导致手术治疗延迟更应如此。开放的伤口应该用潮湿的生理盐水纱布覆盖，并在复位的位置用夹板固定，直到患者可以接受正式的冲洗和清创，以及在手术室稳定骨折。虽然在开放性骨折中并不常见，但距骨体可能从开放性伤口中突出（图 2.1）。在急诊室临时复位通常是不可能的，而且其价值也值得怀疑。取而代之的是，在夹板固定和紧急手术治疗之前，挤压的骨折碎片应该用潮湿的生理盐水纱布包裹。Smith 等回顾了 19 例距骨开放性脱位的患者。在 1 年的随访中，有 2 例发生术后感染。伤口的冲洗和

清创最初在急诊室进行，随后在手术室进行正式清创。在再次复位之前，将脱出的距骨浸泡在杆菌肽消毒液中进行消毒。

距下脱位可发生在内侧和外侧。应该尝试在急诊室进行闭合复位，因为这些损伤中的大多数可以在充分镇静的情况下闭合复位。无论脱位方向如何，初始复位步骤都是相同的。臀部和膝盖应该弯曲，以减少腓肠肌的拉力。手动纵向牵引通过脚跟牵拉穿过足部，通过大力牵引解锁致畸力量以复位足部。

对于内侧脱位，足必须外翻和背伸才能复位。如果闭合复位似乎无法实现，通常是因为伸肌支持带、距舟关节囊、腓骨肌腱或趾短伸肌阻碍了复位。

对于外侧脱位，当足内收位时，在内侧突出的距骨头上施加压力有助于复位。不可复性距下外侧脱位通常是胫骨后肌腱嵌入的结果，较少由趾长屈肌卡压引起。

距舟关节面的嵌塞和绞索可能会导致不可复性距下关节脱位。与上述软组织结构嵌顿的不可复性脱位一样，这需要在手术室进行切开复位。

距骨全脱位，或距下关节和胫骨关节脱位，需要紧急复位。可以在急诊室尝试闭合复位，在牵引的同时轻柔复位距骨。跟骨中的牵引针可以为足部的操作和牵引提供固定点。这些脱位通常在紧急情况下不可复位，需要通过外侧或内侧入路紧急切开复位。

跟骨

合并损伤

跟骨骨折由高能量机制引起，50% 的跟骨骨折伴有合并损伤，多为腰椎损伤或下肢损伤。高达 10% 的跟骨骨折合并腰椎损伤。下肢合并损伤包括胫骨平台骨折、Pilon 骨折以及距骨骨折。高达 10% 的患者合并双侧跟骨

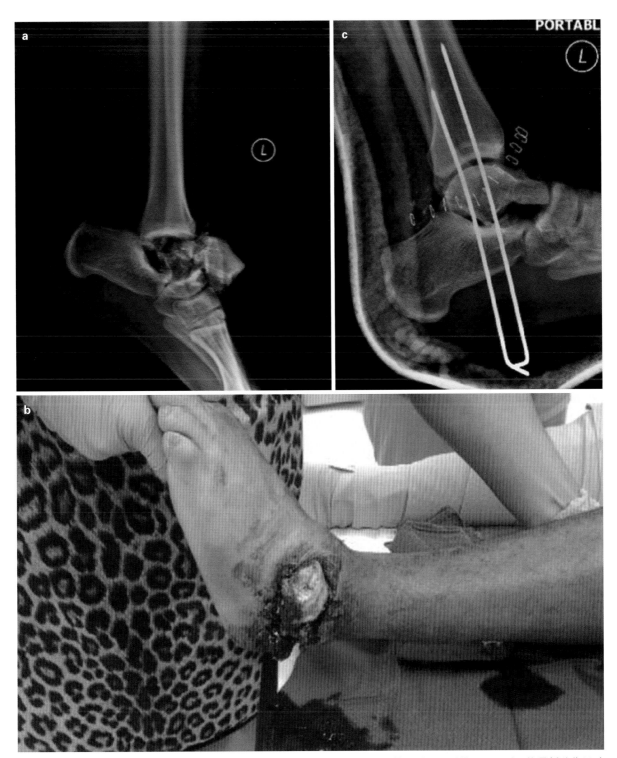

图 2.1 a. 踝关节侧位片，25 岁男性，联邦快递驾驶员，其卡车与小汽车碰撞导致距骨受挤压，同时腰椎骨折移位导致截瘫。b. 临床大体照，同一例患者受挤压以及严重污染的距骨。c. 踝关节侧位片显示患者的踝关节已清创及临时固定

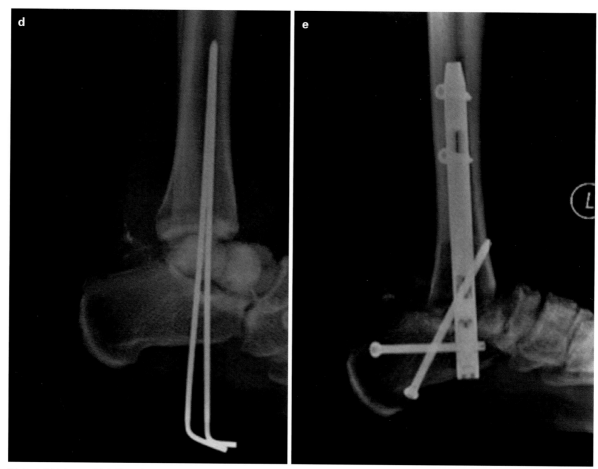

图 2.1（续） d. 踝关节侧位片显示抗生素骨水泥间隔器位置好，距骨因感染已切除。e. 踝关节胫跟关节融合术后侧位片，患者关节融合术部位随后融合，从截瘫中恢复，重返工作

骨折。此外，文献表明开放性骨折占跟骨骨折的 17%。

症状和体征

跟骨骨折的最初表现可能因能量水平、骨折粉碎及移位程度而有很大的不同。在轻度移位骨折的低能量损伤中，皮肤可能表现正常，有轻微压痛、肿胀和瘀斑。由于腓肠肌 - 比目鱼肌复合体附着在跟骨结节上，这类损伤患者经常抱怨踝关节跖屈困难。

高能量跟骨骨折患者更多表现为明显的肿胀和后足周围瘀斑。这些患者足跟处疼痛明显，踝关节或足部移动会加剧疼痛。明显肿胀的患者其足部皮肤皱痕经常会消失，可能会抱怨足部不同区域的感觉减退。这些患者由于有足部骨筋膜室综合征的风险，必须进行彻底的神经血管检查并持续监测。移位的舌形跟骨骨折患者足跟后侧皮肤可能呈明显的突起。

影像学

最初的影像应该包括足部和踝关节标准的 3 种体位影像。足部影像应包括正位、侧位和内斜位，以便适当评估后足、中足和前足。踝关节影像应包括正位、侧位和踝穴位。此外，所有跟骨骨折均应拍摄 Harris 足跟轴位片。通过将暗盒放置在患者背伸的足下，光束的角度向头侧倾斜 30° ~40° 而获得 Harris 轴位片。这样可以得到跟骨的轴位影像，以评估跟骨轴位畸形。由于拍摄跟骨轴位影像时患者会产生疼痛，在最初的创伤评估中往往很难获得轴位影像。

踝关节侧位片经常按照 Essex-Lopresti 分类显示骨折类型：关节内压缩性骨折和舌形骨折。应该测量 Gissane 角和 Böhler 角，以帮助识别和量化后关节面塌陷。跟骨后关节面双线征通常表示后关节面关节内骨折块分离。

跟骨 CT 扫描有助于更好地描述骨折线和移位，有助于制订手术计划和识别隐匿性骨折。CT 应扫描跟骨的轴位、矢状位和 30° 半冠状位，层厚 ≤ 2mm。半冠状位可以评估后关节面，也是 Sanders 分类的基础。此外，半冠状位可以帮助显示腓骨肌腱、蹬长屈肌腱、侧壁爆裂和足跟变宽。

初步处理

如本章前面所述，初步处理应从患者的病史和体格检查开始。对于移位小且符合非手术标准的患者，应使用短腿 Stimson 夹板，并适当填充足跟，以防止皮肤刺激并提供压迫。一旦最初的肿胀消退，可以改用短腿石膏。

跟骨骨折需要手术治疗，由于初始损伤引起大面积肿胀、水疱，继而增加术后伤口并发症的发生率，往往不能尽早手术。在跟骨骨折的治疗中，垫厚的夹板提供压缩以减少肿胀，这在跟骨骨折处理中至关重要。骨折的类型不同，足在夹板中的位置不同。关节内压缩性骨折，足应置于中立背伸位。舌形骨折通常需要踝关节置于跖屈位，以防止足跟皮肤受损。

明显移位的关节内舌形骨折，以及跟骨结节关节外撕脱性骨折，可导致足跟皮肤受损。这些骨折需要在手术室紧急复位。当强壮的腓肠肌－比目鱼肌复合体把跟骨结节拉到跖屈和向后的位置时，足跟处的皮肤就会紧张，导致血供受损。证据可能就是足跟明显的畸形并伴有该部位皮肤苍白。在急诊室，这些患者应该用跖屈夹板固定，以推迟软组织包膜的进行性坏死。

对于不需要在手术室紧急复位的严重肿胀患者，应密切监测骨筋膜室综合征的风险。在最初的 24h 内，应进行彻底的神经血管检查并密切监测。在床上时，应抬高足部，以减少肿胀和增加静脉血回流。疼痛与损伤不成比例，足趾被动背屈伴有严重疼痛，室内压力监测值异常，所有这些都支持骨筋膜室综合征的诊断，并要求紧急进行后足的筋膜切开减压术。

跟骨开放性骨折初期需要抗生素治疗。对于手术治疗延迟的患者严重污染的伤口，可用生理盐水进行床边冲洗。所有伤口都要用生理盐水纱布覆盖，并用夹板固定，直到患者被送进手术室。

参考文献

[1] O'Connell F, Mital MA, Rowe CR. Evaluation of modern management of fractures of the os calcis. Clin Orthop Relat Res. 1972;83:214–223.

[2] Santavirta S, Seitsalo S, Kiviluoto O, Myllynen P. Fractures of the talus. J Trauma. 1984;24(11):986–989.

[3] Guly HR. Diagnostic errors in an accident and emergency department. Emerg Med J. 2001;18(4):263–269.

[4] Born CT, Ross SE, Iannacone WM, Schwab CW, DeLong WG. Delayed identification of skeletal injury in multisystem trauma: the 'missed' fracture. J Trauma. 1989;29(12):1643–1646.

[5] Houshian S, Larsen MS, Holm C. Missed injuries in a level I trauma center. J Trauma. 2002;52(4):715–719.

[6] Juhl M, Moller-Madsen B, Jensen J. Missed injuries in an orthopaedic department. Injury. 1990;21(2):110–112.

[7] Vallier HA, Nork SE, Benirschke SK, Sangeorzan BJ. Surgical treatment of talar body fractures. J Bone Joint Surg Am. 2003;85-A(9):1716–1724.

[8] Sanders DW, Busam M, Hattwick E, Edwards JR, McAndrew MP, Johnson KD. Functional outcomes following displaced talar neck fractures. J Orthop Trauma. 2004;18(5):265–270.

[9] Canale ST. Fractures of the neck of the talus. Orthopedics. 1990;13(10):1105–1115.

[10] Lorentzen JE, Christensen SB, Krogsoe O, Sneppen O.

Fractures of the neck of the talus. Acta Orthop Scand. 1977;48(1):115–120.

[11] Hawkins LG. Fractures of the neck of the talus. J Bone Joint Surg Am. 1970;52(5):991–1002.

[12] Coltart WD. Aviator's astragalus. J Bone Joint Surg Br. 1952;34-B(4):545–566.

[13] Chapman MW. The use of immediate internal fixation in open fractures. Orthop Clin North Am. 1980;11(3):579–591.

[14] von Knoch F, Reckord U, von Knoch M, Sommer C. Fracture of the lateral process of the talus in snowboarders. J Bone Joint Surg Br. 2007;89(6):772–777.

[15] Klein SE, Varner KE, Marymont JV. Lateral talar process fracture and peroneal tendon dislocation: a previously unrecognized injury complex. Foot Ankle Int. 2008;29(10):1020–1024.

[16] Kenwright J, Taylor RG. Major injuries of the talus. J Bone Joint Surg Br. 1970;52(1):36–48.

[17] Pennal GF. Fractures of the talus. Clin Orthop Relat Res. 1963;30:53–63.

[18] McKeever FM. Fractures of tarsal and metatarsal bones. Surg Gynecol Obstet. 1950;90(6):735–745.

[19] Bibbo C, Lin SS, Abidi N, Berberian W, Grossman M, Gebauer G, Behrens FF. Missed and associated injuries after subtalar dislocation: the role of CT. Foot Ankle Int. 2001;22(4):324–328.

[20] Canale ST, Kelly FB Jr. Fractures of the neck of the talus. Long-term evaluation of seventy-one cases. J Bone Joint Surg Am. 1978;60(2):143–156.

[21] Mukherjee SK, Young AB. Dome fracture of the talus. J Bone Joint Surg Br. 1973;55:319–326.

[22] Bonnin JG. Dislocations and fracture-dislocations of the talus. Br J Surg. 1940;28(109):88–100.

[23] Vallier HA, Nork SE, Barei DP, Benirschke SK, Sangeorzan BJ. Talar neck fractures: results and outcomes. J Bone Joint Surg Am. 2004;86-A(8):1616–1624.

[24] Vallier HA, Reichard SG, Boyd AJ, Moore TA. A new look at the Hawkins classification for talar neck fractures: which features of injury and treatment are predictive of osteonecrosis? J Bone Joint Surg Am. 2014;96(3):192–197.

[25] Lindvall E, Haidukewych G, DiPasquale T, Herscovici D Jr, Sanders R. Open reduction and stable fixation of isolated, displaced talar neck and body fractures. J Bone Joint Surg Am. 2004;86-A(10):2229–2234.

[26] Vallier HA, Nork SE, Benirschke SK, Sangeorzan BJ. Surgical treatment of talar body fractures. J Bone Joint Surg Am. 2004;86-A(Suppl 1(Pt 2)):180–192.

[27] Smith CS, Nork SE, Sangeorzan BJ. The extruded talus: results of reimplantation. J Bone Joint Surg Am. 2006;88(11):2418–2424.

[28] Bibbo C, Anderson RB, Davis WH. Injury characteristics and the clinical outcome of subtalar dislocations: a clinical and radiographic analysis of 25 cases. Foot Ankle Int. 2003;24(2):158–163.

[29] Saltzman C, Marsh JL. Hindfoot dislocations: when are they not benign? J Am Acad Orthop Surg. 1997;5(4):192–198.

[30] Newcomb WJ, Brav EA. Complete dislocation of the talus. J Bone Joint Surg Am. 1948;30A(4):872–874.

[31] Rhanim A, Zanati RE, Younes O, Hassani ZA, Kharmaz M, Berrada MS. Nonoperative treatment of closed total talus dislocation without fracture: a case report and literature review. J Clin Orthop Trauma. 2014;5(3):172–175.

[32] Heylen S, De Baets T, Verstraete P. Closed total talus dislocation: a case report. Acta Orthop Belg. 2011;77(6):838–842.

[33] Sharifi SR, Ebrahimzadeh MH, Ahmadzadeh-Chabok H, Khajeh-Mozaffari J. Closed total talus dislocation without fracture: a case report. Cases J. 2009;2:9132.

[34] Essex-Lopresti P. The mechanism, reduction technique, and results in fractures of the os calcis, 1951–1952. Br J Surg. 1952;39(157):395–419.

[35] Cave EF. Fracture of the os calcis--the problem in general. Clin Orthop Relat Res. 1963;30:64–66.

[36] Essex-Lopresti P. The mechanism, reduction technique, and results in fractures of the os calcis, 1951–1952. Clin Orthop Relat Res. 1993;290:3–16.

[37] Rammelt S, Zwipp H. Calcaneus fractures: facts, controversies and recent developments. Injury. 2004;35(5):443–461.

[38] Stiegelmar R, McKee MD, Waddell JP, Schemitsch EH. Outcome of foot injuries in multiply injured patients. Orthop Clin North Am. 2001;32(1):193–204, x.

[39] Benirschke SK, Sangeorzan BJ. Extensive intraarticular fractures of the foot. Surgical management of calcaneal fractures. Clin Orthop Relat Res. 1993;292:128–134.

[40] Benirschke SK, Kramer PA. Wound healing complications in closed and open calcaneal fractures. J Orthop Trauma. 2004;18(1):1–6.

[41] Berry GK, Stevens DG, Kreder HJ, McKee M, Schemitsch E, Stephen DJ. Open fractures of the calcaneus: a review of treatment and outcome. J Orthop Trauma. 2004;18(4):202–206.

[42] Gustilo RB, Anderson JT. Prevention of infection in the treatment of one thousand and twenty-five open fractures of long bones: retrospective and prospective analyses. J Bone Joint Surg Am. 1976;58(4):453–458.

[43] Fakhouri AJ, Manoli A 2nd. Acute foot compartment syndromes. J Orthop Trauma. 1992;6(2):223–228.

[44] Manoli A 2nd, Fakhouri AJ, Weber TG. Concurrent

compartment syndromes of the foot and leg. Foot Ankle. 1993;14(6):339.

[45] Sanders R. Displaced intra-articular fractures of the calcaneus. J Bone Joint Surg Am. 2000;82(2):225–250.

[46] Sanders R, Fortin P, DiPasquale T, Walling A. Operative treatment in 120 displaced intraarticular calcaneal fractures. Results using a prognostic computed tomography scan classification. Clin Orthop Relat Res. 1993;290:87–95.

[47] Abidi NA, Dhawan S, Gruen GS, Vogt MT, Conti SF. Wound-healing risk factors after open reduction and internal fixation of calcaneal fractures. Foot Ankle Int. 1998;19(12):856–861.

[48] Tennent TD, Calder PR, Salisbury RD, Allen PW, Eastwood DM. The operative management of displaced intra-articular fractures of the calcaneum: a two-Centre study using a defined protocol. Injury. 2001;32(6):491–496.

[49] Koski A, Kuokkanen H, Tukiainen E. Postoperative wound complications after internal fixation of closed calcaneal fractures: a retrospective analysis of 126 consecutive patients with 148 fractures. Scand J Surg. 2005;94(3):243–245.

第二部分　距骨骨折

第三章　距骨骨折基础

David Hubbard, James Richman

解剖

距骨分为头、颈和体部 3 个部分，以及外侧和后方的 2 个突起。它有 5 个关节面，都有承重的功能。距骨表面如图 3.1 所示。距骨的 2/3 被关节软骨覆盖，没有肌腱起止点附着于它。

距骨的头与舟骨相关节。体部包括距骨穹隆，它与上面的踝关节相连。距骨体的下表面在长轴上为凹形，并与跟骨的后关节面相连。距骨颈部与踝关节或跟骨没有关节相连，也没有关节软骨。它位于跗骨窦外侧和内侧载距突之上。

距骨颈相对于距骨穹隆向跖内侧偏斜约24°。它是距骨最薄弱的部分，因为它既有最小的横截面积，又由于它广泛的血管长入而有最多的孔隙度。距骨颈的内侧边界与体部的内侧边界直接对齐，而距骨颈的外侧皮质是凹状的，向距骨外侧突后方逐渐展开。距跟骨间韧带，距下关节的主要稳定装置之一，附着于距骨颈下方。

距骨体上表面完全被关节软骨覆盖。距骨体的形状是一个巨大的梯形穹隆。前方横径大于后方，这意味着距骨背伸时踝关节匹配度最大。距骨体的内表面与内踝相连，这个表面的后下部分有一个大的椭圆形区域是深层三角韧带止点。

距骨体的外侧表面与腓骨远端相连。外表面最外侧的部分是距骨外侧突。外侧突是距骨与腓骨关联的关节面的下缘，也与跟骨后关节面的前外侧角相关联。由于这种骨骼结构及其距腓骨前、后韧带的附着，它对踝关节和距下关节的稳定性很重要。

距骨体后突包括位于姆长屈肌腱沟两侧的后外侧结节和后内侧结节。后外侧结节较大，并与跟骨后关节面有一个关节关联。在 50% 的人群中，结节可能过大或以副骨形式出现，也就是三角骨。三角骨可单侧或双侧出现，可与距骨或跟骨融合。后内侧结节的大小也各不相同，对于三角韧带胫距部分的附着很重要。

距骨头为凸圆面。相对于距骨颈的轴线平均旋转 45°。它也被关节软骨覆盖。足底弹簧韧带向下延伸至距骨头，连接跟骨和舟骨。距骨头与舟骨形成主要的关节，也称为足臼。Sarrafian 详细介绍，它由距骨头的前和中跟骨部分组成，并通过下和上内侧跟舟韧带与舟骨相连。分歧韧带的跟舟部分成为外侧铰链。内侧由弹簧韧带和胫后肌腱支撑。

距骨下表面在后关节面和前 / 中关节面之间有一个深沟，称为跗骨沟，它从前外侧到后内侧成 40°。沟外侧较宽，称为跗骨窦，而内侧较窄，称为跗骨管（图 3.2）。这个沟有强大的距骨骨间韧带以及跗骨管和跗骨窦动脉，这些动脉为距骨体的 2/3 提供血液供应。

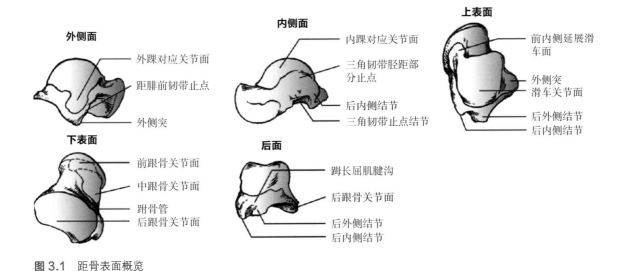

外侧面
外踝对应关节面
距腓前韧带止点
外侧突

内侧面
内踝对应关节面
三角韧带胫距部分止点
后内侧结节
三角韧带止点结节

上表面
前内侧延展滑车面
外侧突滑车关节面
后外侧结节
后内侧结节

下表面
前跟骨关节面
中跟骨关节面
跗骨管
后跟骨关节面

后面
踇长屈肌腱沟
后跟骨关节面
后外侧结节
后内侧结节

图 3.1　距骨表面概览

跗骨管

下面观

跗骨窦

图 3.2　跗骨窦和跗骨管

血供

距骨的血液供应呈弥漫性，起源于胫后动脉、足背动脉和腓动脉的分支（图 3.3）。跗骨管动脉起源于胫后动脉、距足底内侧和外侧动脉起点近端 1cm。它穿过趾长屈肌腱鞘和踇长屈肌腱鞘进入跗骨管。在管中，动脉走行在背侧。进入体部的分支在管道中发出，最大的分支进入体部的中间部分。

跗骨管动脉与跗骨窦动脉在跗骨管内吻合。跗骨管动脉的三角韧带支起源于它的起点

约 5mm 处。三角韧带分支位于三角韧带的胫距和胫跟部分之间。它供应体部的内侧表面，并与胫前动脉分支在距骨颈上吻合。跗骨窦动脉一般起源于足背动脉跗外侧支与腓动脉穿支之间的吻合环。它向距骨头发出几个分支然后进入跗骨管。在跗骨管，它向距骨体发出分支，然后与跗骨管动脉吻合。

腓动脉的小分支与胫后动脉的跟骨分支相连，在距骨后突上形成一个丛。值得注意的是，在一些患者中，跗骨窦动脉是腓动脉的分支，而不是足背动脉。

距骨头背内侧部分直接由足背动脉分支供应，而跖外侧部分由跗骨窦动脉供应。距骨体最重要的血液供应来自跗骨管动脉和跗骨窦动脉之间的吻合动脉。这条动脉有 5 个主要分支，几乎支配距骨体的中部和外侧 2/3。体部内侧 1/3 的血液供应来自三角韧带分支，它们进入体部内侧骨膜表面。

损伤机制

距骨颈骨折是由作用于距骨远端的足底背向力引起的高能量损伤（图 3.4）。踝关节一般处于中立位置。如果背侧力量足够强，它会破坏后方韧带和骨间韧带，导致跟骨向前偏外

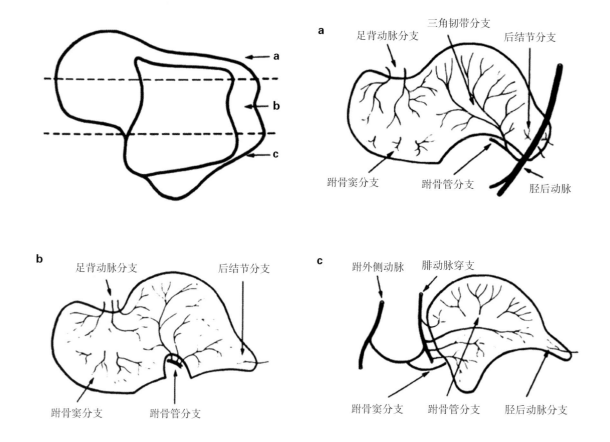

图 3.3 根据距骨解剖位置的血供情况。a. 距骨内侧 1/3 的血液供应。b. 距骨中间 1/3 的血液供应的侧视图。c. 距骨外侧 1/3 的血液供应的侧视图

侧或内侧脱位。距骨头相对于颈部会发生背侧移位。进一步的背侧力可导致踝关节后囊完全断裂，导致距骨体向后挤进跟腱和内踝之间的后内侧。内侧神经血管束受蹋长屈肌腹部的保护而很少损伤。足强迫旋后是距骨颈骨折的另一种不常见的机制，更常见的是联合距骨颈与内踝骨折。内踝骨折通常是垂直的，这表明距骨内侧受到挤压。因此，距骨颈骨折由旋后引起，有背侧粉碎。足旋后被认为是由跟腱收缩引起的，它给足部施加旋后的压力，导致内侧部分受压。

距骨体骨折是涉及踝关节和距下关节的关节内损伤。损伤通常是由高能量轴向力量造成的。它们也可能由于上述距骨颈骨折的剪切机制而发生（图 3.4）。背侧指向距骨远端足底力量可能导致更多的后侧骨折，涉及距骨体而不是颈部。

距骨头骨折是通过其他压缩或剪切力发生的。压缩是距骨头承受跖屈足的轴向负荷造成的。这种力量导致舟骨挤压距骨头，通常导致距骨头内侧挤压伤。在其他类型的损伤中，足中部的强制内翻导致舟骨剪切掉内侧距骨头的一部分，从而产生两个不同的骨折碎片。

后突外侧结节可能是由于足部被迫跖屈导致胫骨后突起挤压后外侧突而直接导致的。这一机制可能导致后突骨折，三角骨从距骨纤维附着分离，或是三角骨骨折。第一种机制最常见，与足球运动员和芭蕾舞演员有关。另一种机制是踝关节被迫背屈，由于距腓骨后韧带受到张力撕脱而导致后外侧结节。后突内侧结节

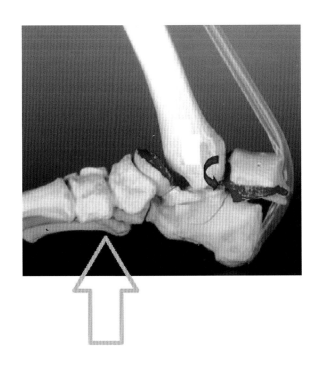

图 3.4 距骨颈和体部骨折的损伤机制。距骨体向后内侧挤压

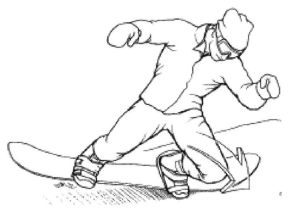

图 3.5 滑雪板外侧突骨折的典型机制如图所示。对背屈踝关节施加外旋力或外翻应力，导致距骨外侧突骨折

很少受伤。损伤机制包括踝关节背屈和旋前时的胫距后韧带撕脱。患者通常会在内踝后方出现一个有压痛的硬块，缺少后内侧踝关节的正常轮廓。

最后，外侧突骨折最常与单板滑雪损伤相关。损伤机制是向背屈踝关节施加轴向负荷，并强迫外旋或后脚外翻（图 3.5）。在单板滑雪时，脚部处于背屈状态，并伴有膝关节屈曲，这进一步增强了背屈的程度。在向前摔倒时，位于前方的腿向板的前方旋转，从而给脚踝施加一种外部的旋转力或外翻应力。由于这种骨折在这一运动群体中发生率相对较高，所以外侧突骨折通常被称为滑雪者骨折。

影像学

足和踝关节的 AP、侧位和斜位 X 线片，踝关节的斜位（踝穴）视图将显示胫骨远端下

距骨的位置。踝关节侧位 X 线片是评估距骨骨折的最佳标准视图。这个位置也最适合评估距骨骨折的跖向或背向移位。然而，冠状移位（内外翻）很难从正位片确定。因此，Canale 位被推荐作为发现距骨骨折和了解冠状移位的额外检查，特别是距骨颈骨折。此投照位置是用 X 线束指向头侧，指向水平方向 75°。足部维持最大跖屈和 15° 内旋（图 3.6）。对于后突骨折，侧位 X 线片是最好的。可能很难区分后突骨折和三角骨骨折；侧位片上骨折的线索包括两个骨表面粗糙和不规则的表面。此外，骨折往往更大并延伸至距骨体。外侧突骨折可以在正位和侧位踝关节 X 线片上看到。Broden 位视图也有助于显示外侧突骨折，以及评估距下关节是否有不规则或距骨下嵌塞骨折。Broden 位摄片时，X 线对准头侧 10°～40°，脚处于中立位置，内旋 20°～60°（图 3.7）。CT 有助于诊断距骨非移位骨折，以及描绘骨折类型和移位程度。多平面 1～2mm 薄层扫描对于鉴别后侧突、侧突和撕脱性骨折特别有帮助。特别是对于结节骨折，CT 将有助于确定碎片的大小、移位程度、粉碎的存在以及是否累及距下关节。

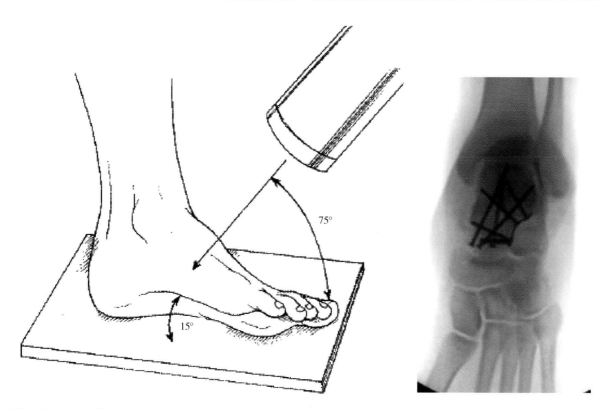

图 3.6　Canale 位

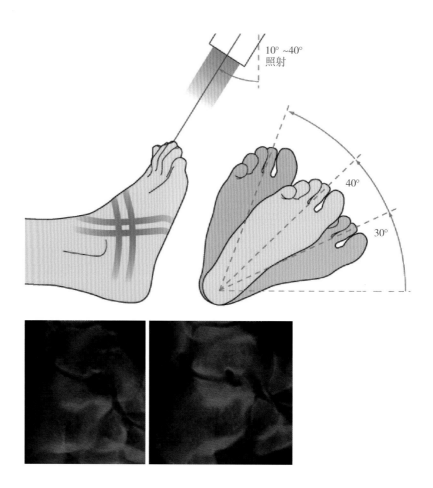

图 3.7　Broden 位

参考文献

[1]　Sanders R, et al. Fractures and fracture-dislocations of the talus. Mann's surgery of the foot and ankle. 9th ed. Philadelphia: Elsevier; 2014.

[2]　Sarrafian S. Anatomy of the foot and ankle. Philadelphia: Lippincott; 1983.

[3]　Grogan DP, Walling AK, Ogden JA. Anatomy of the os trigonum. J Pediatr Orthop. 1990;10:618–622.

[4]　Sangeorzan BJ, editor. Traumatized foot. Rosemont: Am Acad Orthop Surg; 2001.

[5]　Rammelt S, Zwipp H. Talar neck and body fractures. Injury. 2009;40:120–135.

[6]　Mulfinger GL, Trueta J. The blood supply of the talus. J Bone Joint Surg. 1970;52B:160–167.

[7]　Haliburton RA, Sullivan CR, Kelly PJ, Peterson LF. The extra-osseous and intra-osseous blood supply of the talus. J Bone Joint Surg Am. 1958;40-A:1115–1120.

[8]　Schwarzenbach B, Dora C, Lang A, Kissling RO. Blood vessels of the sinus tarsi and the sinus tarsi syndrome. Clin Anat. 1997;10:173–182.

[9]　Daniels TR, Smith JW. Talar neck fractures. Foot Ankle. 1993;14:225–234.

[10]　Sneppen O, Buhl O. Fracture of the talus. A study of its genesis and morphology based upon cases with associated ankle fracture. Acta Orthop Scand. 1974;45:307–320.

[11]　Penny JN, Davis LA. Fractures and fracture-dislocations of the neck of the talus. J Trauma. 1980;20:1029–1037.

[12]　Coltart WD. Aviator's astralagus. JBJS Br. 1952;34(4):545–566.

[13]　Hamilton WG. Stenosing tenosynovitis of the flexor hallucis longus tendon and posterior impingement upon the os trigonum in ballet dancers. Foot Ankle. 1982;3:74–80.

[14]　Yan YY, Mehta KV, Tan TJ. Fracture of the os trigonum: a report of two cases and review of the literature. Foot Ankle Surg. 2016;22(4):21–24.

[15]　Cedell CA. Rupture of the posterior talotibial ligament with the avulsion of a bone fragment from the talus. Acta Orthop Scand. 1974;45:454–461.

[16]　Funk J, Srinivasan S, Crandall J. Snowboarder's talus fractures experimentally produced by eversion and dorsiflexion. Am J Sports Med. 2003;31(6): 921–928.

[17]　Boon AJ, Smith J, Zobitz ME, Amrami KM. Snowboarder's talus fracture. Mechanism of injury. Am J Sports Med. 2001;29:333–338.

[18]　Kirkpatrick DP, Hunter RE, Janes PC, et al. The snowboarder's foot and ankle. Am J Sports Med. 1998;26:271–277.

[19]　Canale ST, Kelly FB Jr. Fractures of the neck of the talus: long-term evaluation of seventy-one cases. J Bone Joint Surg Am. 1978;60:143–156.

[20]　Paulos LE, Johnson CL, Noyes FR. Posterior compartment fractures of the ankle. A commonly missed athletic injury. Am J Sports Med. 1983;11:439–443.

[21]　Schatzker J, Buckley R, Sands A. Calcaneus-simple undisplaced body fractures. AO Foundation. www.AOsurgery.org. 2010.

[22]　Gregory P, DiPasquale T, Herscovici D, Sanders R. Ipsilateral fractures of the talus and calcaneus. Foot Ankle Int. 1996;17:701–705.

[23]　Ebraheim NA, Skie MC, Podeszwa DA, Jackson WT. Evaluation of process fractures of the talus using computed tomography. J Orthop Trauma. 1994;8:332–337.

第四章　距骨颈骨折

Bo He, Michael Krosin

引言

距骨构造比较复杂，具有独特的解剖结构。距骨骨折是由巨大的暴力导致的，因为其骨质非常致密。距骨骨折为高能量损伤，发病率低，占所有骨折的 0.1%~0.85%。一旦发生距骨骨折，患者下肢功能会严重受损。距骨颈骨折约占所有距骨骨折的 50%。这类骨折常引起周围关节的损伤和脱位，需要及时处理。

解剖

距骨由距骨头、距骨颈和距骨体构成。软骨覆盖了距骨 2/3 的表面积，使其有充分的表面积和周围骨骼相关节。距骨表面无肌肉和肌腱附着，主要由周围的关节囊和韧带维持其稳定性。距骨体充满踝穴，有 5 个关节面。距骨头位于一个深窝中，有时也被称为足臼，由舟骨、前 / 中跟骨面和周围韧带组成。距骨颈是距骨的相对薄弱点，表面无软骨，主要由松质骨组成，髓外血供通过距骨颈表面的小孔进入距骨。

距骨血供独特，由胫前动脉、胫后动脉和腓动脉的分支构成，可详见前面章节。距骨血供的保护在手术治疗距骨颈骨折中至关重要。

骨折分型

距骨颈骨折的发生通常是因为轴向的暴力和足部的强力背屈，这易导致距骨颈相对薄弱的松质骨与胫骨远端前方骨质相撞击。如果背屈暴力继续作用，破坏暴力将从距骨颈传到距下关节，导致距骨体从跟骨处脱位或半脱位。足部的持续背屈暴力还会导致后踝间隙变大，导致距骨体自踝穴处脱位或半脱位。后足过度旋后易导致距骨颈和距骨体撞击内踝，导致背内侧压缩性骨折和外侧张力性骨折，这会导致非常典型的内侧粉碎性骨折、长度短缩和足内翻畸形。

Hawkins 距骨颈骨折分型来源于对周围关节受累程度的影像学评估（图 4.1），其不仅可直观描述骨折程度，还能指导预后。Ⅰ 型距骨颈骨折通常无移位（距骨颈移位小于 1mm），其骨折线不涉及任何关节面。理论上只有前外侧血供受损，发生缺血性坏死（AVN）的概率为 0~13%。Ⅱ 型会出现距下关节脱位，距骨颈前外侧血管和进入跗骨窦的血管受损，距骨颈内侧血管通常不易受损，发生缺血性坏死的概率为 20%~50%。Ⅲ 型骨折，距骨体自距下关节和胫距关节处脱出，距骨体的 3 条血供均被破坏，发生缺血性坏死的概率为 20%~100%，距骨体常向后内侧脱出，撞击胫骨后神经血管

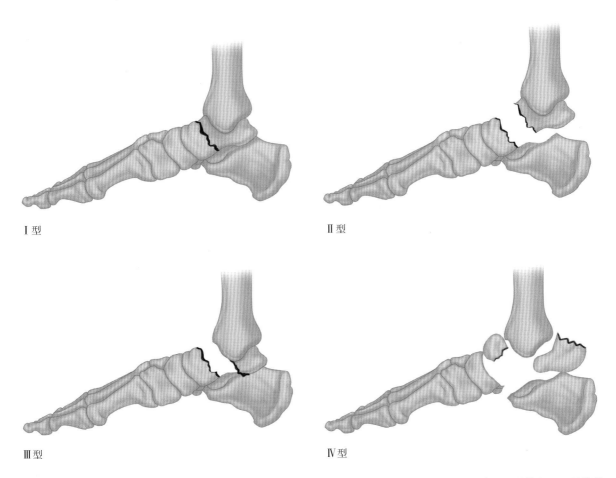

Ⅰ型

Ⅱ型

Ⅲ型

Ⅳ型

图 4.1 Hawkins 分型。Ⅰ型：没有移位的距骨颈骨折；Ⅱ型：合并距下关节脱位；Ⅲ型：合并距下关节和胫距关节脱位；Ⅳ型：合并距下关节、胫距关节和距舟关节脱位

束。Ⅳ型是 Canale 和 Kelly 后续添加的，距骨头自距舟关节处脱位或半脱位，发生缺血性坏死的概率为 70%~100%，预后最差。

Vallie 等将Ⅱ型骨折细分为Ⅱa型和Ⅱb型，Ⅱa型指距下关节半脱位，Ⅱb型指距下关节全脱位。他们通过回顾性研究证实Ⅰ型和Ⅱa型无缺血性坏死，Ⅱb型有 25% 的概率合并缺血性坏死。Ⅱa型和Ⅱb型发生距下关节炎的概率相似（Ⅱa型为 21%，Ⅱb型为 25%），但发生胫距关节炎的概率，Ⅱa型为 5.3%，Ⅱb型为 13%。

评估和治疗

评估损伤的机制和暴力能量，对于确定

骨折的严重程度至关重要。高能量轴向暴力损伤常导致粉碎性骨折、关节软骨损伤和韧带损伤，这些都增加了并发创伤性关节炎的风险。了解患者的并发症可以指导疾病的诊疗，Ⅲ型和Ⅳ型骨折常合并胫后神经损伤，可能会出现皮肤隆起或皮损，应进行完善的神经血管检查。

影像学检查应该使用足和踝的标准正位、侧位和斜位。Canale 位可有助于评估距骨颈骨折，判断短缩移位和成角移位的程度。CT 检查对于骨折的评估和手术方案的制订至关重要。

首先应使用厚衬垫夹板暂时固定骨折处，之后再考虑其他治疗方案。如果合并有距骨周围脱位或皮损，应立即复位以避免神经血管损伤或进一步的皮肤坏死。若急诊手法复位失败，应尽快进行外固定或考虑切开复位手术治疗。

开放性骨折占距骨骨折的 20%~25%，常合并有缺血性坏死（Avascular Necrosis，AVN）和创伤性关节炎。为了减少感染风险，在患者送达医院后，应首先使用抗生素处理，同时尽快进行伤口冲洗和清创。

过去关于距骨骨折手术治疗的教育是立即进行切开复位内固定，最小化并发缺血性坏死和关节炎的风险。但最近的文献却并不支持这个观点，Vallie 等的研究表明，立即固定与延迟固定或分期固定相比，发生骨坏死的概率没有显著差别。尽管在骨折发生 18h 内 AVN 的发生率没有显著差异，但 Vallie 等还是主张在急诊或在手术室立即进行手法复位。Ⅲ 型和 Ⅳ 型骨折手法复位较困难，如果手法复位失败，则需要经皮手术或者切开手术复位。

手术技巧

患者取仰卧位，在患侧臀部下方放一枕垫以防患肢过度外旋，大腿上缚气压止血带，可用枕垫垫高患肢，也可用一个三角形垫来垫高患肢。术中使用 C 臂机，应从手术台另一侧进入。建议术前拍患肢侧位 X 线片，同时健侧肢体拍 Canale 位片，以防漏诊。设备上，标准内固定选用的是微型不锈钢螺钉（直径为 2.0~3.5mm），使用 2.0mm 和 2.4mm 螺钉的小钢板和克氏针。笔者发现植入非常致密的距骨中的小直径钛合金螺钉容易脱落和断裂。螺丝刀头切迹比较深，对螺钉把持力较大的、有颜色的或者是钛合金的空心螺钉，以及可吸收或者可剪断的有螺纹的克氏针，可以更好地固定关节骨折块。同时，手术中自动牵开器（或手持式牵开器）以及牙科刮匙会很有帮助。

对于移位的距骨骨折，双切口切开内固定复位是目前标准的治疗方法。X 线片通常较难判断旋转移位和短缩移位，而双切口入路提供的视野则保证了复位的准确性。目前暂无证据显示双切口入路会增加发生骨坏死的风险。前内侧入路可以暴露距骨头内侧、距骨颈和距骨体的前内侧 1/3（图 4.2）。浅表定位标志包括内踝、胫骨前肌和胫骨后肌，皮肤切口是从内踝前缘开始到内侧楔骨远端，位于胫骨前肌和胫骨后肌的中间，切口近端会暴露隐静脉和隐神经。勿在背侧和跖侧过度解剖，以保护距骨颈的血液供应，切忌通过三角韧带向近端延伸，这样会破坏供应距骨体的唯一一条血管。骨折复位过程中应尽量减少剥离骨膜。当背侧和内侧出现粉碎性骨折时，在矫正内侧短缩移位和内翻畸形时，应注意尽量保留附着于粉碎性骨折片上的软组织。

前外侧入路可以暴露距骨外侧突、距骨颈前外侧和距骨体的 1/2（图 4.3）。浅表标志有第 4 跖骨、腓骨和胫骨前外侧缘。皮肤切口在胫骨和腓骨之间，并沿第 4 跖骨的轴线延伸，这基本上也是 Pilon 前外侧入路的延伸。切口近端可以向腓骨远端距腓前韧带的起点处延伸，这也可被认为是跗骨窦入路，可以更好地暴露距骨颈外侧和距骨外侧突。应注意在前内侧和前外侧切口之间保持足够宽的皮肤桥，勿破坏皮瓣以保护足背和周围的血供，注意保护腓浅神经。踝前方组织可以剥离，拉向内侧，剥离趾短伸肌，向远端和外侧牵拉。前方关节囊可以从胫骨远端剥离，可清除跗骨窦的脂肪组织，以更好地暴露距骨颈和距骨外侧突。

当有距骨体后部骨折或者有距骨体脱位导致骨折复位困难时，可以采用内踝截骨术。三角韧带应保持完整，它可以为距骨和内踝的愈合提供充足的血供，切勿破坏。如果三角韧带断裂，切勿采用内踝截骨术。首先，将前内侧切口向近端延伸，分离关节囊，暴露内踝。钻孔应与截骨线垂直，以便螺钉固定，截骨应使用摆锯或骨钻结合的薄骨凿。做一个尖朝向近

图 4.2　前内侧入路可暴露距骨颈

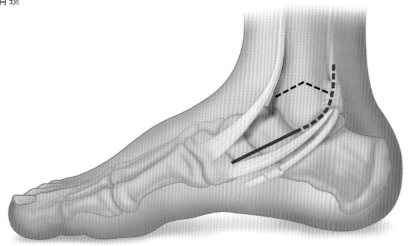

端的 V 形截骨，有利于骨折后续的固定。截骨从近端开始，摆锯斜向远端，截断内踝，在后方应注意保护胫后肌腱和神经血管束。最终的截骨应该在踝关节软骨水平用骨凿完成，将内踝向远端翻转以暴露距骨体。截骨术的修复包括内踝复位，顺预钻孔打入螺钉固定及内踝表面小钢板固定。

　　只要暴露了骨折，就可以清晰直观地看到内外侧骨折端并进行复位。通常是在骨折碎片较少的外侧进行复位，因为外侧多为张力性骨折。外侧复位后，可用复位钳或小克氏针临时固定骨折端。仔细检查内侧是否有移位的或者旋转的复位不良，必要时应进行调整以确保骨折端的解剖复位。内侧的粉碎性骨折在复位时非常有挑战性。通常可以通过关节软骨的距面对合来判断是否有旋转的复位不良。但是，有些粉碎性的骨折块很难固定，严重的粉碎性骨折，可以考虑利用异体骨或自体骨结构性距骨来维持内侧的长度，以防出现内翻畸形或晚期的内翻塌陷。可用复位钳或克氏针临时固定内侧骨折端。简单的距骨颈骨折，可由前内侧入路，打入 1~2 枚 3.5mm 的全螺纹螺钉进行固定。这 2 枚螺钉在矢状面上经由距骨头、骨折端进入距骨体，需要进行埋头处理。距骨内侧有粉碎性骨折存在时，不可压缩内侧面进行固定，以免造成内翻畸形。这只适用于无移位的骨折。

　　一些研究显示，从后向前打入螺钉（PA 螺钉）比从前向后打入螺钉（AP 螺钉）更具有生物力学优势。PA 螺钉可以沿距骨轴向放置，从而提供一个均匀的压力，而 AP 螺钉从前内侧打入，是偏心性的固定。AP 螺钉破坏的是距舟关节的软骨面，PA 螺钉破坏的是距骨体后方的软骨面。PA 螺钉从经皮后外侧入路进入，易伤害腓肠神经和拇长屈肌（FHL），其中，一过性腓肠神经麻痹的发生率高达 25%。此外，因为双切口入路需要仰卧位，这使后路内固定难以施行。虽然生物力学的研究显示相比于 AP 螺钉，PA 螺钉的强度会更高，但临床试验并未发现两者预后有区别。笔者对于这个操作也没有什么经验。

　　无头加压空心螺钉是另外一种选择，它不需要进行埋头处理就可以应用于距骨头。除此之外，简单骨折中也可以考虑使用可变螺距的空心螺钉进行加压固定。Capelle 等在尸体模型中发现，无头加压空心螺钉和传统的空心螺钉相比，其断裂载荷没有显著差异，但更倾向于早期移位，且其结构刚度更高。但要考虑的

图 4.3 距骨颈前外侧入路。a. 展示的是前外侧 Pilon 入路的近侧延伸。b. 展示的是跗骨窦背侧入路手术切口

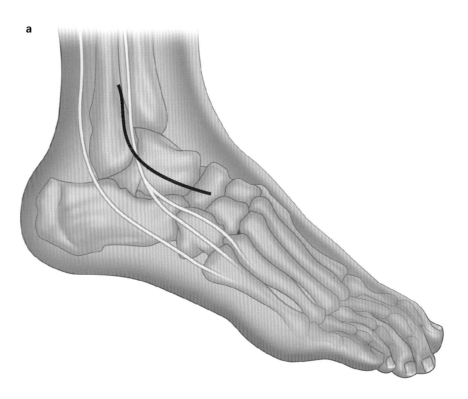

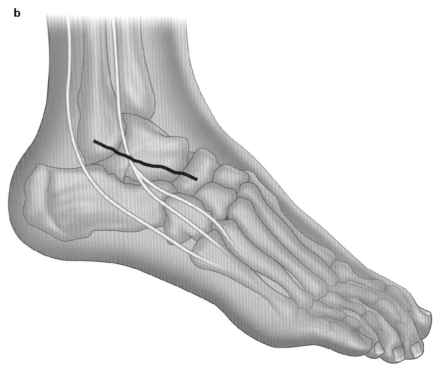

一件事是，螺钉放置的地方是否需要加压。同样，这种螺钉只适用于无粉碎性骨折、无移位或者有微小移位的情况，然而这两种情况并不常见。

骨折碎片多、移位大，也可采取不同的方法来增强固定。一些研究显示，相比于只使用螺钉固定，使用微型钢板可以增加骨折端的稳定性。可将钢板放置在骨折碎片较多的一侧以对抗骨折端的活动，也可将钢板放于另一侧以保持其长度、旋转和力线。为进一步稳定骨折，还可以在矢状面使用螺钉固定。钢板最常见的构型是一块 4 孔微型钢板，并按照距骨颈的轮廓弯曲。钢板的远端常达到距骨头的关节边缘。切忌钢板的近端在足部跖屈时影响胫 - 距 - 腓关节的运动。由于在固定时足部常为跖屈位，所以应评估胫距关节的活动情况。可在钢板外使用单独的螺钉或克氏针固定，但在加压前勿穿过骨折线。因为螺钉斜行穿过骨折线并不能够进行加压，所以需要使用复位钳进行加压，且在外侧钢板固定时需要维持固定。在打入螺钉时小心，因为它们是单皮质骨螺钉。

在内侧，当发生粉碎性骨折时，内侧固定就像一个支柱一样来维持其长度和防止短缩移位。由于内踝关节面和距骨关节面接触面积大，内侧几乎没有空间可放置钢板。通常，螺钉在距骨头的边缘或穿过距骨头骨软骨打入。将前足和舟骨外展可以更好地暴露，以便打入螺钉。同样，应注意螺钉钉道位置，不要打穿距骨，避免螺钉打入外侧和背侧关节间隙。必要时可于内侧使用螺钉固定，但由于内踝和距骨之间的相互关节面广泛，故距骨内侧不能放置钢板。

Maceroli 等对 26 例使用外侧微型钢板及内侧螺钉联合固定的距骨颈骨折患者进行研究发现，11.5% 患者骨折不愈合，均为开放性 Hawkins Ⅳ 型骨折。影像学随访结果显示 AVN 的发生率为 27%。创伤性关节炎的发生率为 38%，其中 4 例患者进行了关节融合手术。

一旦进行内固定，就必须确定使用螺钉的长度，并通过 X 线检查来判断是否复位良好，并活动踝关节，确保活动时固定稳固。骨折端的任何活动都是危险的，因为内固定物均为微型器械。应最大限度地降低内固定失败的风险，因为持续性的距骨骨折不愈合是灾难性的。

如果内固定失败，还是有补救方案的，虽然在临床上很少使用。必要时可采取腓骨截骨术，以暴露距骨后外侧。当前外侧入路向近端延伸时，应注意保护腓浅神经。切开下胫腓联合前韧带，在关节面上方 3cm 处做横行或斜行的截骨。因为截骨术使用的是摆锯，所以应注意保护后方的腓骨肌腱。将外踝拉向后方，截骨骨折端可用微型钢板或者螺钉固定，同时需修复下胫腓联合前韧带。因为距骨后外侧区域的关节并不是特别重要的关节，尤其是跖面的关节，所以进行内固定时可以按以后不拆除内固定来进行考虑。可在距骨外侧面凿一个小的角，以便嵌入钢板。过去也有关于这种技术的案例报道。如果有需要，也可以将这种技术运用在内踝并同时使用内踝截骨术，截骨术常用于关节内距骨体骨折。

当距骨骨折合并有周围骨的骨折时，可对双切口入路进行修正，以暴露所有骨折端。当需要对胫骨远端平台进行固定时，前内侧和前外侧切口可适当向近端延伸。载距突有可能骨折，需要单独固定。如果出现了这种情况，还应仔细探查胫骨后肌、趾长屈肌、姆长屈肌的肌腱。如果有损伤，需要及时进行处理。如果外踝出现斑点征，还应探查腓骨肌腱是否有损伤，如果有损伤，及时进行处理。有些罕见病例在距骨骨折的基础上合并有跟骨骨折，这时应将外侧入路修改成"S 形"曲线，以暴露跗骨窦，入路应止于前外侧入路远端（图 4.4）。

图 4.4 为了处理跟骨和距骨骨折，前外侧入路被修改成"S形"曲线

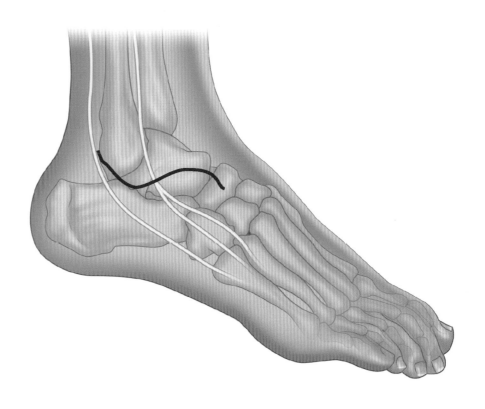

术后处理

术后足踝使用厚棉垫夹板固定，术后 10~12 周内避免负重。伤口愈合约需 2 周，愈合后患肢可适当进行运动，若伤口稳定，可予拆线。术后 6~8 周，应复查 X 线片评估骨折的复位和愈合情况，以及有无 AVN（缺血性坏死），本阶段有可能在距骨体软骨下见一透亮影，此为"Hawkins 征"，是距骨血运重建的一个良好指征。如果出现"Hawkins 征"，几乎不会发生 AVN。若 X 线检查不能清晰地判断骨折的愈合情况，可进一步做 CT 检查。是否应该进行 MRI 检查存在争议，但如果发生 AVN 需要再次手术，可用 MRI 评估其愈合和发展。

结果

文献中关于距骨颈骨折患者术后功能康复情况的记载各有千秋，目前暂无评估其术后长期康复情况的统一指标，但有很多研究采用了 Hawkins 术后临床评估方法评估其疼痛、步态、踝关节运动以及距下关节运动的情况。这些研究发现，距骨颈骨折的患者中，有高达 20% 的患者功能为优，有 35% 患者为良，有 22% 的患者为可，有 22% 的患者为差。这些研究发现，Hawkins 分型中，级数越低的患者，术后愈合越好，而级数越高的患者，术后愈合越差。还有一些研究采用了 FFI（Foot Function Index）、SF-36（Short Form-36）以及 AOFAS（American Orthopaedic Foot and Ankle

Society）评分系统。Vallier 等研究显示，FFI 评分中有 25.3 分涉及疼痛，34.4 分涉及功能障碍。Vints 等发现，SF-36 评分中有 42.71 分是关于运动部分的，有 48.29 分是关于心理部分的。在他们的研究中，Annappa 等发现，Ⅱ 型骨折患者的 AOFAS 评分为 79.5 分，Ⅲ 型骨折患者的 AOFAS 评分为 69.3 分，Ⅳ 型骨折患者的 AOFAS 评分为 57.5 分。

创伤性关节炎是一种非常难以治疗的疾病。关于距下关节炎的发生率，报道各有不同（4%~100%，平均为 49%）。可能是最初的创伤性损伤致软骨损伤，也可能是距骨未解剖复位致软骨损伤，从而导致了创伤性关节炎的发生。不负重的早期运动可能会降低术后距下关节僵硬的发生率，但其不能预防关节炎的发生。即使距骨复位良好，也可能发生关节炎。因为距下关节僵硬或发生关节炎并无明显症状，所以其通常会演变为足部僵硬、内翻足或高弓足，这就会改变足的生物力学承重。对于保守治疗后仍有症状的患者，关节融合术可有效缓解足部疼痛和矫正足部畸形。

距骨颈骨折的另一个常见并发症是缺血性坏死。它可由最开始的创伤致血供破坏导致，也可能是医源性的。所有类型的距骨颈骨折发生缺血性坏死的概率为 25%~30%。2000 年以后的研究表明，Hawkins 分型的 Ⅱ 型和 Ⅲ 型发生 AVN 的概率更低。没有软骨下塌陷，发生局灶性 AVN 的话，一般不伴有后遗症，在这些情况下，随着时间的推移，软骨可以存活，骨也通过爬行替换而再生。如果距骨顶发生塌陷，主要采用关节融合术治疗。

距骨颈骨折复位不良或固定不当可导致其畸形愈合或不愈合。畸形愈合的发生常伴微小

的移位，其发生率最高可达 20%~37%。骨不愈合发生率更低，为 4%~5%。常见的复位不良为距骨短缩移位和足内翻，易导致足内侧柱缩短，并显著改变距骨周围关节的生物力学结构。如果距骨体处于跖屈状态，距骨颈会向背侧突出，并撞击胫骨前平台。如果及时发现，可再次进行切开复位内固定，必要时进行截骨以恢复解剖复位。如果治疗不及时，可能会发生距骨周围关节炎，并需要进行关节融合术来矫正足部畸形和减轻足部疼痛。

暴力致距骨颈骨折常导致伤口和软组织的并发症。当使用双切口入路的时候，必须小心处理软组织。如果患处发生过度肿胀，可采取分期手术的方法。但是，若患者合并有距骨周围关节移位、皮肤隆起或神经血管损伤，应立即进行复位。因为开放性骨折占所有骨折的 20%~38%，所以伤口的处理至关重要，其中 21% 的病例出现了深部感染。处理感染需要反复进行冲洗和清创，并适当使用抗生素。治疗深部感染可能需要拆除内固定。

后续的一些案例展示了距骨固定的一些常见技巧和错误。

案例和并发症示例

案例 1：女，53 岁，发生车祸后被送至医院急诊进行外固定。曾有吸烟饮酒史（图 4.5~图 4.7）。

案例 2：男，32 岁，既往体健，车祸后出现严重的距骨骨折脱位。距骨体 90° 移位伴距下关节脱位的横截面（图 4.8~图 4.10）。以上横截面均为距骨体冠状切面。此种骨折 AVN 的发生率高。

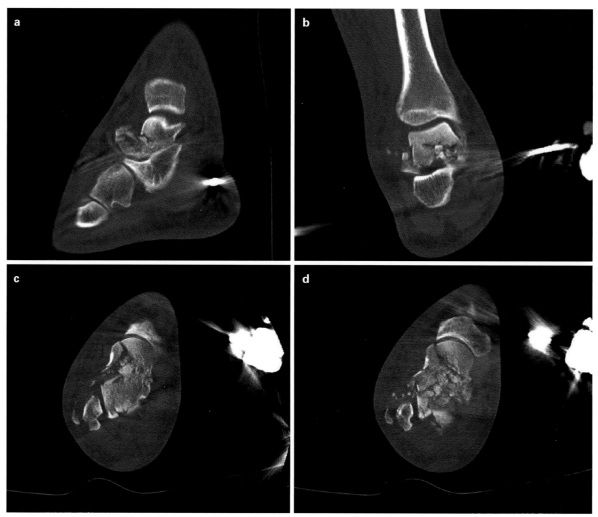

图 4.5　a～d. 术前冠状面 CT 可见背侧和内侧大量骨折碎片

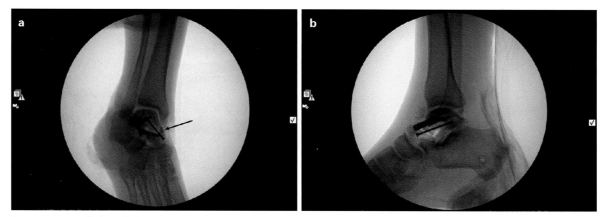

图 4.6　a、b. 术中 X 线片显示的是用外侧钢板和内侧螺钉固定防止足内翻畸形的方法。内侧可使用髂骨嵴骨移植法（ Iliac Crest Bone Graft，ICBG ）来填充骨折间隙和防止短缩移位。Canale 位片显示骨折处力线好。侧位片显示有极小关节的对位不良

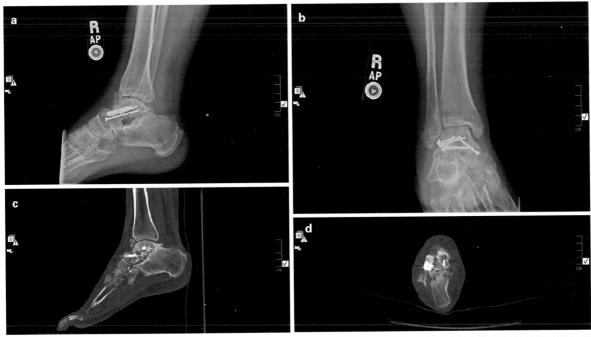

图 4.7 a~d. 术后 18 个月的 CT 显示有 ICBG 植骨（水平位 CT 最清晰）、骨愈合、距骨血供恢复，以及严重的距下关节创伤后关节炎。患者感觉疼痛持续，并需要进行前踝清理和距下关节融合。未发现足内翻畸形

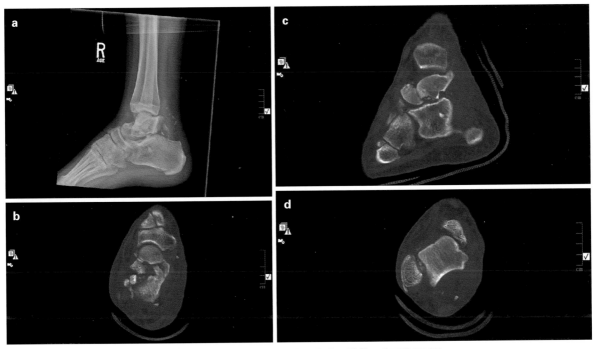

图 4.8 a~d. 距骨颈骨折伴胫距关节和距下关节脱位的侧位 X 线片，横截面和冠状面 CT

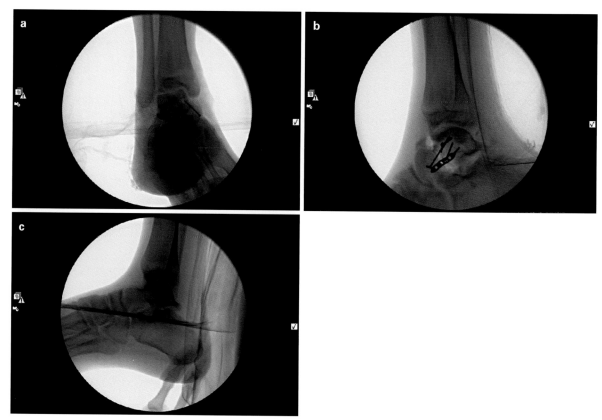

图 4.9　a~c. 术中 X 线片显示，即使使用了 1.5cm 的结构植骨，距骨颈仍然有明显短缩。考虑到与距骨内空虚相比，结构完整性更加重要，遂接受短缩。拍摄对侧足侧位片以对比

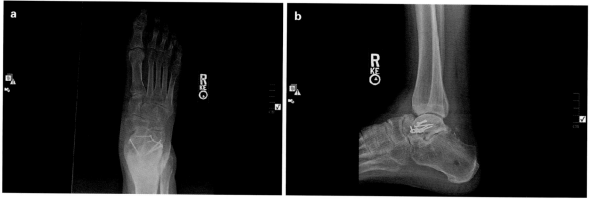

图 4.10　a、b. 3 年后随访患者 X 线片显示距骨颈明显短缩。患者行走无疼痛，关节轻微僵硬。患肢无明显畸形，距骨顶无明显塌陷。关节间隙减小提示有 AVN

案例3：女，43岁，既往体健，车祸伤，曾于外院行多次手术（图4.11~图4.13）。

案例4：女，22岁，车祸伤，右侧距骨颈骨折，左侧距骨外侧突骨折（图4.14~图4.16）。

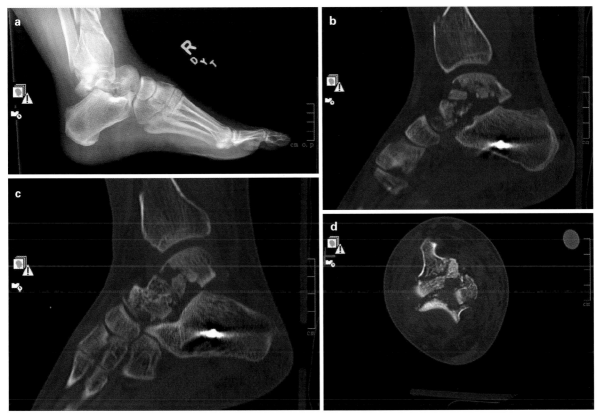

图4.11　a~d. 外院 X 线片和 CT 显示距骨严重粉碎性骨折和移位。横截面可见单独的肩部碎片，矢状面见多块单独的距下骨折块。距骨内外侧均遭受暴力损伤

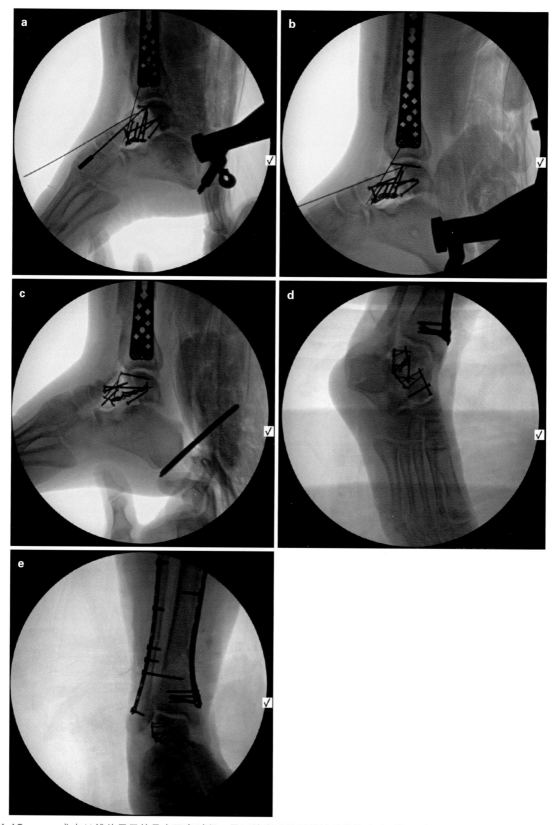

图 4.12 a~e. 术中 X 线片显示的是内固定过程。最开始尝试使用异体骨移植来达到解剖复位。术中检查发现，距骨体关节面下有明显的粉碎性骨折，以及近端有骨缺失，导致骨折处有明显的活动。之后需要进行腓骨截骨术使固定向近侧延伸至距腓关节内，以维持其稳定性。因为骨量有限以及需要多次尝试以维持其稳定性，所以在复位时可以适当背屈。同时对胫骨也进行了二次切开复位内固定

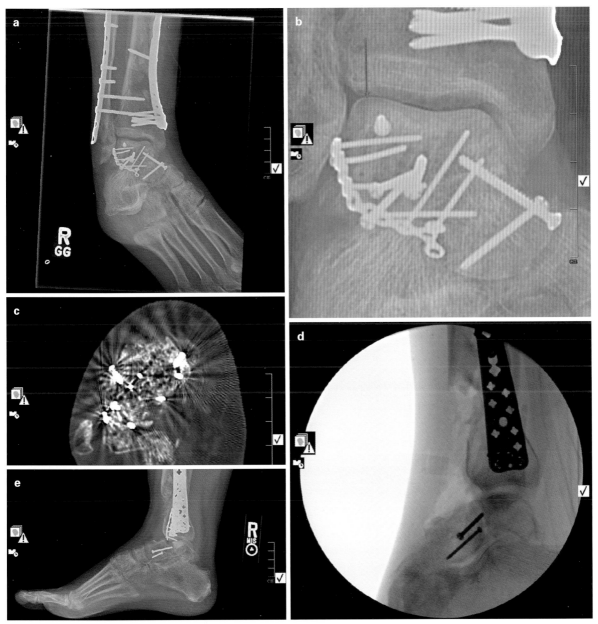

图 4.13 a~e. 术后 3 个月随访 X 线片中出现 "Hawkins 征"，提示距骨体血运重建。术后 4 个月 CT 平扫显示有散在的内固定物，所以评估骨折愈合情况较为困难。患者负重 2 个月后，出现一些轻微的内翻畸形和疼痛。6 个月时，决定拆除内固定并再次观察骨折愈合情况。发现骨折处被纤维组织填充，骨折处部分愈合，胫骨处有植骨，并拆除了外侧的距骨固定物。9 个月时，再次尝试负重，并通过随访拍摄了一系列 X 线片。在随访的第 13 个月，X 线片显示有轻度的背侧半脱位以及轻微的内翻畸形，这与术后影像一致。目前患者负重行走时轻微疼痛，功能正常，可重返办公室工作

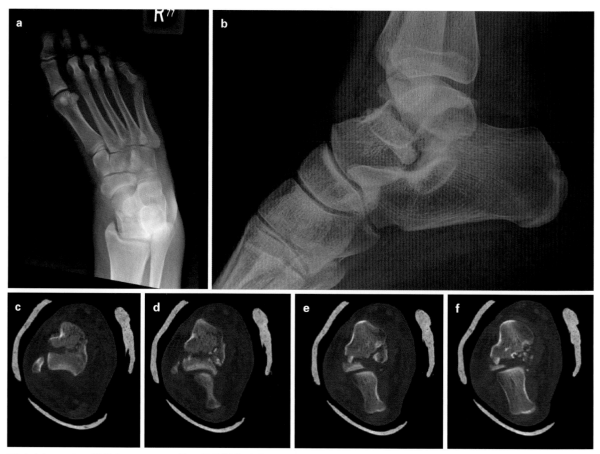

图 4.14 a~f. X 线片和 CT 显示距骨颈处骨折伴脱位，距骨颈内侧和下方粉碎性骨折，并延伸至距下关节。外侧骨折累及距骨体，性质较简单

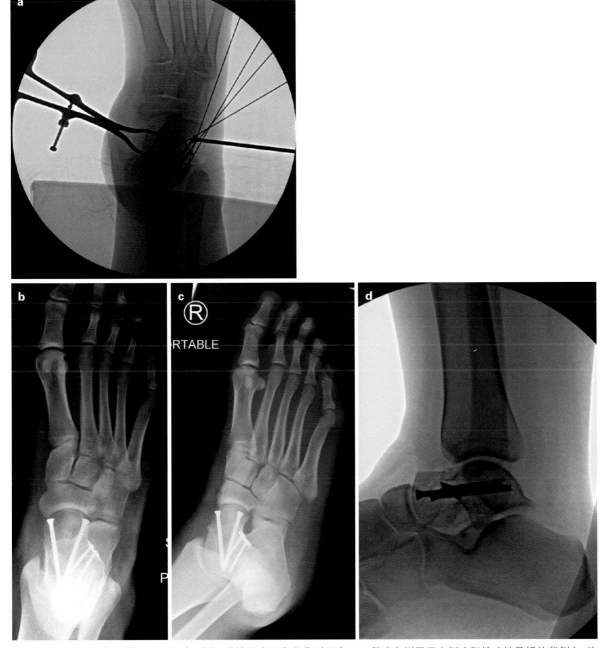

图 4.15　a~d. 术中影像记录了通过两侧入路放置内固定和临时固定。一种改良钳置于内侧（即粉碎性骨折的背侧）。改良钳和外侧打入的拉力螺钉的力相互抵消。在内固定存留期间，螺钉将会阻止内翻畸形。最后的固定在外侧通过钢板打入 2 枚微型拉力螺钉，利用钢板做对抗，在距骨头处打入 2 枚 3.5mm 全螺纹空心螺钉。这两枚螺钉有两个用途：一是支撑中下部区域的骨折；二是可以维持距骨颈背内侧改良钳的压力

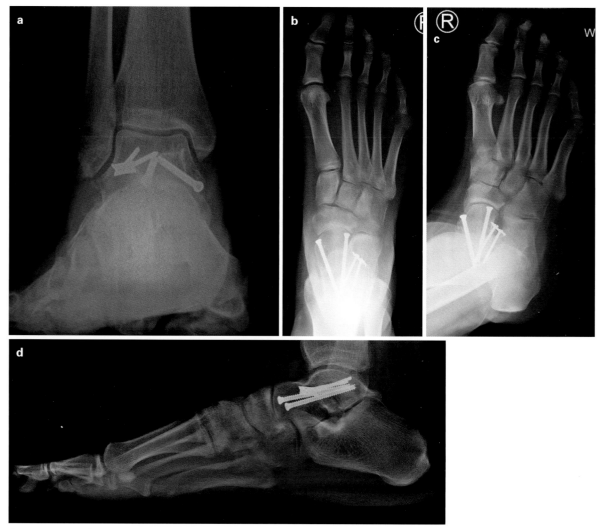

图 4.16　a~d. 术后 6 个月随访，患者行走时无须工具辅助，行走时无疼痛。患者诉在不平地面上行走有困难。患肢影像提示骨折术后愈合力线良好，无缺血性坏死，但距下关节间隙变窄

参考文献

[1] Fortin PT, Balazsy JE. Talus fractures: evaluation and treatment. J Am Acad Orthop Surg. 2001;9(2):114–127.

[2] Vallier HA, Nork SE, Barei DP, Benirschke SK, Sangeorzan BJ. Talar neck fractures: results and outcomes. J Bone Joint Surg Am Vol. 2004;86-a(8):1616–1624.

[3] Vallier HA, Reichard SG, Boyd AJ, Moore TA. A new look at the Hawkins classification for talar neck fractures: which features of injury and treatment are predictive of osteonecrosis? J Bone Joint Surg Am. 2014;96(3):192–197.

[4] Vallier HA. Fractures of the talus: state of the art. J Orthop Trauma. 2015;29(9):385–392.

[5] Beltran MJ, Mitchell PM, Collinge CA. Posterior to anteriorly directed screws for management of talar neck fractures. Foot Ankle Int. 2016;37(10):1130–1136.

[6] Attiah M, Sanders DW, Valdivia G, Cooper I, Ferreira L, MacLeod MD, et al. Comminuted talar neck fractures: a mechanical comparison of fixation techniques. J Orthop Trauma. 2007;21(1):47–51.

[7] Charlson MD, Parks BG, Weber TG, Guyton GP. Comparison of plate and screw fixation and screw fixation alone in a comminuted talar neck fracture model. Foot Ankle Int. 2006;27(5):340–343.

[8] Capelle JH, Couch CG, Wells KM, Morris RP, Buford WL Jr, Merriman DJ, et al. Fixation strength of anteriorly inserted headless screws for talar neck

fractures. Foot Ankle Int. 2013;34(7):1012–1016.

[9] Karakasli A, Hapa O, Erduran M, Dincer C, Cecen B, Havitcioglu H. Mechanical comparison of headless screw fixation and locking plate fixation for talar neck fractures. J Foot Ankle Surg: Off Publ Am Coll Foot Ankle Surg. 2015;54(5):905–909.

[10] Fleuriau Chateau PB, Brokaw DS, Jelen BA, Scheid DK, Weber TG. Plate fixation of talar neck fractures: preliminary review of a new technique in twenty-three patients. J Orthop Trauma. 2002;16(4):213–219.

[11] Maceroli MA, Wong C, Sanders RW, Ketz JP. Treatment of comminuted talar neck fractures with use of minifragment plating. J Orthop Trauma. 2016;30(10):572–578.

[12] Halvorson JJ, Winter SB, Teasdall RD, Scott AT. Talar neck fractures: a systematic review of the literature. J Foot Ankle Surg: Off Publ Am Coll Foot Ankle Surg. 2013;52(1):56–61.

[13] Vints W, Matricali G, Geusens E, Nijs S, Hoekstra H. Long-term outcome after operative management of talus fractures. Foot Ankle Int. 2018;39(12):1432–1443.

[14] Annappa R, Jhamaria NL, Dinesh KV, Devkant, Ramesh RH, Suresh PK. Functional and radiological outcomes of operative management of displaced talar neck fractures. Foot. 2015;25(3):127–130.

[15] Dodd A, Lefaivre KA. Outcomes of talar neck fractures: a systematic review and meta-analysis. J Orthop Trauma. 2015;29(5):210–215.

[16] Jordan RK, Bafna KR, Liu J, Ebraheim NA. Complications of talar neck fractures by Hawkins classification: a systematic review. J Foot Ankle Surg: Off Publ Am Coll Foot Ankle Surg. 2017;56(4):817–821.

[17] Whitaker C, Turvey B, Illical EM. Current concepts in talar neck fracture management. Curr Rev Muscoskelet Med. 2018;11(3):456–474.

第五章　距骨体骨折

Mai P. Nguyen, Heather A. Vallier

缩写

AO　　　国际内固定研究学会

OTA　　创伤骨科协会

PTOA　创伤后骨性关节炎

引言

流行病学资料

距骨体骨折很少见，其发生率占所有骨折不到1%。它们通常发生在高能量事件中（如高空坠落或机动车碰撞），在胫骨穹隆和跟骨之间产生了的轴向压缩暴力。距骨体骨折较距骨颈骨折少见，可能难以与距骨颈骨折区分，导致报告距骨体骨折的发病率较高。距骨体骨折占距骨骨折的6%~40%。距骨颈骨折也常合并距骨体骨折。由于距骨体骨折相对罕见、有限的血液供应和复杂的解剖结构，人们对距骨体骨折的认识仍未十分清楚，导致距骨体骨折的并发症发生率较高，以及远期功能不佳。

解剖

由于距骨表面大部分被软骨覆盖，其血液供应相对稀少，使得距骨在受伤后容易继发骨坏死。此外，由于距骨处于重要的位置，距骨损伤后，导致力线的改变，从而影响了踝关节、后足与中足的功能。

Inokuchi和他的同事将距骨颈骨折定义为骨折位于在距骨外侧突的前方，而距骨体骨折的骨折线则延伸至外侧突或外侧突的后方。这种区别很重要，因为距骨体骨折会影响胫距关节和距下关节的完整性。即使距骨体骨折经过解剖的复位和良好的固定，然而踝关节的屈伸铰链活动与距下关节的旋转仍会受到较大的限制，从而导致关节活动较为僵硬，以及相邻关节产生继发性关节炎，最终导致残疾。

评估

体格检查

大部分距骨体骨折是由高能量损伤引起的；因此，应首先根据高级创伤生命支持指南进行全面的病史采集和体格检查，然后再对受伤的肢体进行重点检查。检查应包括仔细的神经血管和软组织评估。距骨体骨折，尤其是合并脱位时，可导致严重的软组织损伤。距骨体骨折有20%~25%为开放性骨折，初始骨折移位较大的病例，其发生开放性损伤的概率较高。

影像学

　　踝关节和足部的平片均需要拍摄，以确定骨折的类型和邻近部位的损伤。Canale 位片，球管偏向头侧，与水平成 75° 角，并且足旋前 15°，可提供距骨颈的轴向影像，尤其是在合并距骨颈骨折时有帮助。计算机断层扫描（CT）可有助于术前评估严重粉碎性损伤。磁共振成像（MRI）很少应用于急性损伤期。

分类

AO/OTA 分类

　　按照 AO/OTA 分类，距骨体骨折被指定为81-C。骨折根据严重程度的上升和预后的恶化进行分组。C1 骨折是距骨上穹顶骨折，仅累及胫距关节面。C2 骨折是冠状面骨折贯穿距骨体，延伸至距下关节。Inokuchi 根据下方的骨折线与外侧突的关系，来鉴别距骨体的冠状面骨折和距骨颈骨折，距骨体的骨折线向后延伸至外侧突的后方，导致距下关节更多地受累（图 5.1）。

　　距骨体骨折超过后方一半，很可能已经破坏了血液供应，因此将存在更大的骨坏死风险。C3 骨折同时累及胫距关节面与距下关节面，其预后最差（图 5.2）。AO/OTA 分类是距骨体骨折的最新以及最全面的分类。这些分类类型均在临床实践中应用，具有描述的一致性，这对于交流、研究和出版非常有用。

Sneppen 分类

　　Sneppen 及其同事对 51 例距骨体骨折的系列进行了研究，提出了一种基于损伤机制和骨折位置的分类系统。它们包括距骨体骨折的 3 种机制：压缩、剪切和挤压。在剪切骨折类型

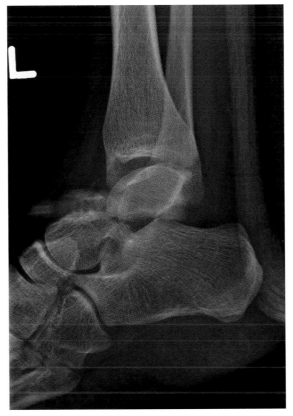

图 5.1　贯穿距骨的冠状面骨折累及距骨体的后部，骨折位于距下关节的后部，距下关节脱位与此有关，如这张侧位片所显示

中，根据骨折线的冠状和矢状方向来确定分型。
　　A. 压缩性骨折只累及踝关节。
　　B. 冠状面剪切骨折累及踝关节和距下关节。
　　C. 矢状面剪切骨折累及踝关节和距下关节。
　　D. 后结节骨折。
　　E. 外侧突骨折。
　　F. 挤压性骨折。

Boyd/Knight 分类

　　Boyd/Knight 根据骨折线平面对距骨体骨折进行了分类。Ⅰ型骨折是冠状面或矢状面的剪切骨折，而Ⅱ型骨折是水平面骨折。

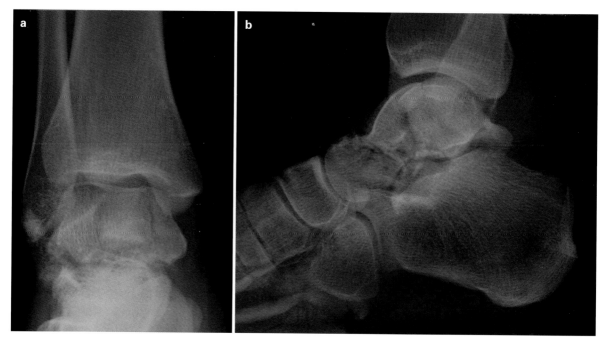

图 5.2 踝关节损伤正位和侧位 X 线片显示距骨体粉碎性骨折，以及合并距骨颈骨折（C3 型）

治疗

由于距骨在足部与踝关节的功能中起着中心作用，因此重建距骨解剖结构对最大限度地保留功能至关重要。治疗目标集中在关节面的准确复位和骨力线纠正。为了达到距骨体骨折的最佳治疗效果，需要对解剖学有透彻的理解，全面评估骨和软组织的损伤情况，仔细处理软组织对减少早期并发症至关重要。非手术治疗应用于医学上生命不平稳或不能走动的患者，以及无移位的距骨体骨折。关于距骨体骨折闭合治疗的报道，显示远期疗效不佳、骨坏死和创伤后骨性关节炎（PTOA）发生率高，在某些报道中达到 100%。在绝大多数情况下，对于移位性的距骨体骨折的治疗标准是切开复位内固定，以最大限度地获得远期的最佳功能。

急性处理

距骨骨折的急性治疗需要细致的软组织管理。开放性骨折的标准治疗包括静脉注射抗生素和预防破伤风，然后进行紧急的手术清创。合并脱位时，可引起神经血管束紧张，并可能出现皮肤坏死。因此，建议在急诊室或手术室进行紧急关节复位，以避免灾难性并发症的发生。复位后，一些骨折可以使用短腿夹板适当固定，或如有必要，可采用额外的临时克氏针或外固定架进行固定，以治疗不稳定的损伤。

最终手术的时间

虽然关节脱位的复位以及开放性损伤的清创均应紧急进行，但最终手术的时机应根据周围软组织损伤的情况，通常为骨折后的 1~3 周。患肢需用夹板固定并抬高，以利于消肿。之前，紧急固定被认为可以促进距骨体的血运重建，减少骨坏死的发生。然而，最近的报道表明固定的时机与骨坏死的发生之间没有关联。相反，延迟手术干预，以优化软组织情况，比之前报告中的软组织并发症要少。

一旦肿胀消退，患者适合手术干预，应进

行确切的固定以恢复距骨的解剖结构。

外科手术入路

手术入路是根据骨折的位置和类型确定的。例如，距骨体中的矢状面骨折可以通过单一切口显露，根据骨折位置使用前内侧或前外侧入路。虽然大多数距骨体骨折，可以在患者仰卧位从前面处理，但内踝后面的距骨体骨折则需通过后内侧入路来显露（图 5.3）。

后内侧入路

后内侧入路可在患者仰卧位的情况下进行，将对侧髋部下方垫起，有效地外旋患侧小腿，以保持足底朝向手术医生。外科医生站在手术台的另一边，在准备好的后足下方放置一个小垫物，以进一步优化视野以及便于术中拍片。在这一体位，术中 X 线摄影时，将透视机放置于身体受伤一侧拍摄。侧位片最容易获得，而通过伸直膝关节以及内旋髋关节，轻轻摆动受伤的小腿，将有助于在不移动 C 臂机的情况下进行踝穴位片拍摄。

后内侧入路也可在患者处于俯卧位时进行。应注意将受伤的肢体稍微抬高，以便拍摄侧位片时不会被对侧肢体遮挡。

切口在内踝后缘和跟腱内侧缘之间。建议进行锐性分离，避免破坏皮下组织，以尽量减少医源性创伤。根据骨折部位的不同，可以在趾长屈肌腱的前面或后面进行深层次的分离。在整个手术过程中，应识别并保护邻近的神经血管束。一旦厚厚的后关节囊被切开，就可以显露出骨折，可以从后向前进行螺钉固定。

前内侧入路

前内侧入路利用胫骨前肌腱和胫骨后肌腱之间的间隔，切口从内踝前部向舟骨延伸。一旦距舟关节囊被切开，距骨颈的内侧面就会暴露出来。应注意避免下方的剥离，以免破坏距骨血供。距骨体的前关节面和内侧关节面易于显示，以及距下关节的中间关节面也可见。通过内踝骨折或截骨术可以进一步显露距骨体内侧的后部。在预钻孔后，再进行内踝斜截骨术。必须小心保护三角肌韧带以维护三角动脉的血供（图 5.4）。

前外侧入路

前外侧入路，开始于胫距关节附近，沿着或邻近腓骨腱的内侧，并指向远端，平行于第 4 跖骨。腓浅神经分支必须全程识别和保护。切口锐性分离，形成全层皮瓣。切开胫距关节囊，暴露踝关节，切除失活滑膜。在远端，牵开趾短伸肌，显露距骨颈的外侧皮质。直达距骨腓骨沟、外侧突和外侧距骨颈（图 5.5）。

与内侧内踝截骨术相似，腓骨远端截骨术也可用于显露距骨体外侧的后部。其他增加显露的方法包括足部的跖屈以增加距骨穹顶的术野。此外，使用万能牵开器或临时外固定架可增加术中进一步显露（图 5.6）。

前内侧与前外侧双入路

复杂的距骨体骨折如冠状面移位、粉碎，或伴有距骨颈骨折更可能需要双入路进行精确显露。患者通常仰卧在透光手术台上。髋关节外侧垫起有助于将足部定位在与地板垂直的位置，以便于手术时直接观察和透视。

虽然尚无报道显示使用双入路的手术显露会增加骨坏死的风险，但手术医生必须注意距骨的血液供应。避免沿着距骨颈进行剥离，以保护跗骨窦的血供，同时也需要保留三角肌韧带的纤维。

复位以及固定的技术

距骨大部分被关节软骨覆盖。解剖复位应是手术治疗的主要目标，因为准确的复位

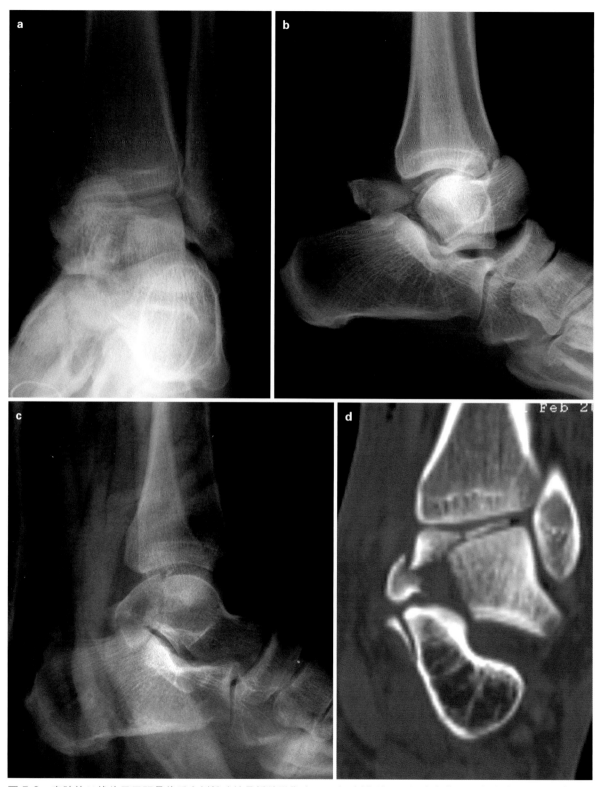

图 5.3 患肢的 X 线片显示距骨体后内侧粉碎性骨折并脱位（a、b），侧位片显示闭合复位后，力线改善（c）。计算机断层扫描（CT）提供了有关骨折的具体类型与细节（d、e）。在软组织肿胀消退到可接受的程度后，通过内踝截骨入路，进行切开复位内固定（f、g）。合并的距舟关节脱位，给予复位后，使用克氏针暂时固定

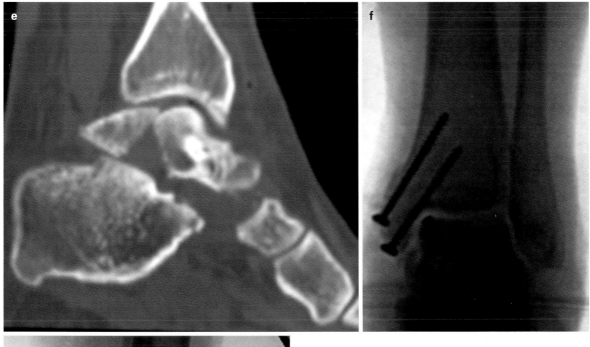

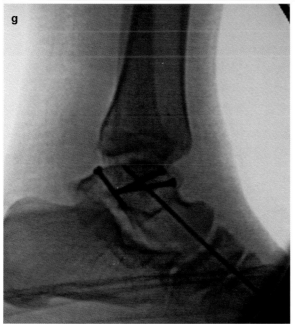

图 5.3（续）

可使 PTOA 的发生率最小化，并达到最佳的功能。应通过直接观察与放射学透视来评估复位情况。虽然克氏针固定可以维持术中复位的位置，但为了固定牢固骨折块以及有助于早期的活动，应考虑使用合适直径（1.8mm、2.0mm、2.4mm、2.7mm）的微型碎片植入物进行固定。十字形的小头螺钉可以有效地固定骨软骨骨

折，而不会在关节面突出。对关节稳定性或关节面的完整性没有作用的失活碎片可以清除。合并距骨颈骨折的，可以使用小的或微型的轴向螺钉和小钢板固定，这取决于骨折的方向和相关的粉碎情况。

对于冠状面骨折，螺钉在内侧是有效的，从距骨头的边缘开始，纵向进入距骨体的后

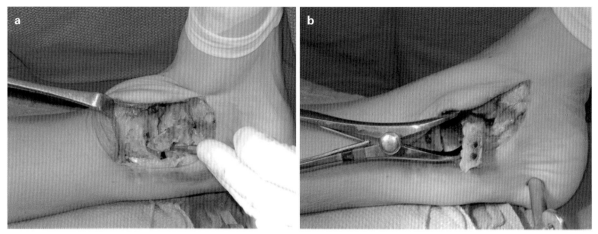

图 5.4 术中照片显示距骨体和颈部骨折的前内侧入路。内踝截骨术是在用 2.5mm 钻头预先钻孔后进行的，以便于后期修复（a）。内踝仍然附着在三角肌韧带的下方。经牵开后，距骨体易于显露，也更易于复位和固定（b）

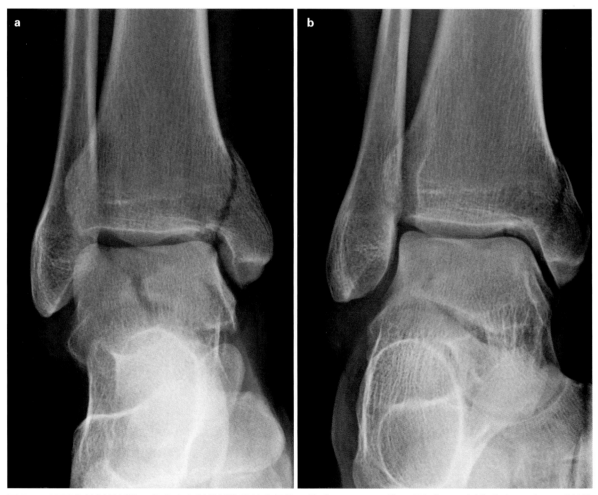

图 5.5 距骨体外侧骨折伴胫骨穹隆内侧骨折的踝关节损伤 X 线片。显示了正位、踝穴位以及侧位片（a~c）。通过前外侧入路，显露了包括穹顶在内的距骨体侧面（d、e），对距骨体进行切开复位内固定。直接复位，临时克氏针固定，然后再使用小碎片螺钉固定。第一枚螺钉加压骨折块。距骨体复位固定后，经前内侧显露行胫骨穹隆，切开复位内固定。关节内骨折块解剖复位，用小钢板进行支撑固定

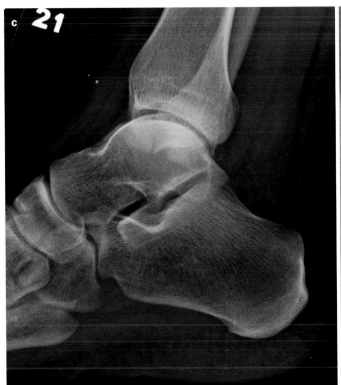

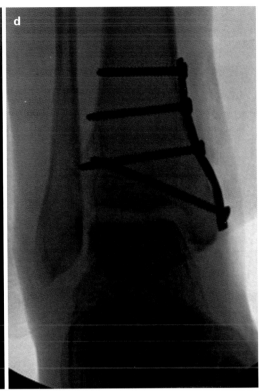

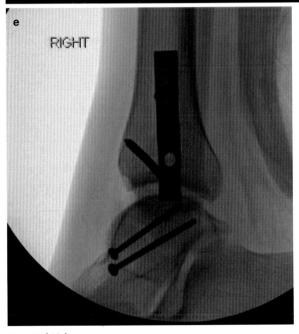

图 5.5（续）

部进行固定。根据骨折类型的不同，纵向螺钉也可以从距骨颈的前部至距骨体的后部进行固定，但在外侧通常使用钢板固定。钢板可能有助于稳定距骨颈部和距骨体部的复合骨折，无论是否合并侧突骨折。对于侧突完整的距骨体冠状面骨折，用螺钉以逆行方式从距骨颈外侧的硬皮质骨固定到距骨体，稳定性可能是足够的。

用螺钉从坚固的距骨皮质逆行固定距骨颈的侧面进入距骨体，稳定性可能是足够的。对

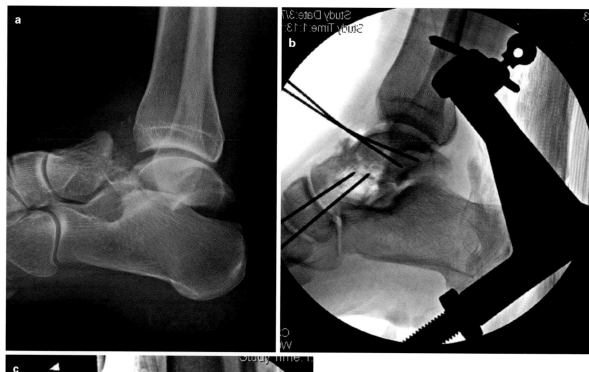

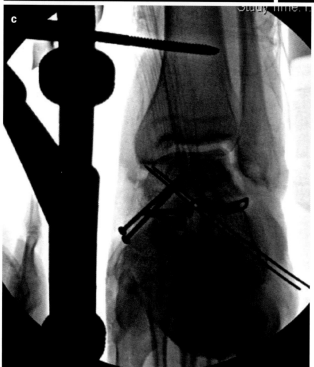

图 5.6 踝关节侧位片显示距骨骨折并脱位（a）。通常，距骨体将向后内侧移位，不能通过闭合的方式复位。中间关节囊和邻近的胫骨后肌与趾长屈肌腱阻碍了距骨体的复位。建议紧急进入手术室进行复位。前内侧入路显露，可到达踝关节和距下关节，但距骨体仍然移位。术中，可能需要一个通用的牵开器，在胫骨和跟骨内侧钻入 Schanz 钉，提供牵拉力以有助于距骨体的复位。这也更好地增大了术野（b、c）。应根据需要，考虑延长踝关节囊的切口，以扩大到移位距骨体复位的通路。将 Schanz 钉或粗的克氏针插入距骨体的骨折面，可以有效地抓住距骨体，使其回到胫骨和跟骨之间

于伴有侧突受累的骨折，可以使用微型小螺钉和钢板。偶尔清除不可修复的骨软骨突碎片，如有必要时，可调整外侧突，以维持骨的连续性，同时尽量减少关节偏移和间隙。

对于距骨体矢状面骨折，截骨后拉力螺钉固定是合适的。螺钉可以是埋头的，以防止植入物突出。

对于严重粉碎性骨折或骨缺损的病例，可采用跨越式外固定或克氏针固定作为内固定的辅助手段。这些辅助固定可以在术后 4~8 周在门诊拆除。

建议使用改良 Allgower-Donati 缝合线或减张缝合技术进行细致缝合，以将张力分布在更大体积的皮肤和软组织上。应充分采用吸引引流以防止血肿积聚及其导致的伤口裂开。术后，踝关节和足部最初固定于夹板。这为软组织提供支持，以促进伤口愈合，并为患者缓解疼痛和焦虑。一旦手术和创伤的伤口在手术后充分愈合，就开始在一定范围内活动。在前 12 周不允许负重。在随访中应复查 X 线片，以监控骨折愈合、骨坏死和远期的 PTOA 的情况。

治疗的争议点

尽管不锈钢植入物仍然很常见，但一些人主张使用钛螺钉，这将使磁共振成像能够更好地发现骨坏死。关于这种做法存在争议，因为骨坏死的识别最终将依据 X 线片，并且诊断骨坏死后的活动限制，尚未能表示骨存在塌陷的倾向。也有报道使用生物降解植入物。然而，临床疗效的增强，与植入物成分无关。关节镜和经皮技术在治疗非移位距骨体骨折方面取得了一些成功。然而，无论固定技术如何，解剖复位的重要性不应受到影响。对于极少数不能固定的距骨体粉碎性骨折，可考虑进行一期关节融合术。

结果

距骨体骨折通常是毁灭性的损伤，通常伴有并发症。恢复持续 1~2 年。早期并发症通常与软组织有关，发生在受伤后的几周内。影响身体功能的晚期并发症可能在受伤后几个月内仍未出现。咨询患者患肢的预后和远期期望值是非常重要的。只有少数报道描述距骨体骨折的结果，而大多数文献回顾距骨骨折，并没有将距骨体骨折与距骨其他部位骨折区分开来。在表 5.1 中，我们试图将每个报道中的距骨体骨折的结果与其他骨折区分开。

早期并发症

关于距骨骨折立即手术治疗的早期文献报道，软组织并发症的发生率很高，高达 77%。这些并发症包括伤口裂开、皮肤坏死和感染。最近，通过脱位急诊复位、静脉注射抗生素预防开放性损伤，以及精心处理软组织，以保护足部和踝关节周围脆弱的软组织，在最近的研究中，这些早期并发症减少到 2%~10%。

这些报道建议延迟确定性手术的时机，直到软组织肿胀改善后，通常在受伤后 1~3 周。当然，伤口并发症与软组织损伤的严重程度相关，开放性骨折和脱套伤在伤口问题方面存在更大的风险。Vallier 等报告了 38 例患者中，有 8 例出现早期并发症，包括 3 例浅表感染经口服抗生素治疗，4 例伤口局部裂开，1 例皮肤坏死经换药治疗。有 1 例开放性骨折出现深部感染，需要两次清创和冲洗。在极少数情况下，因为深部感染同时伴随着严重的软组织损伤，而需要进行截肢。

晚期并发症和疗效

一般来说，骨不连很少见，发生率为 5%~

表 5.1 文献报道中距骨体骨折并发症和临床疗效的总结

文献报道	距骨体骨折例数	随访时间	感染	骨不连	畸形愈合	缺血性坏死	创伤后骨性关节炎	疗效
Coltart 等 (1952)	15 例					15/15	高	
Mindell 等 (1963)	3 例距骨体骨折；7 例骨折并脱位	平均 4.5 年		0		3/7 合并骨折并脱位	6 例	2/7 疗效满意（骨折合并脱位）；3/3 疗效满意（单纯骨折）
Kenwright 等 (1970)	6 例	平均 4 年				1/2 合并脱位		2/6 满意
Sneppen 等 (1977)	51 例	平均 23 个月	2 例皮肤坏死与感染	3 例	30/51	8/51	28/51	投诉严重程度，残疾评估和工作状态
Elgafy 等 (2000)	11 例	平均 30 个月	2 例			3/11	9/10	AOFAS Ankle-Hindfoot 评分，Maryland Foot 评分，Hawkins 评估标准
Vallier 等 (2003)	38 例（最少 1 年的随访）	平均 33 个月	3 例浅表感染；4 例伤口裂开；1 例皮肤坏死	0	1 例	10/26（影像学显示完全坏死）	17/26 胫距关节；9/26 距下关节	FFI 平均 32 分；MFA 平均 29.4 分
Lindvall 等 (2004)	8 例	平均 74 个月	3/7 例开放性骨折（距骨颈骨折与骨体骨折混合一起）	12%		50%	100%	AOFAS 平均 57.0 分
Ebraheim 等 (2008)	19 例	26 个月	2 例浅表感染；1 例伤口裂开；1 例皮肤坏死；1 例深部感染	1 例延迟愈合	1 例	7 例	11/19 胫距关节；6/19 距下关节	AOFAS Ankle-Hindfoot 评分，优秀 4 例，良好 6 例，及格 4 例，以及差 5 例
Bellamy 等 (2011)	在 17 例患者中，少于 7 例距骨体骨折	平均 16 个月				7/17	5/17	

12%。与闭合性骨折相比，开放性骨折后更易发生骨不连。平均愈合时间约为 3 个月。畸形愈合的范围为 0~37%，并将导致 PTOA，表现为踝关节、距下关节和距骨横关节的疼痛和僵硬。然而，在已发表的报道中，可能低估了畸形愈合，因为根据 X 线片很难充分评估距骨力线。

距骨体骨折最常见的并发症是 PTOA，其次是骨坏死。软骨损伤和骨软骨缺损，以及继发于初始损伤的血管供应破坏，分别为与这些并发症相关的明显因素。尽管我们尽最大努力采用了现代复位和固定技术，但仍有 50%~100% 的患者出现 PTOA。

理想的情况是，仔细的外科剥离，然后准确的关节面和力线复位和固定，可以最大限度地减少手术对晚期并发症的影响。

大多数患者在长期随访中报告疼痛。先前的研究支持距骨体骨折后发生 PTOA 比距骨颈骨折更常见，因为大部分距骨体骨折都涉及距下关节和胫距关节。然而，Lindvall 等对 16 例单纯的距骨颈骨折和 8 例单纯的距骨体骨折进行研究发现，距骨颈和距骨体骨折的愈合率、骨坏死或 PTOA 无差异。这项研究很可能无法确定这些群体之间的差异。二次手术只要恢复了机械力线，如踝关节或距下关节融合术或全踝关节置换术，均是有效的止痛手术。

距骨体骨折后骨坏死的发生率约为 40%，其中一半与塌陷有关。由于距骨体血供的进行性损伤伴随较大的初始骨折移位，因此骨坏死的风险与最初损伤的严重程度有关。骨坏死和塌陷通常在术后 14 个月内发生，而距骨体血运重建无塌陷，平均时间为术后 10.4 个月。

Hawkins 描述了距骨体相对于相邻结构，骨密度降低，这是由于在废弃期间骨吸收引起的，这表明此时的血液供应存在。大约一半早期发现的患者将接受距骨体血运重建而不塌陷。然而，没有 Hawkins 征，并不意味着骨坏死马上发生，并且 Hawkins 征的存在并不能保证距骨能够完全重建血运。

20 世纪 60 年代，Sneppen 的早期报道，发现距骨体骨折进行非手术治疗，导致了较高的功能障碍和 PTOA 的发生。在一个较大的病例报道中，距骨体骨折采用现代切开复位内固定治疗，尽管在 X 线片上能实现解剖复位的患者占比为 21/26，但是胫距关节发生 PTOA 的为 17 例（65%），距下关节发生 PTOA 的为 9 例（35%），其中在粉碎性骨折和开放性损伤中更常见。PTOA 的发生与包括肌肉骨骼功能评分（MFA）和足部功能指数（FFI）在内的较低功能结果相关。在其他研究中，晚期的 PTOA 和骨坏死进展至崩塌的病例，也可观察到较低的功能评分。一般来说，与其他后足损伤的患者相比，距骨体骨折患者的功能评分结果，可以表明距骨体骨折患者的损伤程度更高。

总之，距骨体骨折并不常见，且定义不清。仔细注意手术时机和技术，并发症应限于与最初损伤特征相关，包括对软组织、血供、软骨和骨的直接损伤。并发症是常见的，严重损伤后的远期功能是有限的。

参考文献

[1] Sneppen O, Christensen SB, Krogsoe O, Lorentzen J. Fracture of the body of the talus. Acta Orthop Scand. 1977;48(3):317–324.

[2] Vallier HA, Nork SE, Benirschke SK, Sangeorzan BJ. Surgical treatment of talar body fractures. J Bone Joint Surg Am. 2003;85-A(9):1716–1724.

[3] Ebraheim NA, Patil V, Owens C, Kandimalla Y. Clinical outcome of fractures of the talar body. Int Orthop. 2008;32(6):773–777.

[4] Vallier HA. Fractures of the talus: state of the art. J Orthop Trauma. 2015;29(9):385–392.

[5] Higgins TF, Baumgaertner MR. Diagnosis and treatment of fractures of the talus: a comprehensive review of the literature. Foot Ankle Int. 1999;20(9):595–605.

[6] Inokuchi S, Ogawa K, Usami N. Classification of fractures of the talus: clear differentiation between neck and body fractures. Foot Ankle Int.

1996;17(12):748–750.

[7] Gelberman RH, Mortensen WW. The arterial anatomy of the talus. Foot Ankle. 1983;4(2):64–72.

[8] Miller AN, Prasarn ML, Dyke JP, Helfet DL, Lorich DG. Quantitative assessment of the vascularity of the talus with gadolinium-enhanced magnetic resonance imaging. J Bone Joint Surg Am. 2011;93(12):1116–1121.

[9] Mulfinger GL, Trueta J. The blood supply of the talus. J Bone Joint Surg Br. 1970;52(1):160–167.

[10] Lindvall E, Haidukewych G, DiPasquale T, Herscovici D Jr, Sanders R. Open reduction and stable fixation of isolated, displaced talar neck and body fractures. J Bone Joint Surg Am. 2004;86-A(10):2229–2234.

[11] Canale ST, Kelly FB Jr. Fractures of the neck of the talus. Long-term evaluation of seventy-one cases. J Bone Joint Surg Am. 1978;60(2):143–156.

[12] Sanders D. Talus fractures. In: Bucholz RW, Heckman J, Court-Brown CM, Tornetta P, editors. Rockwood and Green's fractures in adults. Philadelphia: Lippincott Williams & Wilkins; 2006. p. 2043.

[13] Marsh JL, Slongo TF, Agel J, Broderick JS, Creevey W, DeCoster TA, Prokuski L, Sirkin MS, Ziran B, Henley B, Audige L. Fracture and dislocation classification compendium – 2007: Orthopaedic trauma association classification, database and outcomes committee. J Orthop Trauma. 2007;21(10 Suppl):S1–S133.

[14] Boyd HB, R K. Fractures of the astragalus. South Med J. 1942;35:160.

[15] Mindell ER, E C, Kartalian G. Late results of injuries to the talus. J Bone Joint Surg Am. 1963;45:221.

[16] Kenwright J, Taylor RG. Major injuries of the talus. J Bone Joint Surg Br. 1970;52(1):36–48.

[17] Coltart WD. Aviator's astragalus. J Bone Joint Surg Br. 1952;34-B(4):545–566.

[18] Bellamy JL, Keeling JJ, Wenke J, Hsu JR. Does a longer delay in fixation of talus fractures cause osteonecrosis? J Surg Orthop Adv. 2011;20(1):34–37.

[19] Mayo KA. Fractures of the talus: principles of management and techniques of treatment. Tech Orthop. 1987;2:42.

[20] Vallier HA, Nork SE, Benirschke SK, Sangeorzan BJ. Surgical treatment of talar body fractures. J Bone Joint Surg Am. 2004;86-A(Suppl 1 (Pt 2)):180–192.

[21] Elgafy H, Ebraheim NA, Tile M, Stephen D, Kase J. Fractures of the talus: experience of two level 1 trauma centers. Foot Ankle Int. 2000;21(12):1023–1029.

[22] Ziran BH, Abidi NA, Scheel MJ. Medial malleolar osteotomy for exposure of complex talar body fractures. J Orthop Trauma. 2001;15(7):513–518.

[23] Gonzalez A, Stern R, Assal M. Reduction of irreducible Hawkins III talar neck fracture by means of a medial malleolar osteotomy: a report of three cases with a 4-year mean follow-up. J Orthop Trauma. 2011;25(5):e47 e50.

[24] Thordarson DB. Talar body fractures. Orthop Clin North Am. 2001;32(1):65–77, viii.

[25] Thordarson DB, Triffon MJ, Terk MR. Magnetic resonance imaging to detect avascular necrosis after open reduction and internal fixation of talar neck fractures. Foot Ankle Int. 1996;17(12):742–747.

[26] Saltzman CL, Marsh JL, Tearse DS. Treatment of displaced talus fractures: an arthroscopically assisted approach. Foot Ankle Int. 1994;15(11):630–633.

[27] Jorgensen NB, Lutz M. Arthroscopic treatment of talar body fractures. Arthrosc Tech. 2014;3(2):e271–e274.

[28] Ptaszek AJ. Immediate tibiocalcaneal arthrodesis with interposition fibular autograft for salvage after talus fracture: a case report. J Orthop Trauma. 1999;13(8):589–592.

[29] Hawkins LG. Fractures of the neck of the talus. J Bone Joint Surg Am. 1970;52(5):991–1002.

[30] Marsh JL, Saltzman CL, Iverson M, Shapiro DS. Major open injuries of the talus. J Orthop Trauma. 1995;9(5):371–376.

[31] Grob D, Simpson LA, Weber BG, Bray T. Operative treatment of displaced talus fractures. Clin Orthop Relat Res. 1985;199:88–96.

[32] Turchin DC, Schemitsch EH, McKee MD, Waddell JP. Do foot injuries significantly affect the functional outcome of multiply injured patients? J Orthop Trauma. 1999;13(1):1–4.

第六章 距骨头骨折

James Richman, Adam Gitlin, Mark R. Adams

引言

距骨骨折较少见，距骨头骨折则是距骨骨折中更不常见的类型。即使在发病率最高的情况下，距骨骨折的发生率也不足 10%。针对这类骨折的特定检查一直很困难，这是由于损伤本身的罕见性，以及它们常与足部其他损伤有关。

解剖

距骨头与舟骨相关节，构成 Chopart 关节的一部分。距骨头相对于距骨颈轴线有 45° 的横向旋转。跖侧的弹簧韧带从下方绕过距骨头，将跟骨与舟骨相连。距骨头在称为足部"足臼"的区域与舟骨形成主要关节。根据 Sarrafian 的描述，"足臼"由距骨的跟骨前段和中段组成，通过下方和上内侧的跟舟韧带与舟骨相连（图 6.1）。分歧韧带的跟舟部分构成外侧铰链，内侧缘由弹簧韧带和胫后肌腱支撑。

距骨头的血供来源于为距骨提供血液供应的 3 条主要动脉中的 2 条，上内侧部分的血供来源于足背支（胫前动脉），这些分支或直接汇入跗内侧支，或间接作为内踝前动脉的分支。下外侧半部的血供则直接来源于外侧支。距骨颈的下边构成跗骨窦的前界，是距骨头骨内血液供应进入距骨的区域。吻合支连接通过

软组织附件和韧带结构也提供距骨头和舟骨的血运。

距舟关节的力学

距舟关节是足部的三大重要关节之一，另外还包括构成后足的踝关节和距下关节。步态周期的活动性因这些关节活动范围的保留而得到优化。尤其是距舟关节，为后足和胫骨到中足和足远端结构的力学转移提供了重要的支点。

距骨本身包含在踝关节的踝穴内，位于 Chopart 关节和距下关节之间。这限制了它的旋转能力，从而允许它帮助由踝向足的力量传递。在足跟着地时，以及站立中期前足与地面接触时，距骨相对于胫骨向内旋转。在站立中期时，距骨向内旋转并相对于跟骨和舟骨在其相应的关节处发生背屈。这使得前足可以接触地面，以及在足弓变平时能量被吸收。

在足从站立中期向推离期过渡时，距骨相对于足的其他部分开始向外旋转。这种旋转活动有效地锁定了距下关节和距舟关节，允许腓肠肌 – 比目鱼肌复合体发挥由后足到前足的足部推进功能。

在创伤的情况下，无论是关节的塌陷或者不稳定，如果不能保持距舟关节的匹配一致，都有可能导致关节病的早期发展，这可能会影

图 6.1 足部"足臼"。这个距骨头的臼窝允许中足围绕距骨头进行旋转

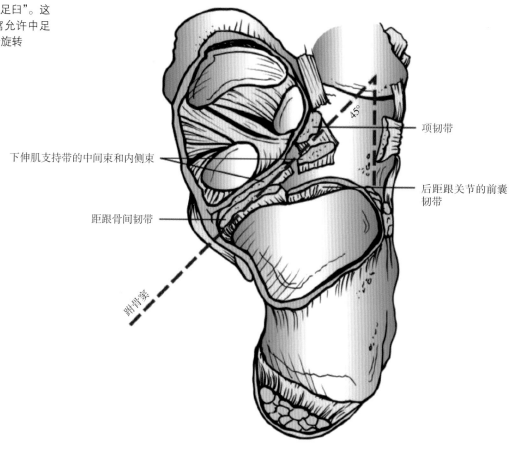

下伸肌支持带的中间束和内侧束

距跟骨间韧带

跗骨窦

项韧带

后距跟关节的前囊韧带

45°

响患者的整个步态周期，导致永久性功能障碍甚至残疾。

损伤机制

距骨头骨折主要有两种损伤机制。压缩损伤是足跖屈位时距骨头承受轴向载荷的结果。这种轴向暴力在舟骨和距骨头之间产生压力，能量通过跖骨和舟骨的传递通常会导致距骨头内侧缘的挤压损伤。前足在内收或外展位也可能导致中跗关节的半脱位或脱位，这已被证明与距舟的损伤相关。距骨头的大块骨折也可能导致距舟关节不稳定。

剪切损伤主要是由于中足的翻转机制，由此产生的中足内收导致舟骨对距骨头内侧部分形成剪切力。这通常会产生两个截然不同的骨折片，但可能会导致从无移位骨折到头部内侧

粉碎性骨折的各种损伤（图 6.2）。

诊断

患者通常能够回忆起一种特定的损伤，他们会描述在受伤时他们的足处于跖屈的位置。这些损伤通常不像距骨颈骨折那样与高能量创伤有关，但距骨头骨折合并跖侧脱位是例外情况。以中足为中心的足背疼痛、肿胀和瘀斑，以及负重困难是其特征。中足的运动也可能引起疼痛。此外，对于慢性中足疼痛的患者，距骨头的应力性或不完全性骨折应始终作为鉴别的因素。

放射学的评估一直存在争议，足的标准正位、侧位和斜位摄片可能无法最大限度地显示距骨的头部和颈部。其他资料认为，可以在 Canale 位片上完整显示距骨头部和颈部的

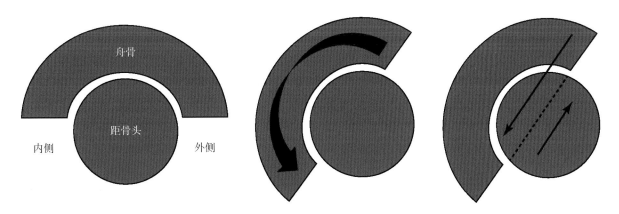

图 6.2　距骨头骨折的机制：舟骨围绕距骨头内收。在轴向载荷的作用下，会在距骨头形成剪切力。当距骨头脱位时，这种剪切力就会造成骨折

病变。此图像拍摄时足最大限度地跖屈且旋前15°，X 线球管从垂直足纵轴指向头侧 15°，这样可以更好地显示距骨头部和体部。在关节损伤和移位难以显示的情况下，推荐 CT 检查。

治疗

在早期的治疗史中，Coltart 详细介绍了大多数距骨头部损伤采用行走石膏的非手术治疗。当骨块移位导致软组织损害或中足活动范围受阻时，需要手术治疗，通过清除骨折片来处理。Pennal 建议对大多数骨折进行非手术治疗，因为在他的系列研究中，大多数患者明显的移位并不常见。这些患者接受为期 4~6 周的行走石膏治疗，必要时切除影响距舟关节面的小的移位骨折碎片。Kenwright 和 Taylor 在他们发表的系列文章中，也采用短腿行走石膏治疗距骨头骨折，并允许早期负重，对于妨碍距舟关节活动的骨折碎片予以切除。

距骨头骨折的治疗取决于关节面塌陷的程度、骨折碎片的移位以及距舟关节不匹配的程度。在对患者进行评估时，应仔细评估距舟关节的稳定性。这可以通过透视下的应力位检查或足部在完全内翻和外翻时的正位片来实现。距骨头骨折最终会导致内侧柱缩短，从而限制距下的活动，导致内翻畸形。

无移位骨折可以采用管型石膏和免负重治疗，疗程 4 周。这时可以开始渐进式负重，直到骨折明显愈合，且患者不再出现任何疼痛或不适。

在骨折移位、关节不匹配和（或）距舟关节半脱位的情况下，推荐进行手术固定。固定的主要目的包括恢复关节面和内、外侧柱的长度。以内侧为主的损伤，包括挤压和冠状方向的骨折，最好从内侧延长切口或前内侧切口进入。由于软组织剥离的程度，通过内侧入路处理外侧损伤存在困难，因此外侧损伤首选背外侧切口。

复位在直视下进行，以无螺纹的克氏针进行临时固定。固定方法包括皮质骨螺钉、无头加压螺钉和用于小块或粉碎的关节面碎片的生物可吸收固定。然后在骨折部位采用拉力螺钉技术置入皮质骨螺钉。在内侧柱明显缩短的情况下，可以放置小的外固定架来恢复柱的长度和维持骨折本身的复位。钢钉在近端可打入距骨或跟骨，在远端打入舟骨或内侧楔骨。当存在大量粉碎时，可将外固定架留在原位，以维持柱的长度。

术后，患者用良好填充的短腿夹板固定，保持不负重。在借助拐杖或助行器进行良好活动之前，对深静脉血栓形成进行药物预防。术后 1 周复诊观察伤口，术后 3 周拆线。最早在

1 周时，可以过渡为可拆卸的夹板，并开始运动训练。患者在 12 周内保持非负重状态，在 12~18 周，可以穿行走靴进行渐进式负重。在这段时间内，患者也可以换上正常的鞋子，需要压力袜和矫形器作为辅助。18 周后，患者开始进行强化和本体感觉训练。患者将被告知，他们可以期待在 2 年的过程中看到逐渐改善。此外，患者应该注意到他们在不平地面上行走的能力有所不同，残余疼痛并不少见。

结果

很少有研究直接报道距骨头骨折的结果，大部分证据来自对距骨骨折的整体研究，其中作者包括了距骨头骨折的一小部分。第一项提到这些骨折的研究是英国皇家空军在 1940—1945 年进行的，他们回顾了 228 例距骨损伤，从中发现了 6 例距骨头骨折。6 例中有 4 例发生在飞行事故中，受伤时飞行员的足处于跖屈的位置。所有距骨头骨折均采用非手术治疗，未提及疗效。1949—1968 年，英国的另一项研究报告了 58 例患者的距骨周围损伤，其中提到有 2 例距骨头骨折。一例患者接受了非手术治疗，另一例患者需要切除移位的背侧骨块，因为人们认为它限制了中间跗骨的活动。两例患者均恢复了全部功能，其中一例患者结果为良好，另一例结果为优秀。他们还发现了 10 例发生中间跗骨脱位，其中 8 例患者合并有骨折，部分病例累及距骨头的一角。这 10 例患者中有 8 例的结果令人满意，尚不清楚合并距骨头骨折患者的结果是否更差。在另一组距骨完全脱位的患者中，他们报告了一例距骨头和后结节骨折。这例患者接受了闭合复位和克氏针固定，限制负重 12 周，患者在 11 年随访时结果满意，仅有轻微症状。

最近的一项关于手术治疗距骨骨折的研究是 2002 年在德国进行的，在 1994—1997 年治疗了 80 例距骨骨折。这项研究将距骨头骨折与距骨颈远端骨折、骨软骨剥脱和距骨突骨折进行分组。本组共 15 例，骨折类型未进一步划分。在这组患者中，大约一半的患者距下关节和踝关节完全恢复活动，而另一半的患者报告这些关节有活动受限，没有患者报告完全僵硬。此外，在手术治疗的无移位距骨头骨折中，没有患者出现骨坏死。在功能评分方面，15 例患者有 8 例 Hawkins 评分为良到优，11 例 Mazur 评分为良到优（Mazur 评分更看重疼痛，而 Hawkins 评分的功能和疼痛权重相同）。值得注意的是，只有一例患者需要进行距舟关节融合术。

唯一一项直接治疗距骨头骨折的研究于 2015 年在英国进行。这项研究是一项系统回顾，共分析了 8 例孤立性距骨头骨折病例。其中 4 例受伤与运动相关，2 例为站立位的内翻损伤，2 例未报告。没有确定的比较研究。这些病例来自 6 项研究：5 项是个案报告，1 项是由 3 例患者组成的病例系列。只有 3 例患者在急性期接受手术治疗，无 AVN 发生。1 例患者因漏诊距骨头损伤导致畸形愈合，需要进行截骨以恢复距舟关节。这例患者在术后 3 个月恢复到伤前的活动水平。其中 2 例接受手术治疗的患者报告因疼痛而延迟活动。另外 1 例接受手术治疗的患者 1 年后无症状，完全恢复活动。

总体而言，关于距骨头骨折结果的文献很少，几乎不能指导外科医生确定治疗方案，并为患者提供预期治疗结果的咨询。因此，外科医生必须依靠自己掌握的距舟关节的解剖学和生物力学知识，根据所遇到的骨折类型来确定恰当的治疗方案。

并发症

并发症通常发生在隐匿性或明显的损伤被漏诊时，最典型的是在对多发伤患者进行评估时。虽然骨坏死的风险通常很低，据报道不到

10%，但由此导致的关节炎却成为问题，这种关节炎通常采用距舟关节融合术来治疗。由于漏诊可能导致创伤性距舟关节炎，所以关节融合术是最终的共同解决途径。

结论

距骨头损伤虽然罕见，但在足踝创伤的治疗中具有其独特性。距舟关节是非常重要的关节，手术矫正很容易出现关节的不匹配。此外，其治疗必须考虑其他伴随的足部损伤。

病例展示

此病例是一名 36 岁的女性，机动车相撞导致右侧距骨闭合性骨折脱位。影像学检查显示距骨向后外侧移位，向外旋转 90°，伴有胫距、距下和距舟关节脱位（图 6.3）。距骨颈紧靠在腓骨远端后侧。CT 扫描发现距骨头骨折，骨折碎片来自距骨头内侧，从距舟关节脱位，移位至胫骨穹隆下方（图 6.4）。

曾尝试行距骨的闭合复位，但未成功，遂决定立即复位移位的距骨，并对骨折进行手术

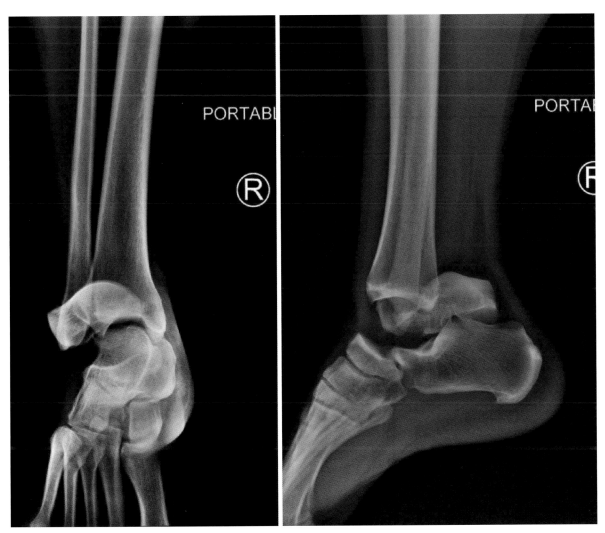

图 6.3　右踝关节正位和侧位 X 线片显示脱位的距骨移位至踝关节后外侧

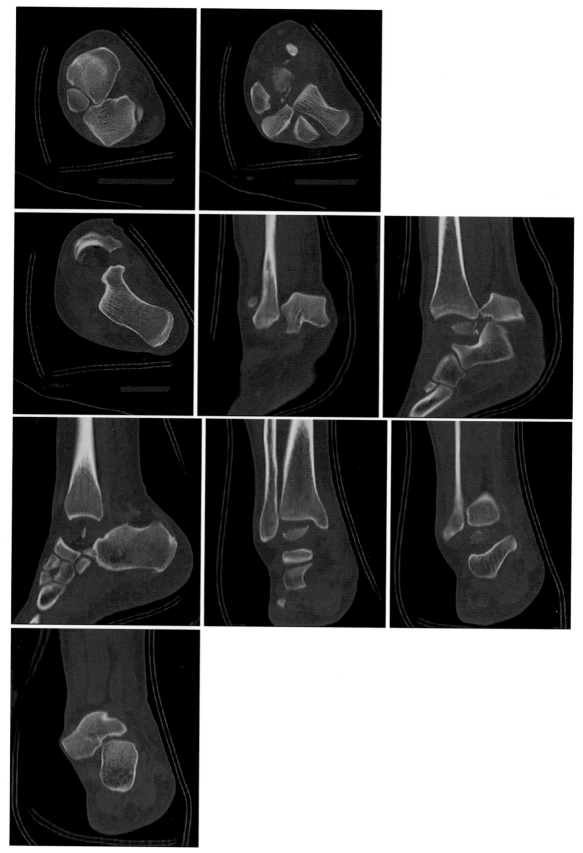

图 6.4 右踝关节的轴位、矢状位和冠状位 CT 显示脱位至踝关节后方和外侧的距骨，关节内左侧有移位的距骨头骨折碎片

固定。

　　患者被送入手术室，仰卧于手术台，放射线延伸到远端。同侧臀下垫高。为了辅助闭合操作，从跟骨后部穿入一根5.0mm的钢针。在患者麻醉的状态下反复施行闭合复位，距骨被从后面的位置推到腓骨的前方，但仍有向外侧的脱位（图6.5）。

　　距骨的前外侧入路设计沿第4跖骨向近端延伸至胫腓骨之间，解剖显露因创伤撕裂的关节囊，发现距骨头从破损的关节囊处挤出，周围有移位的腓骨肌腱将其卡顿（图6.6）。进一步向远端解剖，将趾短伸肌向前抬高，以便复位距骨。

　　进一步扩大切开关节囊，可直接看到移位的距骨头骨折块位于胫骨穹隆和跟骨后突之间。将关节囊向前牵开，以利于后面的修复。可见有多个无法修复的小的骨软骨碎片和一块大的游离骨碎片（图6.7）。距骨通过前外侧切口保持在脱位的位置，以便于对头部进行解剖复位。大的内侧骨块用1.25mm的克氏针放在

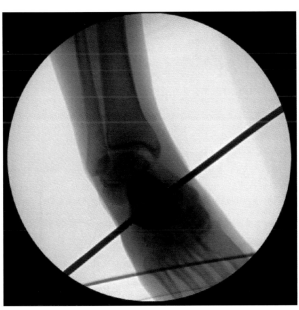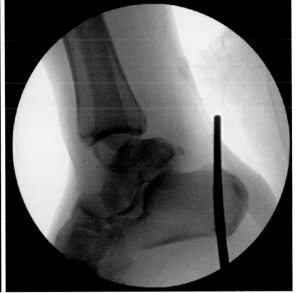

图6.5　术中透视图像显示在跟骨横行打入钢针，以便更好地操控跟骨以复位距骨

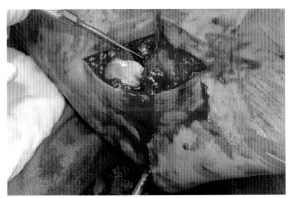

图6.6　经前外侧入路切开皮下层，通过有创的关节切开可以看到被挤出的距骨头。从术者的位置可以看到距骨头内侧的缺损

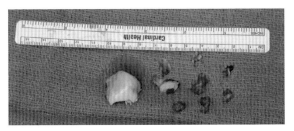

图6.7　取出游离的距骨头碎片

台上进行预钻孔，再将其固定在外侧头上。此外，考虑到距骨因距舟关节脱位而不稳定，在完整的距骨内置入一根 2.5mm 的克氏针，以便进行可控的操作（图 6.8）。然后用 2 枚低切迹的 2.4mm 螺钉通过拉力螺钉技术可靠固定距骨头（图 6.9）。

接下来，复位距骨脱位，并评估关节的稳定性。距下关节有旋后和内翻不稳定，提示为距下关节内侧脱位。胫距关节不稳定也被注意到，因为当内翻力量施加于后足时有明显的距骨倾斜。应用内侧的外固定架在跟骨后部和胫骨远端穿针，可以将胫距关节拉伸成外翻，以保护通过前外侧入路修复的外侧韧带和关节囊结构（图 6.10）。

采用可吸收单丝缝线缝合关节囊和筋膜，用不可吸收的尼龙缝线缝合皮肤。作者认为，腓肠肌源性马蹄足退行性变是造成损伤的原因，所以当患者在 6 周后恢复取出外固定架

时，施行了腓肠肌松解手术。患者在伤后 12 周内避免负重（图 6.11 和图 6.12）。在 11 个月时，患者无不适症状，踝关节、后足和中足活动良好，完全恢复包括跑步在内的活动（图 6.13）。

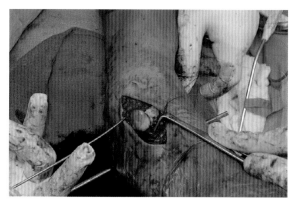

图 6.9 为了便于显露，要在全距骨脱位复位之前先进行固定

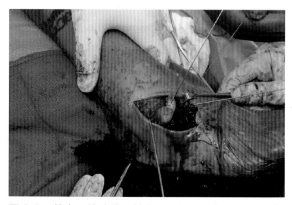

图 6.8 其中一块碎片足够大，可以用 2 枚 2.4mm 的螺钉通过拉力螺钉技术进行固定

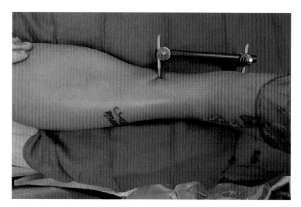

图 6.10 考虑到距骨头固定和距骨复位后胫距和距下关节仍持续不稳定，在内侧置入外固定架

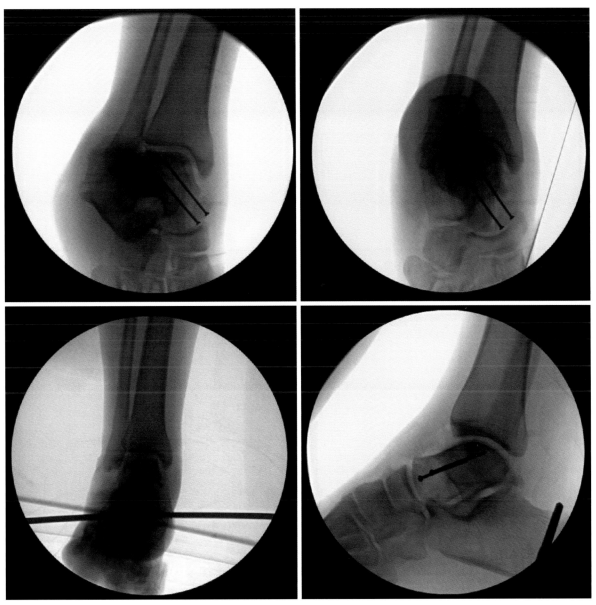

图 6.11　术中的 Broden 位、正位和侧位透视图像分别显示距骨体的复位、距骨头骨折的复位和内固定的位置

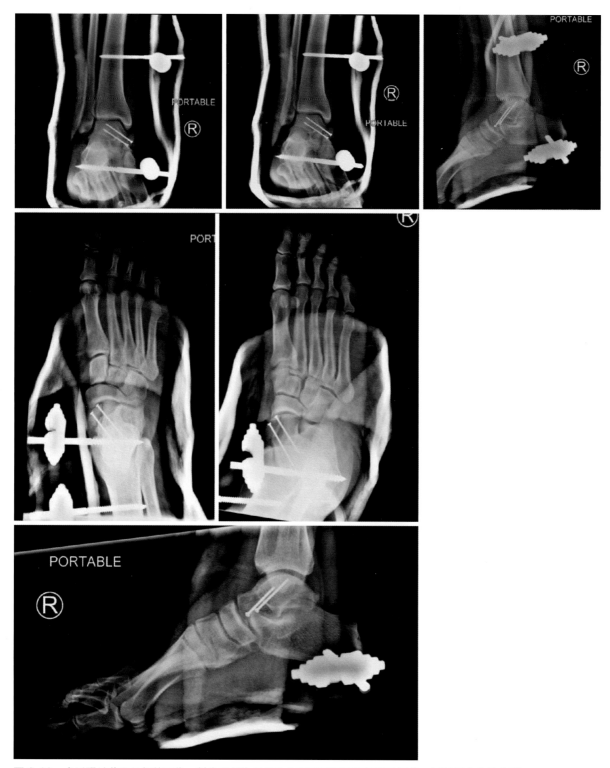

图 6.12 术后踝关节和足部的正位、斜位和侧位 X 线片分别显示距骨和骨折的复位，以及固定物的位置

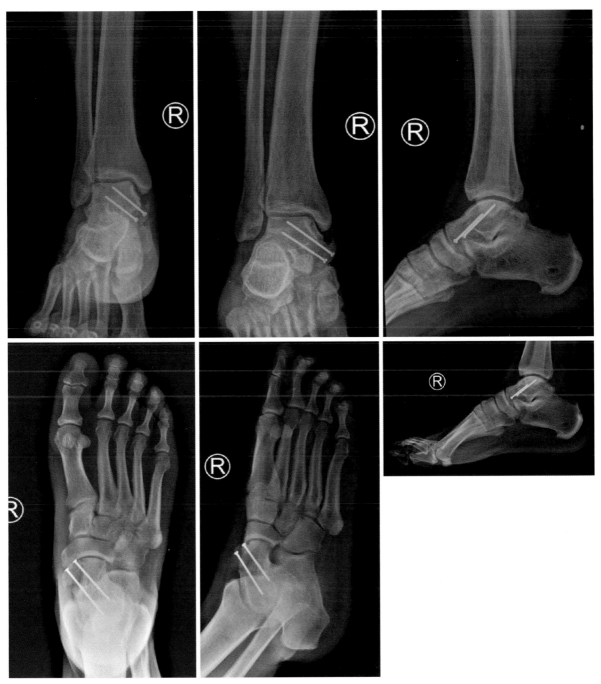

图 6.13 术后 6 个月时踝关节和足部的正位、斜位和侧位图像

参考文献

[1] Pennal GF. Fractures of the talus. Clin Orthop Relat Res. 1963;30:53–63.

[2] Sangeorzan BJ, editor. Traumatized foot. Rosemont: American Academy of Orthopaedic Surgeons; 2001.

[3] Ebraheim N, Sabry F, Nadim Y. Internal architecture of the talus: implication for Talar fracture. Foot Ankle Int. 1999;20:794–796.

[4] Mulfinger GL, Trueta J. The blood supply of the talus. JBJS Am. 1970;53B:160–167.

[5] Higgins T, Baumgaertner M. Diagnosis and treatment of fractures of the talus: a comprehensive review of the literature. Foot and Ankle Int. 1999;20(9):595–605.

[6] Sanders R, et al. Fractures and fracture-dislocations of

the talus. Mann's surgery of the foot and ankle. 9th ed. Philadelphia: Elsevier; 2014.

[7]   Richter M, et al. Foot injuries. Skeletal trauma: basic science, management and reconstruction. 5th ed. Philadelphia: WB Saunders; 2015.

[8]   Coltart WD. Aviator's astralagus. JBJS Br. 1952;34(4):545–566.

[9]   Adelaar RS. The treatment of complex fractures of the talus. Orthop Clin North Am. 1989;20(4):691–707.

[10] Canale ST, Kelly FB. Fractures of the neck of the talus: long term evaluation of seventy-one cases. JBJS Am. 1978;60(2):143–156.

[11] Kenwright J, Taylor RG. Major injuries of the talus. JBJS Br. 1970;52(1):36–48.

[12] Early JS. Management of Fractures of the talus: body and head regions. Foot Ankle Clin N Am. 2004;9:709–722.

[13] Vallier H. Fractures of the talus: state of the art. J Orthop Trauma. 2015;29(9):385–392.

[14] Hansen ST. Functional reconstruction of the foot and ankle. Philadelphia: Lippincott, Williams and Wilkins; 2000.

[15] Lamothe JM, Buckley RE. Talus fractures: a current concepts review of diagnoses, treatments, and outcomes. Acta Chir Orthop Traumatol Cechoslov. 2012;79(2):97–106.

[16] Schulze W, et al. Surgical treatment of talus fractures: a retrospective study of 80 cases followed for 1–15 years. Acta Orthop Scand. 2002;73(3):344–351.

[17] Ibrahim MS, et al. Talar head fracture: a case report, systematic review and suggested algorithm for treatment. Foot. 2015;25:258–264.

[18] Long NM, et al. Insufficiency and nondisplaced fractures of the talar head: MRI appearances. Am J Roentgenol. 2012;1999:613–617.

[19] Sarrafian S. Anatomy of the foot and ankle. Philadelphia: Lippincott; 1983.

第七章　距骨后突骨折

M. Kareem Shaath, Mark R. Adams

解剖

距骨体有 5 个面：外侧面、内侧面、上面、下面及后侧面。距骨后突由内侧结节及外侧结节组成，外侧结节体积更大。外侧结节通常在踝关节侧位片上最容易显示。距骨后突下方覆盖有关节软骨，并组成约 25% 后距下关节面。因此距骨后突对距下关节具有稳定作用，任何的移位都应该达到复位及固定，以保留其对距下关节的稳定作用。

内侧结节与外侧结节之间存在一个骨沟，在蹬长屈肌腱到达载距突之前，这个骨沟容纳蹬长屈肌腱通过（图 7.1）。这个区域的解剖结构如图 7.2 所示，MRI 及横切面解剖如图 7.3 所示。当后外侧结节与距骨体后方融为一体时称为 Stieda 结节。当 Stieda 结节与外侧结节分离时，就会形成我们熟知的距后三角骨。距后三角骨为先天性的、圆形的小骨，在人群中有接近 50% 的发生率，且可能仅为单侧出现。当其与距骨外侧结节形成骨性连接时形成三角突。距腓后韧带与腓距跟韧带的 Rouviere 支（也译作 Rouviere 韧带）及 Canela Lazaro 支（也译作 Canela Lazaro 韧带）止于距骨后突外侧结节，而内侧结节则是三角韧带后 1/3 及距跟韧带内侧分支的止点。

Wildenaur 首先详细地描述了距骨的血供，Haliburton 证实了他的发现，Mulfinger 和 Trueta 结合前人的研究对距骨复杂的动脉血供提供了最详尽的阐述。一半以上的距骨表面覆盖有关节软骨，从而限制了距骨的血液供应。距骨的血供来源限制于距骨颈、距骨内侧面及距骨后突。距骨的血供来自 3 个主要的动脉及其分支，按重要性分类如下：胫后动脉、胫前动脉及腓动脉的穿支。在距骨下方，跗骨管动脉（胫后动脉的分支）与跗骨窦动脉（腓动脉的分支）形成吻合（图 7.4）。距骨的主要血供来自跗骨管动脉，它发出一个分支穿过三角韧带供应距骨内侧壁。胫后动脉的直接分支跟支通过连接在后突内外侧结节上的组织为距骨后突提供血液供应。

距骨后突的外侧结节骨折

损伤机制

通常有两种损伤机制会引起距骨后突骨折。第一种损伤机制是足的极度跖屈造成距骨后突外侧结节卡压于胫骨后唇与跟骨之间，结节直接受压。这种机制引起外侧结节骨折，并与距后三角骨之间的纤维连接分离；如果距后三角骨与后突融合，则形成三角骨骨折。这是一种最常见的损伤机制，通常发生在芭蕾舞演员及足球运动员身上。可能与这些职业经常使用"全足尖""半足尖"动作或者是出现肌力

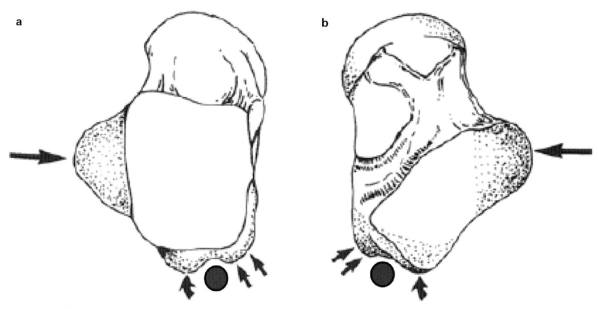

图 7.1 距骨上面观（a）和下面观（b）。距骨外侧突（箭头）；距骨后突内侧结节（双箭头）；距骨后突外侧结节（弧形箭头）；FHL 肌腱（圆形）

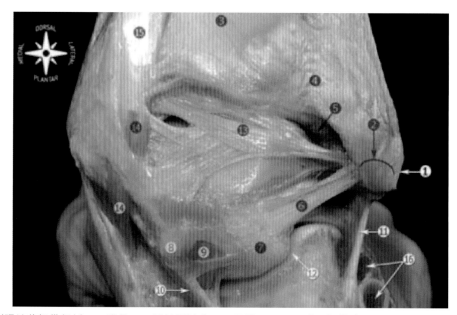

图 7.2 后侧踝关节韧带解剖。1. 腓骨；2. 腓骨肌腱沟；3. 胫骨；4. 下胫腓后韧带浅层；5. 下胫腓后韧带深层或下胫腓横韧带；6. 距腓后韧带；7. 距骨后突外侧结节；8. 距骨后突内侧结节；9. 踇长屈肌腱沟；10. 踇长屈肌腱支持带；11. 跟腓韧带；12. 距下关节；13. 踝间后韧带；14. 趾长屈肌腱（切断）；15. 胫后肌腱；16. 腓骨肌腱

不平衡如腓肠肌性马蹄足有关。

第二种损伤机制来源于踝关节的过度背屈和内翻，造成距腓后韧带张力增加导致外侧结节关节面的撕脱性骨折。这种骨折又称为 Shepherd 骨折。一些学者认为疼痛的原因可能来自后突的次级骨化中心与距骨体的融合失败。

距下关节内侧脱位可能导致整个距骨后突

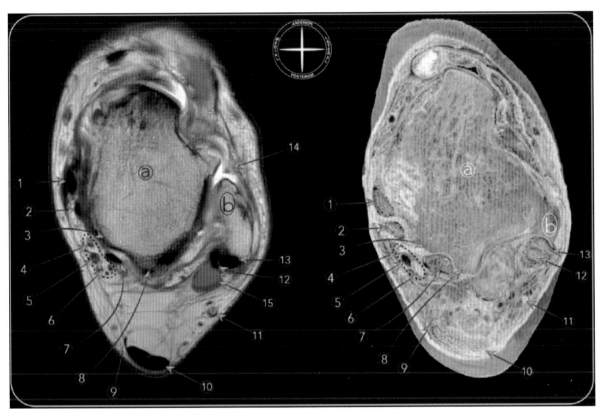

图 7.3　距骨水平的 MRI 和尸体标本切片显示 FHL 腱与胫后神经血管束（虚线）的相邻关系。a. 距骨；b. 外踝；1. 胫后肌腱；2. 趾长屈肌腱；3. 距骨后突内侧结节；4. 胫后静脉；5. 胫后动脉；6. 胫后神经（黄色显示）；7. 姆长屈肌腱；8. 距骨后突外侧结节；9. 跖肌腱；10. 跟腱；11. 腓肠神经（黄色显示）；12. 腓骨长肌腱；13. 腓骨短肌腱；14. 距腓前韧带；15. 肥大的腓骨长肌肌腹

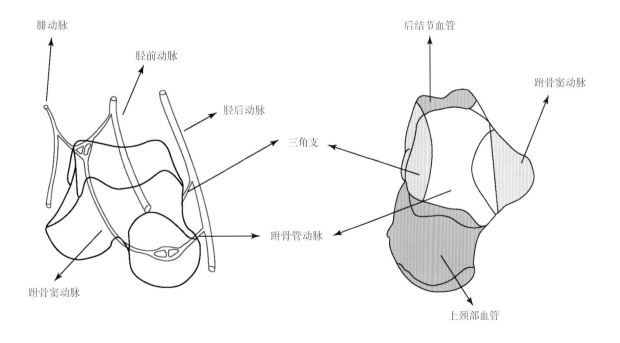

图 7.4　距骨不同区域的血液供应，跗骨管动脉是距骨体的主要血供来源

骨折，并因脱位引起的皮肤裂伤而表现为踝关节前外侧的开放性损伤。目前尚没有距下关节外侧脱位导致距骨后突骨折的报道。

临床表现

患者通常有一个突然不受控制的足部受伤病史，例如下楼梯抬起足跟下台阶时，或者正在踢球的时候，也可以是做芭蕾舞全足尖运动时踝关节主动跖屈引起的撞击疼痛。受伤后出现持续性的踝关节后侧疼痛应高度怀疑距骨后侧的损伤。患者表现为踝关节后侧的肿胀、疼痛以及不稳定感，且这种不稳定感随着奔跑、跳跃或者是下楼梯时加重。Schrock 等认为，足部跖屈蹲坐位时疼痛加重需考虑后突骨折的可能。

体格检查，患者表现为跟腱前方及距骨后方的压痛。在足部跖屈位时可能触及捻发音。踇趾活动时可能诱发疼痛，因为 FHL 肌腱位于踇长屈肌腱沟内，而踇长屈肌腱沟紧邻损伤的后突的外侧结节。

漏诊的后突骨折患者表现为慢性、不间断的疼痛，这种疼痛可能是因为骨折不愈合或是其他因素引起的。这些因素包括软组织撞击、炎症、不愈合位置的微动及 FHL 肌腱的激惹或腱鞘炎。有文献报道，隐匿的后突骨折可以引起踝管综合征的症状。移位的骨折块对踝管的结构产生撞击。因此，复位及固定这些骨折块可以解决上述的症状。

影像学检查

距骨后突外侧结节及距后三角骨在踝关节侧位片上最容易显示。临床医生一定要知道对于新鲜骨折来说，其骨折面是粗糙及不整齐的，而距后三角骨的特征是平滑的、有皮质包裹的表面。行双侧对比侧位片检查是有价值的，但是文献报道 2/3 以上的病例中距后三

角骨是单侧存在的。Paulos 等建议用距下关节 30° 斜位检查来区分骨折和距后三角骨。在这种体位下，与距后三角骨相比，后突骨折块可以显示更大并且延伸至体部更远。

99m 锝骨扫描是评价后突骨折的一种重要的手段，并且可以用于诊断后突骨折。所有的后突骨折患者锝骨扫描都呈现阳性。因此，锝骨扫描也用于鉴别隐匿性骨折与正常的距后三角骨，因为正常的距后三角骨不会引起阴影浓聚增加表现。

当临床上高度怀疑后突骨折，但 X 线片不能诊断时，CT 检查可以提供其他有帮助的信息。运用多维 CT 1mm 切片扫描可以精确地判断所有骨折块的位置、大小、移位及粉碎情况。CT 能显示骨块不整齐的前缘，而这通常是新鲜骨折的标志。

如果有距下关节脱位，通常需要行 CT 检查。距下关节脱位很少单独存在，CT 可以显示平片不能发现的伴随脱位引起的距骨后突骨折。

MRI 检查可以显示软组织损伤，并且可以确定其他部位的水肿。有症状的距后三角骨，常是继发于踝关节后方的撞击引起的，在 MRI 上可以表现为骨髓水肿，但是如果骨髓水肿局限于距骨内，这时需要怀疑是否有距骨后突骨折。此外，MRI 还可以提供相关的软组织结构的详细信息。

治疗

小的（＜1cm）和移位轻的（＜2mm）后突骨折建议行保守治疗。患者采用短腿的行走石膏固定于踝关节跖屈 15° 马蹄位 4~6 周。考虑到距骨外侧突通过腓骨可以承担足部 16%~17% 的负重负荷，因此过早负重会增加骨折块移位的风险。如果经过 6 个月保守治疗，患者仍然持续存在症状，一些作者建议行手术切除治疗。如果骨块太小或粉碎不能行内

固定，建议行外科手术切除，从而可以早期活动并且降低后期不愈合出现疼痛的风险。在骨块切除后，患者需行踝关节短期固定，随后开始行积极的拉伸和强化的功能锻炼计划。

如果是大的后突骨折块，选择手术固定是更合理的。大的关节内骨折块（25% 距下关节面）最好是选择开放手术固定。后突手术入路有很多，CT 可以帮助选择最合理的手术入路。Howse 推荐内侧入路，因为外侧入路会干扰腓骨肌腱并且可能引起术后关节僵硬。他推荐在内踝后方做一个 3~4cm 的切口，通过向内侧牵开 FHL 肌腱可以显露踝关节后侧，又可以保护内侧的神经血管束。图 7.5 显示神经血管束与 FHL 肌腱处于相邻位置。

其他学者提倡采用后外侧入路，位于跟腱与腓骨肌腱之间。在跟腱前方与腓骨肌腱后方做一个 5cm 的切口，注意保护切口内的腓肠神经，通常位于切口内侧。向前牵开腓骨肌腱，向内牵开 FHL 肌腱。然后垂直切开距

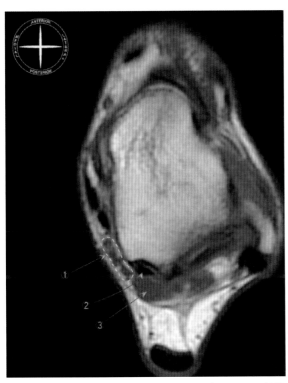

图 7.5　1. 胫后神经血管束；2. FHL 肌腱；3. FHL 低位肌腹

下关节囊，显露距骨后侧。骨块的固定依据骨折块的大小选择小螺钉固定（1.5mm、2.0mm、2.4mm）。我们发现也可以使用小钢板固定。Mao 等展示了用微创方法固定后突骨折。采用闭合的方法复位骨折，并用 2 根导针固定，随后引入 4.5mm 自攻空心螺钉自后向前将骨折块固定于距骨体上。

一些学者建议行关节镜入路手术治疗。患者俯卧位，通过后侧双通道入路行外科减压或骨块切除术。距骨后侧可以通过在内踝平面上的后内侧及后外侧跟腱旁入路显示（图 7.6）。关节镜器械应始终位于 FHL 肌腱外侧，以避免损伤胫后神经血管束。对于需行解剖复位及固定的后突骨折，不推荐行关节镜手术。

结果

Paulos 等报道，1/3 的后突骨折患者经保守治疗后症状缓解，并且只是偶尔会出现症状。其他保守治疗无效的患者采取了激素注射及增加 4 周的石膏固定治疗。然而，接近 90% 的患者经上述处理后仍然无效，在接受外科手术切除骨折块后症状缓解。这篇报道没有进行长期随访，且遗憾的是没有设置外科切除组与 ORIF 组的对比研究。

Hedric 和 Mcbryde 报道了 30 例具有 10 年以上病史的后踝撞击患者。一半以上的患者（63%）具有 X 线影像学上距后三角骨及后突骨折证据。余下的患者（33%）影像学检查显示后突完整。18% 的患者获得随访，其中一半以上的患者（60%）经非手术治疗后获得效果，而 40%（8 例患者）需行手术切除治疗。最终随访，优良患者 18 例，差 1 例。

Marotta 和 Micheli 报道了 16 例舞蹈演员因三角骨撞击（没有骨折）行手术切除治疗，手术通过后外侧入路实施。所有的患者术前都存在从事舞蹈动作困难，并且经非手术治疗后无效。12 例患者术后经过平均 28 个月随访，所

图7.6 1. FHL肌腱；2. FHL支持带；3. 距骨后突外侧结节；4. 距跟韧带（腓距跟韧带的后侧纤维）；5. 踝关节后侧关节囊止点；6. 距下关节

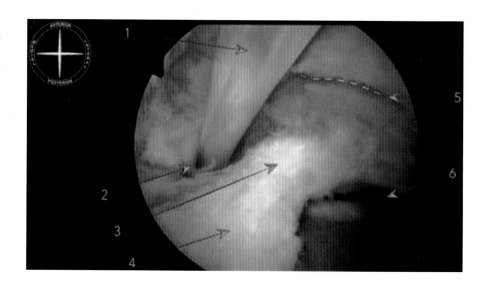

有患者撞击症状得到缓解，8例（67%）患者偶有不适。

并发症

主要的并发症是慢性疼痛及晚期的关节病，还有骨折不愈合，部分会产生症状，主要是由于早期的漏诊及治疗不及时引起的。骨折不愈合的患者即使经过合适的治疗，仍然在很长时间内会出现症状。大的骨折块引起关节面的不匹配，从而引起距下关节炎，需行距下关节融合手术治疗。由于后突骨折属于关节内损伤，后续的研究需要证实是否ORIF可以改善关节炎的发生。

距骨后突的内侧结节骨折

与外侧结节骨折相比，内侧结节骨折相对少见。在1974年Cedell描述了这类骨折，现在人们称内侧结节骨折为Cedell骨折。因为通常在踝关节正侧位X线片上不能显示，所以此类骨折常被诊断为踝关节扭伤。当患者经历背屈合并旋前损伤出现踝关节扭伤样疼痛时，需怀疑内侧结节骨折。其他的损伤机制包括后内侧关节面的直接创伤，足在旋后位时载距突的

撞击，以及在高能量损伤中的极度背屈。为帮助诊断，通常需行CT扫描。Ebraheim等推荐外旋45°及70°两种斜位摄片，可以显露距骨后内侧并确定是否存在后内侧结节骨折。

Cedell报道了4例内侧结节骨折，他认为此类骨折是踝关节背伸和旋前位时继发于胫距后韧带撕脱性骨折。在这种情况下，后侧三角韧带撕裂内侧结节形成骨折。Cedell骨折患者采用了固定治疗，因为起初误诊为踝关节扭伤。尽管损伤看起来已经愈合，但当患者继续体育运动时，他们会反复出现内侧疼痛及水肿。3例患者随后经历了骨块切除手术，并且恢复了正常功能。

Stefko等报道了1例患者因疼痛性骨不连引起跗管综合征。这个患者进行了骨块切除手术，随后解决了所有的症状。Ebraheim报道了4例Cedell骨折患者。2例患者因漏诊而进展为疼痛性骨不连。在2例急性骨折的患者中，1例因骨折块的移位表现为伴发的跗管综合征。3例患者同时合并距下关节脱位。2例急性骨折患者实施了手术固定，而另外1例骨不连的患者进行了骨块切除手术。最后1例患者拒绝手术。手术入路为以内踝后侧为中心的后内侧弧形切口入路，首先游离神经血管束，从而可以清晰地显露骨折端。作者使用空心的

Herbert 钉及克氏针进行固定。作者推荐无移位的骨折采取保守治疗，而移位骨折采用手术固定治疗。同时认为，内侧骨块的复位困难是由于骨块复位不能在直视下完成。

小结

距骨后突内侧结节及外侧结节骨折发生率低。尽管文献对此类骨折报道较少，但还是存在一些共识。保守治疗通常不能获得满意的疗效，很多患者面临诸如骨不连、踝关节后侧撞击及跗管综合征的问题。对于这些骨折急性期处理有很多的手术方法。有必要进行长期的随访，以确定与其他手术方法相比 ORIF 是否可以获得更好的预后。

典型病例

37 岁男性患者，因摩托车碰撞事故而受伤，表现为右踝关节疼痛及畸形。患者因距下关节内侧脱位在创伤科行闭合复位。考虑到后期距下关节的稳定性，对患者实施了内侧外固定架治疗。我们常规进行了踝关节正位、侧位、踝穴位、Broden 位及反 Broden 位摄片，

以评估距下关节内侧。如果怀疑有距骨后突骨折存在，还需行 CT 扫描。患者行 CT 扫描显示距骨后内侧骨折伴边缘压缩。患者具有手术指征，通过固定骨折块来达到改善距下关节匹配及稳定性的作用。

在手术室，患者俯卧于延伸至足部可透视的标准手术台上。我们发现在行此类手术时，佩戴头灯是有帮助的。下肢固定器或膝关节楔形装置可以用来帮助保持患者的体位。在手术室备上微型支架或克氏针，还有具有牵开作用的大的外固定架或通用牵开器。在损伤的对侧放置透视影像增强器。如果患者合并距下关节脱位，则需使用外固定架。外固定架也可用来牵开关节以增加视野。放置内侧外固定架调节好张力以对抗畸形（图 7.7）。如果骨折块可以行内固定，并且患者能够耐受手术治疗，我们首选后内侧切口入路，因为此入路可以直接到达骨折块，并能为显露骨折块提供良好的视野。切口位于跟腱内侧，向内侧牵开 FHL，可以显露距骨，同时可以保护内侧神经血管束。轴位 CT 扫描可以帮助制定手术切口及最终的固定计划（图 7.8）。

当到达骨折块时，首先处理边缘压缩骨块（图 7.9）。将骨刀放置在距骨穹隆上方边缘，

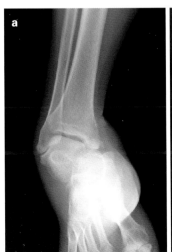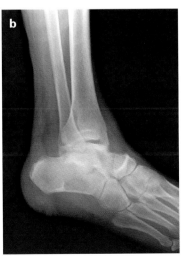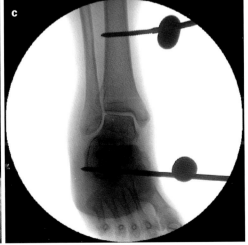

图 7.7　a、b. 距下关节脱位伴距骨后突内侧结节骨折。c. 放置内侧外固定架调整张力以对抗畸形力量，同时可以使距下关节免除负荷

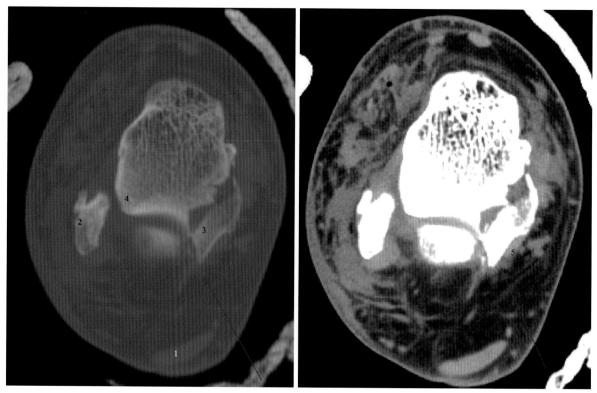

图 7.8 1. 跟腱；2. 腓骨；3. 距骨后突内侧结节与外侧结节；4. 距骨外侧突；5. FHL 肌腱；红色箭头：切口及入路显示

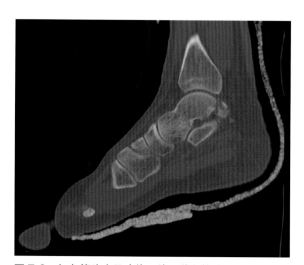

图 7.9 红色箭头表示边缘压缩；蓝色箭头表示骨折块

因为这个位置可以提供松质骨以保护关节面骨折块。当关节面骨折块恢复到解剖位置时，采用小直径的克氏针以维持暂时的复位（图7.10）。我们首选钢板固定，并且选择微型小钢板。在距骨后侧面有一处小的、没有关节面覆盖的区域正好用来放置钢板。钢板在这类手术中本质上起到一个垫圈的作用。同时，我们发现在直视下观察这种骨折类型时，可以发现在CT扫描中不能显示的无移位的骨折线。钢板固定的优势是允许我们在术中将此类骨折运用拉力螺钉固定至距骨体上。如果是多处骨折，可以使用另一块 2.0 钢板制成的弹性钩钢板。

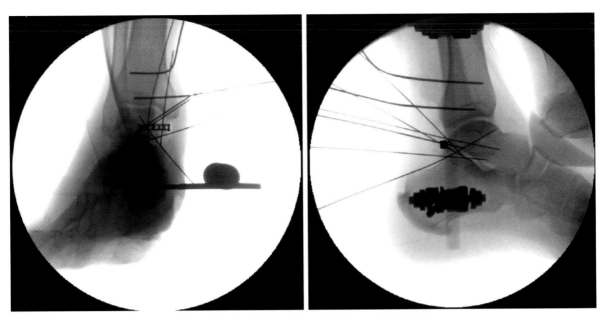

图 7.10　使用克氏针暂时固定骨折块，使用外固定架牵开技术以帮助增加胫距关节和距下关节视野

将钩压入骨折块中并用接下来的螺钉固定（图 7.11）。然后在直视及透视下观察复位情况。我们采用 Broden 位及反 Broden 位来观察距下关节（图 7.12）。并用 Allgower–Donati 缝线闭合皮肤伤口。同样，假如使用了外固定架，则需调整外固定架张力以免除骨折内固定负荷。

患者术后免负重 12 周。术后立即行足趾被动活动及其他的物理治疗，以减轻水肿。如果使用了外固定架，则在术后 6 周去除，并开始行踝关节的主动功能锻炼。如果未使用外固定架，则在术后 2~3 周拆线后开始行踝关节的主动功能锻炼。在术后 12~18 周，患者开始行部分逐渐负重，并且在术后 18 周开始行本体觉锻炼及肌力增强训练。患者术后 6 个月的 X 线片如图 7.13 所示。

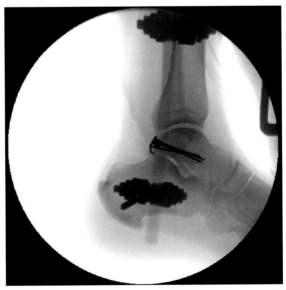

图 7.11　钢板固定，稳定骨折块，钢板上的钩压入骨折块中

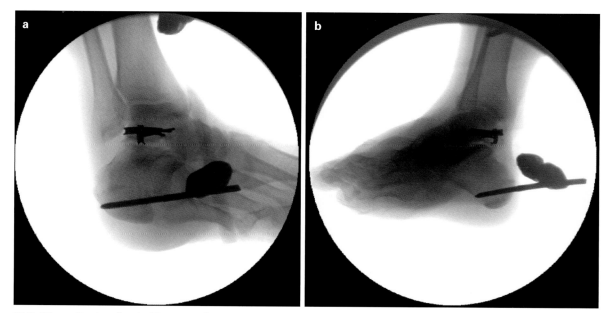

图 7.12 a. Broden 位。b. 反 Broden 位

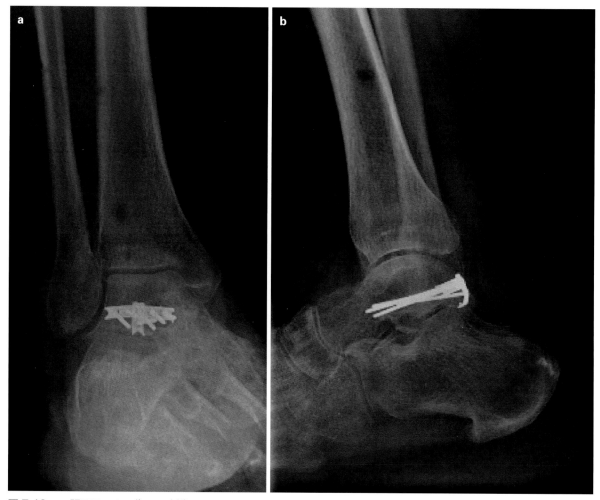

图 7.13 a. 距下 Broden 位。b. 侧位

参考文献

[1] Mc DA. The os trigonum. J Bone Joint Surg Br. 1955;37-B(2):257–265.

[2] Nadim Y, Tosic A, Ebraheim N. Open reduction and internal fixation of fracture of the posterior process of the talus: a case report and review of the literature. Foot Ankle Int. 1999;20(1):50–52.

[3] Chen YJ, Hsu RW. Fracture of the posterior process of the talus associated with subtalar dislocation: report of a case. J Formos Med Assoc. 1994;93(9):802–805.

[4] Ebraheim NA, Skie MC, Podeszwa DA. Medial subtalar dislocation associated with fracture of the posterior process of the talus. A case report. Clin Orthop Relat Res. 1994;303:226–230.

[5] Wechsler RJ, et al. Helical CT of talar fractures. Skelet Radiol. 1997;26(3):137–142.

[6] Golano P, et al. Anatomy of the ankle ligaments: a pictorial essay. Knee Surg Sports Traumatol Arthrosc. 2016;24(4):944–956.

[7] Vega J, et al. Anatomical variations of flexor hallucis longus tendon increase safety in hindfoot endoscopy. Knee Surg Sports Traumatol Arthrosc. 2017;25(6):1929–1935.

[8] Grogan DP, Walling AK, Ogden JA. Anatomy of the os trigonum. J Pediatr Orthop. 1990;10(5):618–622.

[9] Frey C, Feder KS, DiGiovanni C. Arthroscopic evaluation of the subtalar joint: does sinus tarsi syndrome exist? Foot Ankle Int. 1999;20(3):185–191.

[10] Nasser S, Manoli A 2nd. Fracture of the entire posterior process of the talus: a case report. Foot Ankle. 1990;10(4):235–238.

[11] Sarrafian SK. Anatomy of the foot and ankle : descriptive, topographic, functional. 2nd ed. Philadelphia: Lippincott; 1993. p. xvii, 616 p

[12] Paulos LE, Johnson CL, Noyes FR. Posterior compartment fractures of the ankle. A commonly missed athletic injury. Am J Sports Med. 1983;11(6):439–443.

[13] Wildenauer E. Proceedings: discussion on the blood supply of the talus. Z Orthop Ihre Grenzgeb. 1975;113(4):730.

[14] Haliburton RA, et al. The extra-osseous and intra-osseous blood supply of the talus. J Bone Joint Surg Am. 1958;40-A(5):1115–1120.

[15] Mulfinger GL, Trueta J. The blood supply of the talus. J Bone Joint Surg Br. 1970;52(1):160–167.

[16] Kelly PJ, Sullivan CR. Blood supply of the talus. Clin Orthop Relat Res. 1963;30:37–44.

[17] Peterson L, Goldie I, Lindell D. The arterial supply of the talus. Acta Orthop Scand. 1974;45(2):260–270.

[18] Peterson L, Romanus B, Dahlberg E. Fracture of the collum tali–an experimental study. J Biomech. 1976;9(4):277–279.

[19] Fortin PT, Balazsy JE. Talus fractures: evaluation and treatment. J Am Acad Orthop Surg. 2001;9(2):114–127.

[20] Gelberman RH, Mortensen WW. The arterial anatomy of the talus. Foot Ankle. 1983;4(2):64–72.

[21] Ebraheim NA, et al. Clinical outcome of fractures of the talar body. Int Orthop. 2008;32(6):773–777.

[22] Hamilton WG. Stenosing tenosynovitis of the flexor hallucis longus tendon and posterior impingement upon the os trigonum in ballet dancers. Foot Ankle. 1982;3(2):74–80.

[23] Howse AJ. Posterior block of the ankle joint in dancers. Foot Ankle. 1982;3(2):81–84.

[24] Kleiger B. Fractures of the talus. J Bone Joint Surg Am. 1948;30A(3):735–744.

[25] Kleiger B. Injuries of the talus and its joints. Clin Orthop Relat Res. 1976;121:243–262.

[26] Quirk R. Talar compression syndrome in dancers. Foot Ankle. 1982;3(2):65–68.

[27] HAWKINS LG. Fracture of the lateral process of the talus. A review of thirteen cases. J Bone Joint Surg Am. 1965;47(6):1170–1175.

[28] Jaffe KA, et al. Traumatic talectomy without fracture: four case reports and review of the literature. Foot Ankle Int. 1995;16(9):583–587.

[29] Brodsky AE, Khalil MA. Talar compression syndrome. Foot Ankle. 1987;7(6):338–344.

[30] Marotta JJ, Micheli LJ. Os trigonum impingement in dancers. Am J Sports Med. 1992;20(5):533–536.

[31] Wredmark T, et al. Os trigonum syndrome: a clinical entity in ballet dancers. Foot Ankle. 1991;11(6):404–406.

[32] Yan YY, Mehta KV, Tan TJ. Fracture of the os trigonum: a report of two cases and review of the literature. Foot Ankle Surg. 2016;22(4):e21–e24.

[33] Anderson IF, et al. Osteochondral fractures of the dome of the talus. J Bone Joint Surg Am. 1989;71(8):1143–1152.

[34] Berndt AL, Harty M. Transchondral fractures (osteochondritis dissecans) of the talus. J Bone Joint Surg Am. 2004;86-A(6):1336.

[35] Schuman L, Struijs PA, van Dijk CN. Arthroscopic treatment for osteochondral defects of the talus. Results at follow-up at 2 to 11 years. J Bone Joint Surg Br. 2002;84(3):364–368.

[36] Takao M, et al. Osteochondral lesions of the talar dome associated with trauma. Arthroscopy. 2003;19(10):1061–1067.

[37] Verhagen RA, et al. Systematic review of treatment strategies for osteochondral defects of the talar dome. Foot Ankle Clin. 2003;8(2):233–242. viii-ix

[38] Shepherd FJ. A hitherto undescribed fracture of the

Astragalus. J Anat Physiol. 1882;17(Pt 1):79–81.

[39] Weinstein SL, Bonfiglio M. Unusual accessory (bipartite) talus simulating fracture. A case report. J Bone Joint Surg Am. 1975;57(8):1161–1163.

[40] Mao H, et al. Minimally invasive technique for medial subtalar dislocation associated with navicular and entire posterior talar process fracture: a case report. Injury. 2015;46(4):759–762.

[41] Naranja RJ Jr, et al. Open medial subtalar dislocation associated with fracture of the posterior process of the talus. J Orthop Trauma. 1996;10(2):142–144.

[42] Hawkins LG. Fractures of the neck of the talus. J Bone Joint Surg Am. 1970;52(5):991–1002.

[43] Marumoto JM, Ferkel RD. Arthroscopic excision of the os trigonum: a new technique with preliminary clinical results. Foot Ankle Int. 1997;18(12):777–784.

[44] Schrock RD, Johnson HF, Waters CH. Fractures and fracture-dislocations of the astragalus (talus). J Bone Joint Surg Am. 1942;24(3):560–573.

[45] Stefko RM, Lauerman WC, Heckman JD. Tarsal tunnel syndrome caused by an unrecognized fracture of the posterior process of the talus (Cedell fracture). A case report. J Bone Joint Surg Am. 1994;76(1):116–118.

[46] Abramowitz Y, et al. Outcome of resection of a symptomatic os trigonum. J Bone Joint Surg Am. 2003;85-A(6):1051–1057.

[47] Johnson RP, Collier BD, Carrera GF. The os trigonum syndrome: use of bone scan in the diagnosis. J Trauma. 1984;24(8):761–764.

[48] Karasick D, Schweitzer ME. The os trigonum syndrome: imaging features. AJR Am J Roentgenol. 1996;166(1):125–129.

[49] Ebraheim NA, et al. Evaluation of process fractures of the talus using computed tomography. J Orthop Trauma. 1994;8(4):332–337.

[50] Bibbo C, Anderson RB, Davis WH. Injury characteristics and the clinical outcome of subtalar dislocations: a clinical and radiographic analysis of 25 cases. Foot Ankle Int. 2003;24(2):158–163.

[51] Giuffrida AY, et al. Pseudo os trigonum sign: missed posteromedial talar facet fracture. Foot Ankle Int. 2003;24(8):642–649.

[52] Sanders TG, Ptaszek AJ, Morrison WB. Fracture of the lateral process of the talus: appearance at MR imaging and clinical significance. Skelet Radiol. 1999;28(4):236–239.

[53] Wakeley CJ, Johnson DP, Watt I. The value of MR imaging in the diagnosis of the os trigonum syndrome. Skelet Radiol. 1996;25(2):133–136.

[54] Berkowitz MJ, Kim DH. Process and tubercle fractures of the hindfoot. J Am Acad Orthop Surg. 2005;13(8):492–502.

[55] Coughlin MJ, Saltzman CL, Anderson RB. Mann's surgery of the foot and ankle. 9th.

[56] Browner BD, et al. Skeletal trauma : basic science, management, and reconstruction. p. 1 online resource.

[57] Mukherjee SK, Pringle RM, Baxter AD. Fracture of the lateral process of the talus. A report of thirteen cases. J Bone Joint Surg Br. 1974;56(2):263–273.

[58] Bibbo C, et al. Missed and associated injuries after subtalar dislocation: the role of CT. Foot Ankle Int. 2001;22(4):324–328.

[59] Iyakutty PP, Singaravadivelu V. Fracture of the entire posterior process of the talus: a case report. J Foot Ankle Surg. 2000;39(3):198–201.

[60] Mehrpour SR, et al. Entire posterior process talus fracture: a report of two cases. J Foot Ankle Surg. 2012;51(3):326–329.

[61] Yilmaz C, Eskandari MM. Arthroscopic excision of the talar Stieda's process. Arthroscopy. 2006;22(2):225 e1–e3.

[62] Sitler DF, et al. Posterior ankle arthroscopy: an anatomic study. J Bone Joint Surg Am. 2002;84-A(5):763–769.

[63] Hedrick MR, McBryde AM. Posterior ankle impingement. Foot Ankle Int. 1994;15(1):2–8.

[64] Kim DH, Berkowitz MJ, Pressman DN. Avulsion fractures of the medial tubercle of the posterior process of the talus. Foot Ankle Int. 2003;24(2):172–175.

[65] Kim DH, Hrutkay JM, Samson MM. Fracture of the medial tubercle of the posterior process of the talus: a case report and literature review. Foot Ankle Int. 1996;17(3):186–188.

[66] Ebraheim NA, Padanilam TG, Wong FY. Posteromedial process fractures of the talus. Foot Ankle Int. 1995;16(11):734–739.

[67] Cedell CA. Rupture of the posterior talotibial ligament with the avulsion of a bone fragment from the talus. Acta Orthop Scand. 1974;45(3):454–461.

[68] Kanbe K, et al. Fracture of the posterior medial tubercle of the talus treated by internal fixation: a report of two cases. Foot Ankle Int. 1995;16(3):164–166.

[69] Wolf RS, Heckman JD. Case report: fracture of the posterior medial tubercle of the talus secondary to direct trauma. Foot Ankle Int. 1998;19(4):255–258.

[70] Cohen AP, et al. Impingement fracture of the posteromedial process of the talus--a case report. Acta Orthop Scand. 2000;71(6):642–644.

[71] Dougall TW, Ashcroft GP. Flexor hallucis longus tendon interposition in a fracture of the medial tubercle of the posterior process of the talus. Injury. 1997;28(8):551–552.

[72] Ebraheim NA, et al. Diagnosis of medial tubercle fractures of the talar posterior process using oblique views. Injury. 2007;38(11):1313–1317.

第八章 距骨外侧突骨折

Matthew P. Sullivan, Reza Firoozabadi

历史和当代意义

同行评议的英文文献中最早描述外侧突骨折的报告可追溯至 20 世纪 60 年代。Dimon 关于这个主题的开创性工作描述了 3 个手术治疗的患者。他远远领先于他的时代,描述了误诊的后遗症、手术解剖,以及与之非常相似的复杂损伤机制的假设,这在今天已被接受,并在体内生物力学研究中得到了描述。早期报告主要描述了误诊和与延迟治疗相关的功能障碍。有趣的是,这些描述外侧突骨折的早期出版物使用了不同于今天所用的解剖描述语。例如,在 Dimon 的手稿中,外侧突被称为距骨后关节面的前外侧。到 20 世纪 90 年代中期,外侧突骨折的主要病因是滑雪板意外事故。McCrory 和 B1adin 是第一个描述所谓"滑雪板踝关节"的人。从那时起,许多作者报道了与滑雪板相关的外侧突骨折的流行病学和病例系列。

在一般人群中,外侧突骨折不到所有踝关节损伤的 1%,约占所有距骨骨折 10%。然而,在滑雪者中,它们占所有踝关节 / 后足骨折的 30% 以上。骨折发生率很可能被低估,因为这种损伤经常被严重漏诊,表现为慢性踝关节功能障碍、疼痛和不稳。

诊断困境

外侧突骨折因为阅片者怀疑指数低,通常在影像学上被忽视,被误认为是严重的踝关节扭伤。Dimon 在 1961 年早期的工作中注意到了这一点。超过 15% 的"严重踝关节扭伤"为漏诊的外侧突骨折。误诊或漏诊外侧突骨折是由于怀疑指数低,无法解释或获得适当的 X 线图像的结果。普通的 X 线检查具有挑战性,在正确的临床环境下,应仔细检查标准的踝关节片是否有外侧突骨折。

踝关节侧位 X 线片对诊断非常有帮助。如果观察到距骨下关节远端双密度,则临床上应高度怀疑外侧突骨折(图 8.1)。此外,距下关节的 Broden 位可显示外侧突的病变。CT 扫描对诊断和治疗至关重要,当怀疑有侧突骨折时,应行 CT 检查。多个小病例系列表明,在初次评估时超过 50% 的外侧突骨折被漏诊。

移位骨折延迟诊断或非手术治疗的后遗症在许多病例系列中都有很好的记录,并在主观和客观上导致功能差和疼痛。创伤后距下关节炎在这些患者中也更常见。漏诊的移位骨折往往导致骨不连,可能是由于关节内的位置,以及由于韧带附着而在这个区域存在相当大的

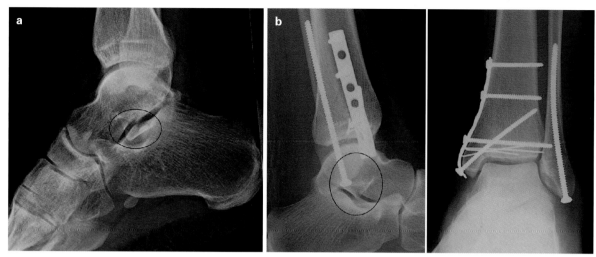

图 8.1 a. 踝关节侧位 X 线片显示双密度。提示外侧突骨折，通常情况下，骨折时外侧突会向远端移位，导致双密度。b. 完整的外侧突。注意没有双密度，在这两幅图像中外侧突被圈起来

应力。在这种漏诊的损伤中，创伤后距下关节炎常常发生。不愈合的骨折碎片可能移位到跗骨窦，导致严重残疾或导致有症状的外踝撞击。移位骨折的急性手术治疗结果在功能上优于那些在延迟诊断的情况下发生骨不连的骨折。手术和非手术患者的距下运动均受到负面影响。

局部解剖学和功能解剖学

外侧突由背外侧和下内侧两个面组成。背外侧面与腓骨远端相关节。下内侧面是距骨后关节面的重要部分。它与跟骨后关节相关节，构成距下关节。外侧踝关节的韧带解剖结构非常复杂，并已被详细描述。一些解剖和生物力学报告表明，至少 11 个独立的韧带结构有助于踝关节外侧的稳定性。距骨外侧突是 4 种重要结构的附着点：距腓前韧带、距腓后韧带、距跟外侧韧带和距跟骨间韧带。研究表明，这些韧带具有显著的外侧踝关节稳定性，特别是踝关节跖屈位置时距腓前韧带、踝关节所有位置的距腓后韧带、距跟外侧韧带和距跟骨间韧带。

了解该区域的临床解剖学将指导骨折治疗。图 8.2 显示附着在外侧突上的 4 个韧带的足印。在尸体模型中显示，在骨突顶端模拟

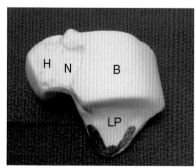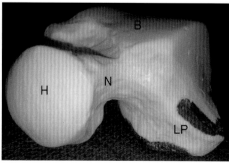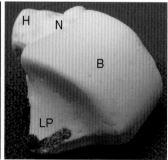

图 8.2 骨模型显示外侧突的韧带足印。红色，距腓前韧带；紫色，距腓后韧带；绿色，距跟外侧韧带；黑色，距跟骨间韧带；H，距骨头；N，距骨颈；B，距骨体；LP，距骨外侧突

1cm³ 的外侧突截骨显著影响距腓外侧韧带、距腓前韧带和距腓骨后韧带的力学特性。

损伤机制

导致外侧突骨折时准确的后足位置和暴力方向一直是有争议的。所述机制包括被动背屈加外翻和外旋和被动背屈后足内翻。由 Boon 等和 Funk 等完成的生物力学工作提出非常有说服力的论点，反对以前被接受的观点，即后足内翻是该类损伤的必要条件。相反，他们的工作确定了轴向负荷加上背屈、外翻和外旋是损伤的确切机制。这是滑雪板运动员后足在完成空中动作后创伤性着陆时的确切位置。Dimon 根据他对后足解剖的理解，以及他在 1956—1959 年治疗外侧突骨折的 3 例患者的手术结果，提出这一假设。

具体来说，他认为被动外翻和外旋是导致外侧突骨折的必要条件。

治疗原则

外侧突骨折的手术指征主要参照临床小规模的病例报告、漏诊及延误治疗后的不良结果以及骨折的局部解剖特点决定。专家建议对所有移位骨折和许多轻微或非移位骨折进行手术治疗。在骨折片太小、无法支持固定的情况下，应考虑非手术治疗。这主要适用于太小而不能用微型钢板或克氏针固定的撕脱性骨折。过度粉碎性骨折，切开复位内固定可能做不到，与单纯内固定相比，切除更好。考虑到外侧突对踝关节外侧稳定性和距下关节面的重要作用，切开复位内固定适用于大多数骨折，即使存在小的移位。

相关的后足损伤在这些患者中非常常见，而且似乎明显被低估了。Von Knoch 等报道，88%（14/16）接受外侧突骨折手术固定的患者在手术时发现有严重的后足损伤。这些损伤包括跟骨后关节跟骨软骨损伤、跟腓韧带断裂、腓骨肌腱脱位和距腓前韧带断裂。Klein 等报告 46% 的腓骨肌腱脱位与侧突骨折有关。外科医生应对相关损伤保持高度敏感，并如本文所概述的那样对其进行适当的治疗。

固定策略

外科手术的目的

固定外侧突骨折的手术目的有两个。第一个目的是恢复距骨对距下关节（后关节）作用的一致性；第二个目的是通过稳定外侧突的韧带足印来恢复踝关节外侧的稳定性。

患者体位

患者仰卧，手术侧髋部下垫高。应用大腿止血带，并将手术肢体支撑在可透视的泡沫斜坡上。透视从患者的对侧进入。

外科植入物和器械

带加压牵张装置的中、大型外固定器。
· 牙钩 / 肩钩。
· 小的尖锐的骨凿。
· 0.035in（1in ≈ 2.54cm）和 0.045in 光滑的克氏针。
· 2.0/2.4/2.7mm 不锈钢皮质骨螺钉。
· 九孔 2.0mm T 形板——横排有 3 个或 4 个孔。
· 小型手持钢板 / 线缆切割器。
· 粉碎的同种异体松质骨。
· 头灯。

手术入路

经过骨折中心，从腓骨远端至骰骨中心做

直切口直接显露外侧突。此入路比距骨颈的前外侧入路稍微外侧，通常与第4跖骨成一条直线。在皮肤切开前，应在透视辅助下定位外侧突（图8.3）。一旦切开皮肤，趾短伸肌从跟骨后外侧牵起至跟骨前内侧。这将提供进入外侧突、跗骨窦和距下关节的通道。为了更好地显示外侧突的前部范围，轻柔地将脂肪从跗骨窦切除。

牵张

一旦显露完成，就应该使用外固定器。这使距下关节易于被观察，并创造外科医生可以进行复位固定外侧突的操作空间。我们倾向于使用一个单边外固定器以帮助牵开，而不是使用一个普通的牵开器。我们认为，一个结构良好的外固定牵引架有很多好处，特别是更大的活动度和牵开自由，以及它不那么笨重和可透视。图8.4展示了最合适的置钉位置。为了牵开距下关节，并提供外侧突最大的视野，从腓骨到跟骨的中部放置了一个单轨系统。一根4mm末端螺纹的斯氏针最适合腓骨。跟骨针可采用4mm或5mm斯氏针。注意外侧跟骨半针

的位置比典型的踝关节外固定器或治疗跟骨关节压缩性骨折的跟骨内侧钉更前。图8.5展示了利用大多数外固定器组件上的离心装置实现外侧单轨外固定器牵开。在牵张后，外侧突在透视和术中都得到了很好的显示。

复位策略、植入物的选择和放置

外科医生必须仔细检查术前CT，以了解骨折形态、距下受累程度和关节撞击的存在。只有在关节嵌插问题得到解决后，才能恢复软骨下的一致性。图8.6显示后关节嵌插。用一个棕色手柄AO剥离子或者一个小的骨刀撬拨复位，然后将粉碎的同种异体松质骨植入松质骨缺损处，多枚软骨下螺钉固定微型T形板（图8.7），可使用或不使用克氏针。或者，也可以从跟骨或胫骨近端取自体骨移植。

植入物的选择应根据骨折类型。单个大骨折块可以容纳几枚2.4mm或2.7mm的拉力螺钉。在这种骨折模式下，微型钢板可以起到垫片作用。由于空间有限，侧突的夹持不是最理想的。因此，大的骨折碎片应在牙钩、肩钩或剥离子的协助下复位，用克氏针固定到位，然

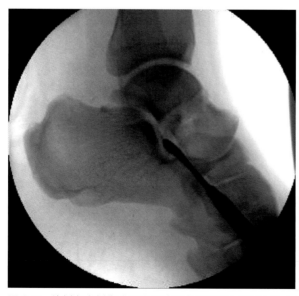
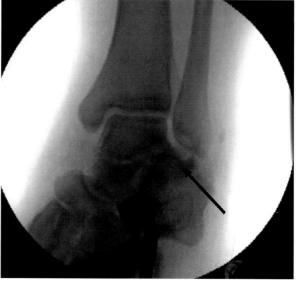

图8.3 外侧突在侧位（更自由地剥离于尖端）和踝穴位（箭头尖端）定位

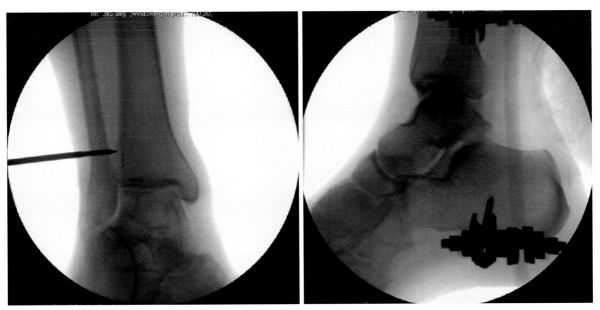

图 8.4　单轨牵开外固定架合适的置钉位置，注意跟骨外侧半钉位于跟骨中心，这允许更合适的方向来牵开距下关节，而无须使用硬件以阻碍入路的复位

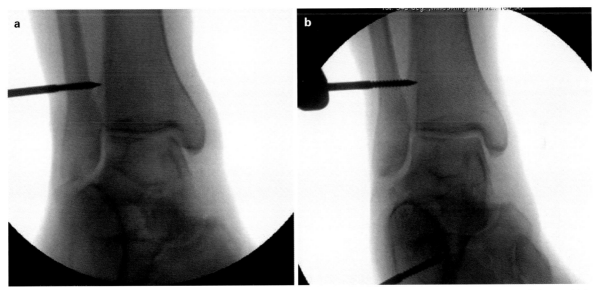

图 8.5　a. 静态地应用了单轨侧向外固定器。b. 显示牵张后外侧突的可视化明显增加，临床上应用牵张后有相当大的复位和置入植入物的空间

后用拉力螺钉加压。图 8.8 显示大的外侧突骨块被复位和克氏针固定。小心置入克氏针，可以让外科医生将骨折用克氏针固定在一起，然后将钢板放在外侧突的前面（图 8.9）。按照 Firoozabadi 等所述，放置良好的软骨下克氏针可以被剪断、折弯和夯实，以提供额外的固定。

当沿着粉碎性骨折加压时要小心，因为这可能会导致过度压缩和复位的丢失。当出现严重粉碎性骨折时，T 形板加克氏针固定是合适的。典型的复位判断是距骨后关节面和外侧突的前部。

外侧突有足够的空间放置固定物，而不损

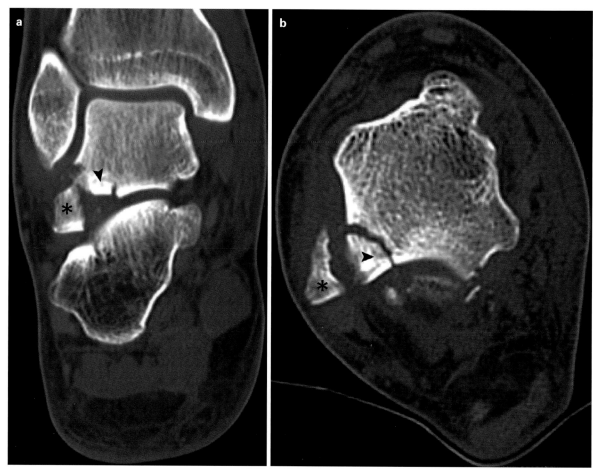

图 8.6 冠状位（a）和轴位（b）CT 图像显示大的外侧突骨折（＊）并伴有后关节嵌插（▶）

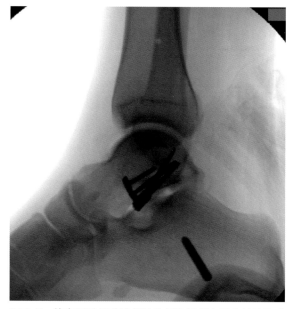

图 8.7 伴有距下关节嵌顿的外侧突骨折内固定结构的术中侧位片，4 枚 2.4mm 皮质骨螺钉被放置在 T 形板的横排，这些"竹排式"螺钉支持软骨下骨，并提供足够的稳定性，直到关节节段的再血管化，并发生潜行替代同种异体骨

害距下关节或距腓关节。一块 1.5mm、2.0mm 和 2.4mm 的 T 形板可放置在外侧突的前面，而不能放置在侧面，这将导致距腓关节的撞击。该 T 形板是倒置的，使横排位于远端，这样就允许放置"竹排式"螺钉。图 8.10 展示了外侧突钢板放置的安全位置。注意距下关节没有被侵犯。板中的横排与距下关节平行放置。我们发现，最适合这种骨折的钢板是横排有 4 个孔的九孔 2.0mm 非锁定 T 形板。通常，这必须在板轴上剪开 3 个孔。距下关节的牵张使得将内侧大部分螺钉置入钢板的横排成为可能。外科医生必须在离开手术室之前进行临床和放射学确认，所有的克氏针和螺钉都完全包含在骨中。此外，剥离子底部可以用来触诊距骨的关节表面，以确认没有台阶存在。

伤口采用 Allgöwer 序贯张力式皮肤缝合技

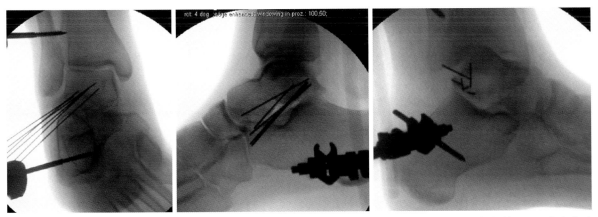

图 8.8　大的外侧突骨块被复位，并被多根 0.045in 克氏针临时固定，注意距下关节的多个视图很好地显示了所有克氏针的"安全"位置

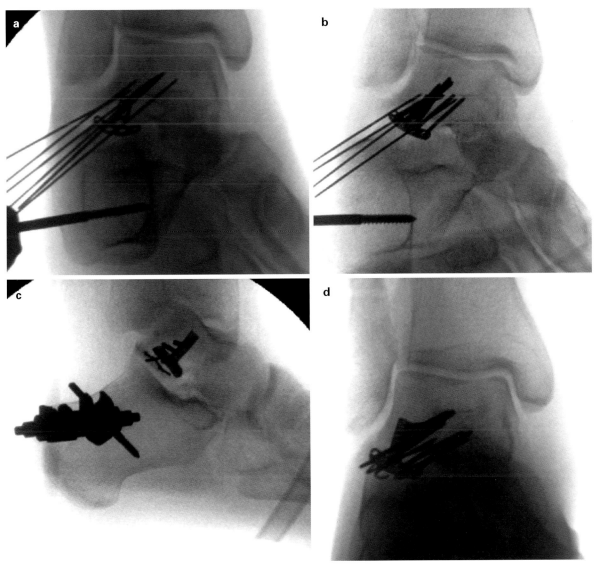

图 8.9　a. 0.045in 克氏针被精心放置，使得一块 2.0mm T 形板可放置在外侧突的前面，而不必取出克氏针固定物。b. T 形板远端横排放置在"竹排式"螺钉远端，位于后关节面。c. 距下关节 X 线片显示竹排式克氏针、螺钉被安全地放置在关节外位置。d. 克氏针最终被剪断、折弯和夯实到外侧突的皮质内

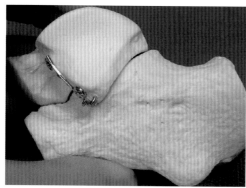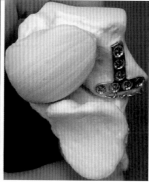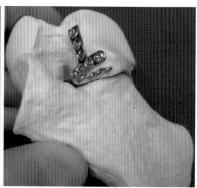

图 8.10　骨模型显示在外侧突安全放置钢板，以避免侵犯距下关节和距腓关节，钢板放置在外侧突的前面，软骨下竹排式克氏针可以安全地放置在稍偏外侧。当钢板固定后，这些克氏针留在原地时将为软骨下骨/骨移植提供额外的稳定性。克氏针应该被折弯、剪断并击进皮质骨，以防止松动和退出

术用 4–0 尼龙缝线缝合。

术后护理

手术后患者被放在一个垫得很好的石膏夹板上。外科医生必须特别注意，当夹板变硬时，不要让脚旋后或足底屈曲。旋后的马蹄畸形将严重影响患者恢复的能力。一旦皮肤切口愈合，拆除缝线，患者将被指导开始活动范围训练，特别是距下活动。术后保持非负重状态 6~12 周。

并发症

许多作者描述在这些损伤中会发生距下关节病和僵硬，即使在适当的治疗之后也是如此。在进行适当和及时的治疗后，大约 80% 的患者恢复到受伤前的功能水平。

参考文献

[1] Dimon JH 3rd. Isolated displaced fracture of the posterior facet of the talus. J Bone Joint Surg Am. 1961;43-A:275–281.

[2] Hawkins LG. Fracture of the lateral process of the talus. J Bone Joint Surg Am. 1965;47:1170–1175.

[3] Cimmino CV. Fracture of the lateral process of the talus. Am J Roentgenol Radium Therapy, Nucl Med. 1963;90:1277–1280.

[4] Fjeldborg O. Fracture of the lateral process of the talus. Supination-dorsal flexion fracture. Acta Orthop Scand. 1968;39(3):407–412.

[5] McCrory P, Bladin C. Fractures of the lateral process of the talus: a clinical review. "Snowboarder's ankle". Clin J Sport Med. 1996;6(2):124–128.

[6] Boon AJ, Smith J, Zobitz ME, Amrami KM. Snowboarder's talus fracture. Mechanism of injury. Am J Sports Med. 2001;29(3):333–338.

[7] Bonvin F, Montet X, Copercini M, Martinoli C, Bianchi S. Imaging of fractures of the lateral process of the talus, a frequently missed diagnosis. Eur J Radiol. 2003;47(1):64–70.

[8] Kirkpatrick DP, Hunter RE, Janes PC, Mastrangelo J, Nicholas RA. The snowboarder's foot and ankle. Am J Sports Med. 1998;26(2):271–277.

[9] Mukherjee SK, Pringle RM, Baxter AD. Fracture of the lateral process of the talus. A report of thirteen cases. J Bone Joint Surg Br. 1974;56(2):263–273.

[10] Langer P, DiGiovanni C. Incidence and pattern types of fractures of the lateral process of the talus. Am J Orthop (Belle Mead NJ). 2008;37(5):257–258.

[11] Young KW, Park YU, Kim JS, Cho HK, Choo HS, Park JH. Misdiagnosis of talar body or neck fractures as ankle sprains in low energy traumas. Clin Orthop Surg. 2016;8(3):303–309.

[12] Wang PH, Su WR, Jou IM. Lateral Hindfoot impingement after nonunion of fracture of the lateral process of the talus. J Foot Ankle Surg. 2016;55(2):387–390.

[13] Valderrabano V, Perren T, Ryf C, Rillmann P, Hintermann B. Snowboarder's talus fracture: treatment outcome of 20 cases after 3.5 years. Am J Sports Med. 2005;33(6):871–880.

[14] Ebraheim NA, Skie MC, Podeszwa DA, Jackson

WT. Evaluation of process fractures of the talus using computed tomography. J Orthop Trauma. 1994;8(4):332–337.

[15] Noble J, Royle SG. Fracture of the lateral process of the talus: computed tomographic scan diagnosis. Br J Sports Med. 1992;26(4):245–246.

[16] Mills HJ, Horne G. Fractures of the lateral process of the talus. Aust N Z J Surg. 1987;57(9):643–646.

[17] Wu Y, Jiang H, Wang B, Miao W. Fracture of the lateral process of the talus in children: a kind of ankle injury with frequently missed diagnosis. J Pediatr Orthop. 2016;36(3):289–293.

[18] Heckman JD, McLean MR. Fractures of the lateral process of the talus. Clin Orthop Relat Res. 1985;199:108–113.

[19] Perera A, Baker JF, Lui DF, Stephens MM. The management and outcome of lateral process fracture of the talus. Foot Ankle Surg. 2010;16(1):15–20.

[20] von Knoch F, Reckord U, von Knoch M, Sommer C. Fracture of the lateral process of the talus in snowboarders. J Bone Joint Surg Br. 2007;89(6):772–777.

[21] Bali K, Prabhakar S, Gahlot N, Dhillon MS. Neglected lateral process of talus fracture presenting as a loose body in tarsal canal. Chin J Traumatol. 2011;14(6):379–382.

[22] Golano P, Vega J, Perez-Carro L, Gotzens V. Ankle anatomy for the arthroscopist. Part II: role of the ankleligaments in soft tissue impingement. Foot Ankle Clin. 2006;11(2):275–296, v–vi

[23] Stephens MM, Sammarco GJ. The stabilizing role of the lateral ligament complex around the ankle and subtalar joints. Foot Ankle. 1992;13(3):130–136.

[24] DiGiovanni CW, Langer PR, Nickisch F, Spenciner D. Proximity of the lateral talar process to the lateral stabilizing ligaments of the ankle and subtalar joint. Foot Ankle Int. 2007;28(2):175–180.

[25] Kjaersgaard-Andersen P, Wethelund JO, Helmig P, Soballe K. The stabilizing effect of the ligamentous structures in the sinus and canalis tarsi on movements in the hindfoot. An experimental study. Am J Sports Med. 1988;16(5):512–516.

[26] Langer P, Nickisch F, Spenciner D, DiGiovanni C. Effect of simulated lateral process talus "fracture excision" on its ligamentous attachments. Am J Orthop (Belle Mead NJ). 2009;38(5):222–226.

[27] Funk JR, Srinivasan SC, Crandall JR. Snowboarder's talus fractures experimentally produced by eversion and dorsiflexion. Am J Sports Med. 2003;31(6):921–928.

[28] Klein SE, Varner KE, Marymont JV. Lateral talar process fracture and peroneal tendon dislocation: a previously unrecognized injury complex. Foot Ankle Int. 2008;29(10):1020–1024.

[29] Firoozabadi R, Kramer PA, Benirschke SK. Kirschner wire bending. J Orthop Trauma. 2013;27(11):e260–e263.

[30] Romeo NM, Hirschfeld AG, Githens M, Benirschke SK, Firoozabadi R. Significance of lateral process fractures associated with talar neck and body fractures. J Orthop Trauma. 2018;32(12):601–606.

第九章　距骨顶骨软骨损伤

Daniel Thuillier, David Shearer

引言

距骨解剖结构特殊，它几乎被软骨完全覆盖（约占关节面60%）。位于踝穴的距骨穹隆大部分被软骨包裹，这使得踝关节可以平滑地进行足背伸和跖屈动作。距骨顶的损伤相对少见，一项最近的回顾性研究表明，发病率为每年27/100 000。与所有涉及关节软骨的关节内骨折一样，对距骨骨软骨缺损的有效治疗具有挑战性，而且治疗在手术技术和方式上不断发展。

解剖学、病理生理学和病因

距骨顶的形状为自然形成的梯形，前半部比后半部宽约2.5mm。所以当踝关节处于或背伸或中立位时，距骨较宽的部分进入踝穴内，这时踝关节获得更大的稳定性。位于踝穴内的距骨顶的稳定性由骨（内踝、外踝、后踝）及其附着的韧带提供。距骨顶软骨面有一个相对较薄的关节软骨层，这被认为与踝关节的一致性有关，与其他一致性不大强的关节（如膝关节）相比，它们的软骨明显比较厚。这种一致性被认为有助于距骨软骨相对较低的损伤率。但当使距骨顶稳定在踝穴内的骨性或韧带结构受破坏时，软骨应力分布会发生改变，从而使距骨软骨变得容易受伤。

已有证据表明，距骨哪怕移动1mm，也会使踝关节内关节力发生40%的变化。Thordarson等已经证明，腓骨复位不良即使仅2mm，也会导致关节内接触压力增加。因此，骨或韧带损伤限制了其保持踝关节一致性的作用，可能会导致关节软骨的损伤。已有资料表明，50%~73%的踝骨折患者和高达50%的踝关节扭伤患者合并有距骨顶软骨损伤。

距骨穹隆的骨软骨缺损可发生在距骨的任何部分，但最常见的是在距骨穹隆的前外侧和后内侧部分，两者都与创伤有强烈的关联，前外侧损伤93%~98%，后内侧损伤61%~70%。前外侧病变往往较浅，形状呈椭圆形，表明软骨和骨的剪切损伤是病因。后内侧病变往往较深，有较大的囊性成分，因此被认为是由扭转嵌塞和（或）轴向负荷引起的。

虽然创伤被认为是最常见的病因，但它不是唯一的病因。遗传因素可能发挥作用，因为骨软骨损伤已被发现有双胞胎病例。此外，踝关节畸形也可能使关节软骨承受异常的载荷，从而导致骨软骨缺损。

当踝关节的软骨被破坏时，关节的一致性也被破坏。关节表面的微骨折或剪切碎片可能使得关节液挤压进入软骨下空间。这可能导致囊肿的缓慢形成。这也被认为是骨软骨缺损变得疼痛和骨组织出现水肿的原因之一。

距骨骨软骨缺损的自然史相对稳定。病

灶大小或性质进展缓慢，发展为关节炎的情况很罕见。然而，关节软骨的愈合能力较弱，因此，如果存在病灶，其在影像学表现相对稳定的外观，患者的症状也持续存在。

病史和体格检查

距骨骨软骨缺损最常发生在创伤的环境中，因此与创伤相关的疼痛和功能障碍（即距骨骨软骨缺损）通常会主导这些患者的早期表现。这些早期表现通常以踝骨折、踝关节扭伤为主。当这些外伤引起的疼痛缓解后，有时骨软骨缺损引起的疼痛可能变得更加明显。因此，任何踝关节扭伤并持续疼痛超过 3 个月的人都应考虑距骨骨软骨缺损。

最常见的症状是踝关节疼痛，其疼痛部位多位于前部。有的后内侧病变的患者有时会主诉踝关节前外侧疼痛。这种踝关节疼痛可以是弥漫性的，很难完全描述，尽管它最常与负重或体育活动有关。患者可主诉机械症状（"咔嗒"声或绞索声），并可出现间歇性关节肿胀。

这些患者的体格检查可能是非特异性的。胫距关节活动时可感到轻微的捻发音，沿关节前线偶尔可触诊有压痛。虽然并不总是存在，但可以注意到关节积液。考虑到创伤和畸形是潜在的影响因素，对踝关节韧带的稳定性检查以及站立姿势和步态的观察不应被忽视。

诊断

由于没有明确的病史和体格检查可以明确评估骨软骨缺损，诊断的最好证据是影像学。为了获得合适的影像，必须首先根据病史和体格检查以明确之。

影像学

骨软骨缺损可能涉及单纯的软骨损伤，有时包含不同程度的潜在软骨下骨损伤，这意味着标准的 X 线片（踝关节的 3 个体位：正位、侧位、踝穴位或负重位）是有必要的。X 线片可以显示游离体或较大的骨折碎片。通常，即使一个明显的移位碎片没有被识别，它们也可以暗示骨头内囊性改变或显示其他损伤。然而，骨软骨缺损在 X 线片上常常被忽略（这也是许多骨软骨缺损在很长一段时间内得不到诊断的原因之一），因此，如果怀疑程度足够高，就需要进行计算机断层扫描（CT）或磁共振成像（MRI）。CT 扫描在评估病变骨成分的大小，以及碎片的移位和缺损的囊性成分时非常有价值。MRI 在显示距骨水肿、距骨骨软骨缺损以及纯粹软骨性的游离体方面也非常有用。

对于骨软骨缺损，CT 和 MRI 都有分型方案。这些分型有助于建立病变的研究标准，并对治疗决策有一定的帮助。但具体治疗中上述分型并不像其他的分型对决策至关重要。

诊断性注射

由于症状有时是非特异性的，影像学有时可显示无症状的骨软骨缺损。尤其在 MRI 或 CT 中所见的骨软骨缺损，这可能是由于怀疑有其他病理（例如：腓骨肌腱撕裂，距下关节炎）。由于某些骨软骨缺损可能确实是无症状的，如果存在症状学问题，我们建议使用诊断性关节注射。这包括向胫距关节注射局麻药或者局麻药加类固醇，然后根据患者的疼痛评估注射的反应。这可能有助于避免手术不能为患者产生预期的结果。

治疗

治疗的目标应该是创造和维持一个无疼痛的关节。许多因素可以帮助决定适合治疗骨软骨缺损的方案，包括症状、病程长短、病变范围、移位、病变特征（软骨和骨）、位置和缺损（距骨肩部损伤）。此外，由于骨软骨缺损通常与骨或韧带损伤相关，也应考虑治疗不稳定或畸形的原因。

非手术治疗

由于这些病变的自然史已被证明是稳定的，非手术治疗的试验适合于大多数患者。非手术治疗通常包括一段时间的非负重（4~6周）以及试图防止骨折移位的固定术。一旦固定结束，就开始踝关节的负重和活动。这种情况常见于踝关节扭伤或非移位的稳定性骨折，可以非手术治疗，且原始 X 线片显示有骨软骨缺损。在没有游离体或大的移位碎片的情况下，非手术治疗可以有效缓解症状并使其最终恢复活动。

非手术治疗常被提倡用于非移位骨软骨缺损的年轻患者，因为他们的愈合潜力更大。Reilingh 等在 4 年的时间里观察了其中的 37 例患者，发现 92% 的患者继续有症状，最终需要进行手术。

需要注意的是，在有游离体或更大损伤的患者中，如果包含大一部分的关节面，可能建议急诊处理固定骨折块以保护关节。

手术治疗

手术治疗的目标是创造一个稳定的距骨穹隆表面解剖结构，并为踝关节提供稳定的环境以抵消疼痛的产生。手术治疗的决定（大骨折块代表大部分关节面的损伤）很大程度上与患者的症状有关。除了带有较多骨成分的大骨软骨碎片外，急性和慢性病变的治疗相似。

手术治疗主要分为三大类：切开复位内固定、骨髓刺激、移植替代。无论选择哪种方式，手术时都应纠正可能导致骨软骨缺损的既存的踝关节不稳、排列不良或骨折；否则，失败的风险就会增加。

切开复位内固定（ORIF）

对于具有较大骨性成分且表面覆盖外观稳定健康的软骨，应考虑切开复位内固定覆盖软骨。正确地使用这项技术可使患者的优良率高达 89%。当然，这给手术者留下了一些决定权，包括什么是"大骨块"，以及在急诊病例中，在我们还没有获得充分评估的情况下，什么是准确的损伤范围。然而，因为骨髓刺激技术在缺损直径 < 1.5cm 显示有良好的结果，而 > 1.5cm 的缺损效果较差，我们建议使用 > 1.0~1.5cm 作为考虑的一个切开复位内固定治疗良好的起点，特别是如果它还有更深层的骨缺损（> 7mm）。

切开复位内固定可以在关节镜辅助下做微创切口，但所有的骨折块都需要解剖复位以维持关节面完整，所以手术医生应该做好准备可能要关节切开或截骨，以确保适当的显露和固定。根据骨折/缺损的位置和类型，可以选择各种关节切开入路（前路、前内侧、前外侧、后外侧、后内侧）或截骨术（内踝、后踝、腓骨）。与往常一样，软组织皮桥和病变需要考虑在内，以及需要同时进行的其他手术。如有必要，也可以考虑临时外固定，适当牵引关节，以获得良好的显露和入路（例 9.1）。

例9.1　切开复位内固定术治疗距骨穹隆骨折

体位：仰卧在透光手术台上。应提供中位外固定架，以帮助牵引关节，并进入距骨穹隆。如果认为有必要撑开关节应将一根或两根半截克氏针插入胫骨嵴，另一根克氏针穿透跟骨，以提供临时的关节撑开。

入路：应视骨折位置而定。基于内侧的骨折，手术入路可在胫骨前肌内侧，直线切开，并可向近端和远端延长，进入关节。对于前外侧骨折，可选择在胫骨和腓骨之间，与第4跖骨对齐的前外侧入路。选择这个入路时要特别注意保护腓浅神经。相反，在胫骨前肌和踇长伸肌之间可采用传统的直接前入路。该入路为整个踝关节的前面部分提供了良好的通路。

截骨术：如果病变位于距骨圆顶内侧或外侧的后部，则可能需要对内踝或腓骨进行截骨以进入距骨圆顶。这些截骨手术应该在关节的肩部进行。通常在截骨前先用钢板和螺钉置入，然后取出。这通常使截骨术后更容易复位。移除内固定后，用一个薄锯在矢状位对准关节的肩部向远端锯。最好使用C臂机进行引导。摆锯锯到软骨下骨就停止，然后用骨刀非常小心地完成最后的截断，进入关节。这有助于保护软骨。

固定：下一步是固定，找到并清除局部嵌入的肌肉、纤维组织的骨碎块。特别要注意保护软骨。骨折边缘松动的任何软骨都应进行修整，尽可能多地保护软骨。特别注意尽量减少与关节软骨的直接接触。有时软骨块很小，如果需要，它可以用小克氏针临时固定。骨折复位应在直视下和影像学上进行确认。然后使用小无头螺钉将骨折碎片固定到距骨穹隆上。一定要把螺钉头放在软骨水平以下几毫米的地方，这样螺钉就不会进入关节。

关闭：下一步是分层关闭切口。如果行截骨术，则复位截骨并固定。这应该再次在直视下和C臂机透视下确认。

术后康复方案：通常包括给患者上短腿夹板2周。2周后，如果伤口愈合，可以将患者从夹板中取出，给踝关节做被动活动训练。穿着步行靴进行渐进式负重通常从第6周开始。

一旦发现距骨关节面骨折，应该进行解剖复位。固定通常用可吸收钉或无头螺钉完成。对于合适的病例，该技术可以有高达89%的良好结果。在亚急性或慢性病变中，一些作者主张将这些病变的软骨揭开，然后在骨折块和软骨下骨区域钻孔，以刺激骨的愈合反应。

急性损伤的手术时机应与踝关节周围软组织允许安全手术的时间有关，尤其是在通常情况下需要关节切开术的时候。虽然可以计划关节镜手术，但关节切开术应该被认为是一种可行的、并相应地进行计划内的手术（图9.1）。

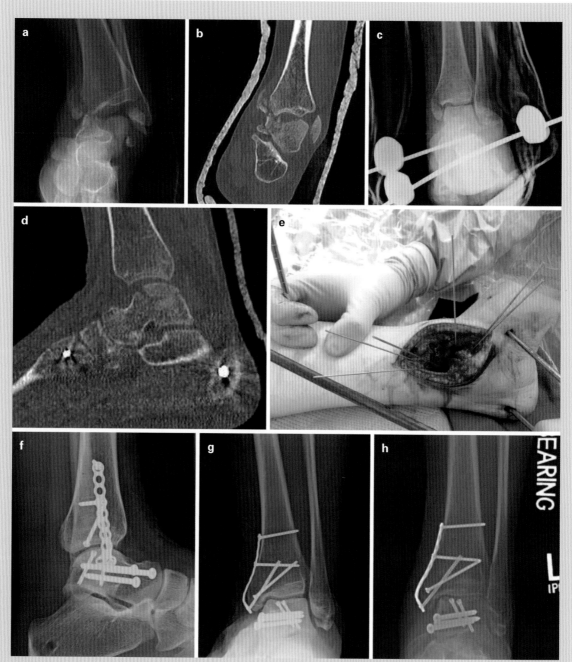

图 9.1　女，26 岁，摩托车碰撞中受伤，内踝、距骨顶内侧开放性骨折，骨折移位明显（a、b）。先进行清创术，同时安装一个临时的外固定架以减少骨软骨损伤的形成（c、d）。发现受损骨软骨足够大块可以选择 ORIF。一旦软组织条件允许，就进行骨折内固定术，从内踝骨折处进入，予距骨顶和颈部骨折复位（e）。距骨顶骨折用无头加压螺钉固定，距骨颈和内踝用钢板和螺钉固定（f、g）。6 个月的随访显示没有证据表明软骨损伤的形成（h）

骨髓刺激

软骨下骨钻孔术

一小部分病变可能有囊肿或水肿并覆盖着稳定的软骨。在这种情况下，治疗的目标是刺激软骨下的骨来填补缺损或提供骨替代填料。病变本身的稳定性需要通过关节镜或关节切开术来确认，以确保覆盖的软骨确实完整和稳定。如果需要处理骨内病变，常使用逆行钻孔技术：用小的钻头或克氏针间接通过距骨钻至病变部位，导致出血进入缺损处。如果使用骨替代物（如硫酸钙），则使用钻头进入并清除病变，通过同一个钻孔，用注射器注入骨移植替代物。类似病例只占一小部分；但如果病例选择得当，还是可取得较好的结果。

切除和刨削

如果存在不稳定病变且不适合做固定，那么就用切除和刨削，目的是去除软骨的不稳定部分并切除骨碎。这通常是用关节镜技术和刨刀和（或）刮匙来去除光滑病变的边缘，以及下面的软骨下骨，造成一个稳定的床，纤维软骨可以在病变中生长。通过这种方法，高达77%的患者可以获得良好的效果。

切除和微骨折

对于不稳定和有症状的病变，关节镜下切除和微骨折已成为治疗较小病变（＜1.5cm）的金标准。治疗的目的是去除不稳定的软骨和骨性部分，并刺激血液流入缺损处。来自骨髓的血液携带间质干细胞进入缺损处，然后可能形成纤维软骨，覆盖暴露的骨头，稳定关节表面。

微骨折最常见的是在关节镜下作为单独的手术进行。现代关节镜技术，使用撑开器和多个入口（包括后入口），这样允许几乎所有的病变都可以通过关节镜进行治疗。当然，也可以选择开放式技术，特别是当微骨折与另一种手术联合进行时，如踝部骨折开放复位或改良的 Brostrom 手术，在这种手术中，已经进行了开放式关节切开术，可以有效地显露和到达病变部位。

微骨折技术首先要识别病变的边界。通常，使用探针来识别软骨病变的不稳定边缘。然后用刨刀或刮匙将软骨不稳定的部分移到稳定的边缘。使用小克氏针或微骨折锥刺入软骨下骨（深度＞3mm）。钻孔通常间隔约5mm，可以根据病变的大小，考虑一个或多个孔。穿刺后，应注意从孔中渗出的出血反应，以帮助判断效果。对于大囊肿，用微骨折使血流填充该区域并促进再生是不可能的，所以也不推荐使用（例9.2）。

例 9.2 关节镜下微骨折术

体位：仰卧在可透 X 线的手术台上，床脚可调，可随意降低。这将允许有效地牵引踝关节。在大腿上绑上止血带。放置一个臀部垫，使腰外侧抬起以维持腿位置。然后，将腿放入大约 45°的腿部支架，支架固定在床的远端的近段。这样可以使远端的床脚降低，腿部保持休息位不动。在腿部支架上放置泡沫或凝胶垫，并特别注意确保不能受压。然后将健侧固定在床的远端并用脚带固定、保护好。开始手动牵引并固定支架。将牵引器放置在床的一端，将脚带固定在脚踝上。可以降低床脚来增加牵引力，直到带子稍微绷紧。

入路：一般通过前内侧和前外侧入路进入关节。在维持牵引的脚操控前标记入路。先建立内侧入路。针头从胫骨前肌腱内侧进入关节间隙，可以向关节内注射生理盐水，以帮助充盈关节腔，然后取下针头。沿原来的针口切开约 1.5cm 的小切口，然后用弯钳钝性分离关节囊后使套管进入关节腔，再放入镜头。虽然 2.5mm 可以用，但 2.7mm 的镜头更好。一旦放入镜头，前外侧入路就建立了。前外侧入口在第 3 腓骨肌外侧，同时较前内侧入口的稍近一点。通过镜头可以观察到关节腔的前外侧，同时针头也可直视下到达软骨损伤的部位。再一次在针头所在的皮肤上做一个小切口。钝性剥离后进入关节。

微骨折：然后进行微骨折。镜头放置在前内侧或前外侧入口中，探钩通过另一个入口到达病变部位。探钩用于触诊软骨并发现覆盖在骨软骨病变上的松动部分。然后用一个小刮匙和刨刀去除这些松动的软骨。微骨折锥从其中一个入口进入病灶，其尖端插入距骨穹隆骨。由于距骨穹隆的形状和曲率，微骨折锥是弯曲的，有时甚至需要预先弯曲以进入关节和病变部位。然后将锥子垂直打入软骨下骨。穿刺的次数取决于病灶的大小，间隔约 3mm。深度应足够深，以确保有血液从孔中渗出。如果处理得当，可以看到脂肪滴从伤口流出，如果关闭水或打开吸引器，那么血也会从伤口流出。

闭合：缝合关节镜切口。

术后方案：通常包括将患者用短腿石膏托固定 2 周。2 周后，如果伤口愈合，踝关节经过温柔的被动活动，可以将患肢从石膏托中取出。通常从第 6 周开始，可穿着步行靴进行渐进式负重锻炼。

微骨折的效果与病变的大小高度相关。直径< 1.5cm 的病变一直显示良好或优秀结果，而直径> 1.5cm 的病变，良好率出现明显下降。而另一些病例，譬如软骨边缘稳定的，也会有好的效果。在中期随访中，这些良好的结果显示可以持续，但在长期随访中，可能会有一些证据表明效果在减弱（图 9.2）。

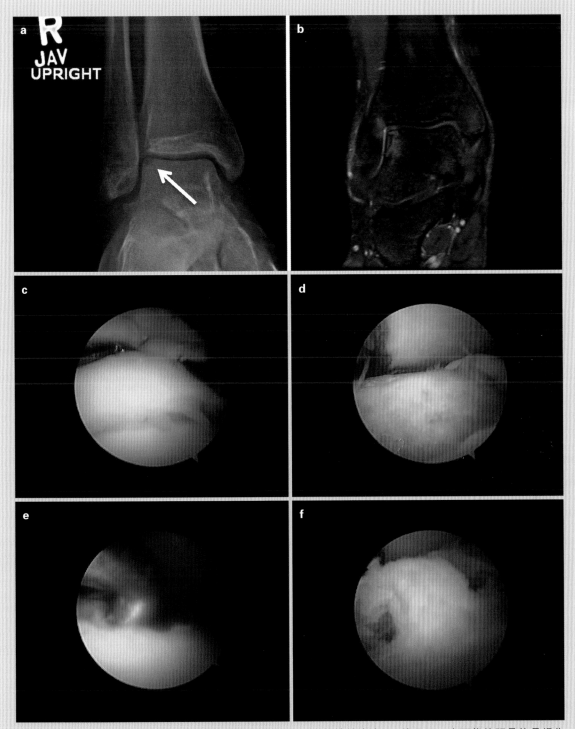

图9.2　23岁，男性，踝部扭伤，尽管接受了物理治疗，但仍持续疼痛。X线显示一个可能的距骨软骨损伤（a）。MRI证实病变的存在（b）。术中关节镜显示松动的软骨片（c、d）和病变被清除到边缘后裸露的表面。然后使用微骨折锥在软骨下骨表面钻两个孔，以刺激骨髓并形成纤维软骨层（e、f）

移植和替换

直径较大（> 1.0~1.5cm）或囊性成分较大的病变在微骨折中效果不好，因此可以考虑移植 / 替代技术。当患者的病变较小，但先前的微骨折手术失败时，这些技术也会有效。这些手术较少依赖于刺激，更多依赖于局部组织的替换。

单纯骨移植

骨移植有助于大囊性区域的病变。软骨的松动部分取出后，用刮匙、电钻或咬骨钳破坏囊肿内壁形成的硬化骨层。可以用同种体骨或自体骨移植来填充空洞。这种自体骨移植可以是来自胫骨远端干骺端或髂骨或颗粒松质骨的形式。然后纤维蛋白胶覆盖骨块，以帮助稳定移植骨。骨移植的效果不是很确切，报告显示患者满意度低至46%。

骨软骨移植

除了骨移植，一种流行的治疗较大病变的技术包括取出病变的骨和软骨，用从特定区域中取出包含骨和覆盖其上的软骨替换。可以用自体移植或同种异体移植，各有优缺点。

自体移植物是比较普遍的选择，因为可以从多个部位获得，最常见的是同侧膝关节的滑车膝盖。由于膝关节软骨较厚，滑车曲度与距骨不匹配，需要特别注意。自体移植的优点是增加了愈合率和低成本。最大的缺点是可能导致供区的发病，尽管供体部位问题的发生率相对较低。

如果不使用自体骨移植，新鲜或冷冻的同种异体距骨也可以用于这些较大的病变。同种异体移植可以从供体距骨的相应区域取出，使外形和关节匹配更容易。这可能对肩部病变特别有帮助。同种异体移植物在需要使用多个骨栓、特别大的病变中也有优势；此外，理论上取多个骨栓也会增加供体部位的发病率。缺点包括高成本、移植失败和有效性，特别是选择新鲜冷冻同种异体移植时。膝关节对取多个骨栓的耐受性可能较差，因此当需要多个骨栓时，同种异体移植物可能是更好的选择。虽然冷冻同种异体移植物也可以使用，但有证据表明新鲜冷冻同种异体移植物能增加愈合率。

无论是同种异体移植还是自体移植，都需要进行特殊的处理，使移植物与关节表面相匹配，使其轮廓与关节表面相吻合。在植入移植骨时，应注意将其压配到软骨表面的正下方。突出的软骨会导致软骨的剪切，因此它们应该被压到软骨的水平或略低于软骨。根据病变的大小和位置，可以使用一个或两个骨栓。对于非常靠前的病变，异体骨软骨移植术（OAT）有时可以采用胫骨天花板成形术，即切除胫骨前缘最前面的部分以植入移植物。在大多数情况下，需要对胫骨或腓骨进行截骨，以便准确到达病变并放置移植物（例9.3）。

例9.3　同种异体骨软骨移植

术前计划：应根据需要采用冷冻距骨或新鲜冷冻距骨（同侧比较好，但不是硬性要求）。如果不行，则应考虑从同侧膝关节进行自体移植，并与患者充分讨论。

入路：应视骨折位置而定。对于内侧骨折，手术入路可用胫前肌内侧，并向近端和远端直线延伸切开进入关节。对于前外侧骨折，可用前外侧入路，在胫骨和腓骨之间，与第4距骨轴线对齐。这个入路要特别注意保护腓浅神经。相反，在胫骨前肌和姆长伸肌之间可采用传统的直接前路入路。该入路为整个踝关节前关节提供了良好的通路。

截骨术：如果病变位于距骨圆顶内侧或外侧的后部，则可能需要对内踝或腓骨进行截骨以进入距骨圆顶。这些截骨手术应该在关节的肩部进行。通常在截骨前先用钢板和螺钉置入，然后取出。这通常使截骨术后更容易复位。移除内固定后，用一个薄锯在矢状位对准关节的肩部向远端。最好使用C臂机进行引导。摆锯锯至软骨下骨，然后用骨刀非常小心地进入关节。

同种异体移植物移植：接下来进行同种异体移植物移植。用于小关节OAT的识别器来识别骨软骨病变，以确定其大小、所需的骨栓数量和最佳方向，以适应病变的形状。应注意把整个病灶包括在内，对于大的病灶，有时需要多次骨栓。损伤的软骨可以用刮匙刮除，虽然这不是必需的。然后在病变中心插入导针，沿导针套入合适尺寸的扩孔器，深度为10~15mm。然后取下扩孔器和导针，用测深器测量洞的深度。

然后采集同种异体移植的骨栓。同种异体移植物可以是新鲜的，也可以是冷冻的。为了与病灶结构相匹配，最好是用整块（异体）距骨。

根据术者喜好，或同种异体移植物无法使用，可用自体移植。最常见的部位是同侧膝关节滑车的非负重部分。

选定同种异体距骨的相应部分，空心取骨器对准该区域，并向下压迫到适当的深度，然后取出骨栓，测量骨栓的长度。如果太长，可以从骨栓底部移除多余的骨头，以确保它与所钻孔的深度相同或略小。将骨栓放入洞中，设法使塞子的曲率与洞和距骨顶相匹配。然后使用压杆将其轻轻推入到位。最后使用冲击器轻敲完成。骨栓应与距骨表面平齐，或与周围距骨穹丘相比稍微凹陷，而不应该是突出的。如果需要多个骨栓，把它们直接放置在一起，互相接触。先钻两个洞，然后一次放一个进去。

术后方案：通常包括用短腿石膏托固定2周。2周后，如果伤口愈合，踝关节松动，可以将患肢从石膏中取出。从第6周开始穿着步行靴，进行渐进式负重锻炼（图9.3）。

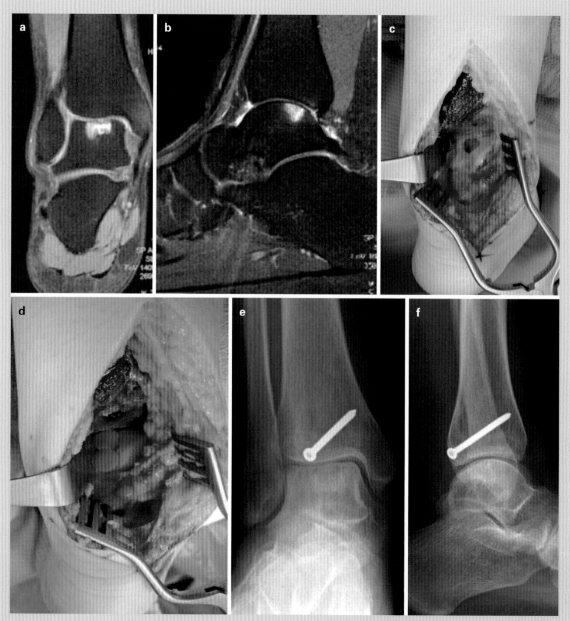

图9.3 足球运动员，26 岁，在去年的一次运动后，她的踝关节一直反复肿胀和疼痛。MRI 检查显示距骨软骨中后部损伤，并有一个大囊肿形成（a、b）。鉴于囊性的性质和 OAT，手术选择后外侧入路，在 FHL（踇长屈肌）腱和腓骨之间进入，并行后踝截骨（c）。用两个骨栓填充缺陷的软骨和软骨下骨（d）。单枚螺钉固定后踝截骨。6 个月后恢复正常运动，效果满意（e、f）

自体软骨细胞植入（ACI）

ACI 利用患者自己的软骨细胞来制造新的软骨并用于移植。通过手术获取软骨细胞，然后在实验室培育。培育成功后，用软骨贴片（第一代）或载体支架（第二代）将其植入软骨缺损处。软骨最常从同侧膝关节摘取，但最近也有报道在距骨缺损内摘取软骨，从而避免了潜在的膝关节供体部位问题。ACI 的典型应用是针对年轻患者的较大面积软骨缺损和较浅的囊性变。对于既往微骨折失败，且预后良好的患者，它也可能有效。ACI 的主要缺点是成本高，需多次手术，手术时间长，以及供体部位的风险，尽管风险很低。

幼年软骨细胞（JC）

幼年软骨细胞是同种异体供体组织，由幼年供体软骨颗粒组成（Zimmer，Warsaw，Indiana 的专利产品）。这些颗粒被放置在缺损处的纤维蛋白床上，然后再用纤维蛋白胶覆盖。可以通过关节镜或截骨术来完成（例 9.4）。有报道用于更大的病变或失败的微骨折术后。Coetzee 在微骨折手术失败后使用幼年软骨细胞获得了良好的结果，达 78%（18/24）。幼年软骨细胞作为供体组织的主要缺点是成本和有效性。最近，其他的微型软骨替代品已经问世。

例 9.4　幼年软骨细胞移植

入路：可以通过例 9.1 或例 9.3 中描述的任何入路，也可以用关节镜（见下节）。找到适当的入路是必要的，应根据骨软骨缺损的位置来规划入路。

固定：任何松动的软骨都可以用手术刀刮除直至稳定的软骨边缘。如果有囊肿存在，应该用刮匙清除囊肿并去除硬化骨。用同种异体骨移植物或自体骨移植物植入囊肿至软骨以下几毫米处。然后将纤维蛋白胶涂在骨或移植物的顶部。把幼年软骨细胞放置在纤维蛋白胶床上，并使用一种自由凝胶均匀地分散开来。然后将第二层纤维蛋白胶涂在幼年软骨细胞的顶部。

如果需要关节镜下放置，关节镜下微骨折（包括软骨移除）也遵循相同的方案。

然后关掉水流用棉棒将骨软骨缺损区域擦干。有时内关节镜内侧或外侧入路要稍微扩大，以使棉棒可以进入关节内适当的位置。该区域擦干后，用细针注射器涂抹一层纤维蛋白胶。幼年软骨细胞可以用金属套管注入。在将幼年软骨细胞引入关节之前，最好先将其装入套管中，然后用套管芯轻轻将幼年软骨细胞推到纤维蛋白胶床上。取出套管，用一个探钩小心地把幼年软骨细胞涂抹光滑，再将第二层纤维蛋白胶涂抹其上。然后取出镜头和探钩。

术后方案：通常包括用短腿石膏托固定 2 周。2 周后，如果伤口愈合，踝关节松动，可以将患肢从石膏中取出。从第 6 周开始穿着步行靴，进行渐进式负重锻炼（图 9.4）。

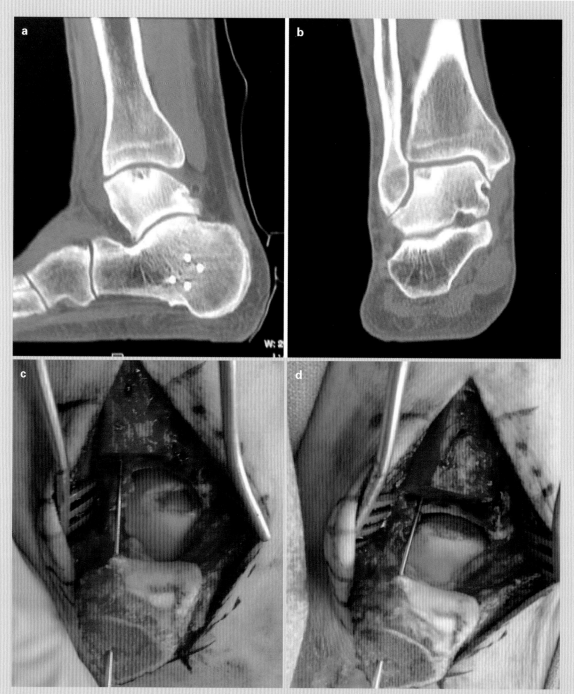

图 9.4 32 岁，男性，踝关节疼痛 2 年。他之前做过跟骨截骨和微骨折，但症状仍然持续。复查 CT 显示病变在外侧肩部（a、b）。考虑到既往微骨折失败，这次选择幼年软骨细胞移植，因为这是一个位置相对较浅的病变通过腓骨截骨进入（c）。软骨缺损比 CT 显示得要大，当完全清除到软骨的稳定边缘时，就显示了相当大的缺损（c）。然后用幼年软骨细胞填充到该区域，完全覆盖病变（d）

大块同种异体骨移植

对于距骨穹隆非常大的病变，甚至用多个同种异体骨栓或幼年软骨细胞都不能填补，可以使用大块同种异体骨移植。这通常适用于年轻患者，他们的病灶超过了距骨的一半或更多。由于需要大量植骨，为了获得最好的治疗效果，新鲜的同种异体骨（2 周或 < 2 周）是必需的。在可能的情况下，用 X 线或 CT 来测量距骨的大小，并选用合适尺寸的异体骨来实现距骨圆顶周长的最佳匹配。

在这些病例中，用小摆锯和骨刀小心地切除病灶，创建一个稳定的平台来放置移植骨。然后在同种异体骨上进行相应的裁切，以匹配切出来的距骨。将同种异体骨放入相应的缺损处，并使用骨针或无头螺钉固定（例 9.5）。

例 9.5　大块同种异体骨移植

术前应进行计划，先找到一个适当尺寸的新鲜冷冻同种异体骨。这可能不容易找到，一旦供体找到，需要患者"随叫随到"。距骨的大小要匹配。在 X 线片上测量患者距骨顶的尺寸。可能需要在 X 线片上放置一个校准标记，以确定尺寸。应拍摄正位和侧位片来获得距骨穹隆的尺寸。新鲜的同种异体骨应与距骨顶的外形大小高度匹配，特别是采用整个距骨顶时。

入路：大块同种异体移植物通过直接前路入路，如例 9.1 所述。

首先移除距骨顶的坏死部分。用一个非常薄的摆锯切除距骨顶病变部分。如果要移除整个距骨顶，可以从前到后一刀来切除距骨顶，形成一个平坦的表面。应特别注意切除的深度，以确保切除距骨的囊性部分，并留下健康的软骨下骨。如果病灶大小小于整个穹顶，那么就用摆锯从正确的角度锯两刀。然后在同种异体骨上进行相应的裁切。将同种异体骨置入缺损处，并在其前部使用两枚螺钉固定。可采用无头螺钉或小头螺钉。如果使用无头螺钉，要注意同种异体骨的长度和螺钉近端螺纹的深度。如果使用带头螺钉，则应将其拧到骨软骨水平以下，确保同种异体骨到位。

术后方案：通常包括将患者放置短腿石膏托固定 2 周。2 周后，如果伤口愈合，踝关节松动，可以将患肢从石膏中取出。穿步行靴渐进式负重通常在 8~12 周开始。患者应该在头 2~3 年连续随访，因为移植病灶早期可能发生塌陷。

大块同种异体移植物的优点是其用途广泛和能够填充很大的缺陷。因为供体的大小和外形的匹配非常重要，所以供体的获得可能特别困难，且成本较高。大块同种异体骨移植的预后好坏参半。Raikin 等报道在 54 个月随访中，获得 11/15 的良好到优秀的结果，尽管只有 15 例的小样本。即使结果一般，在病灶很大的年轻患者中，这个术式也可以考虑，因为这样可以避免或延迟胫距关节融合或关节置换术的进行（图 9.5）。

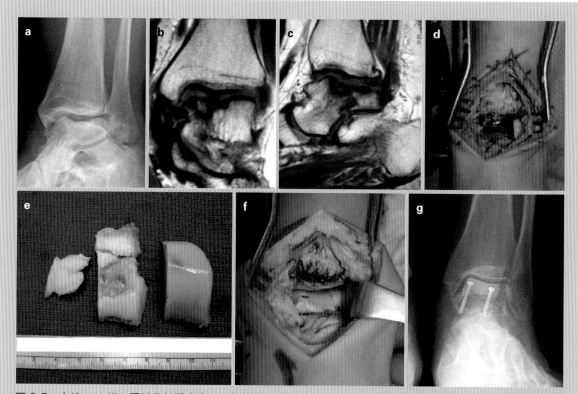

图 9.5　女性，40 岁，踝关节长期疼痛，反复扭伤。X 线和 CT 扫描显示几乎包含了距骨顶的整个内侧部分骨软骨缺损（a~c）。考虑到病灶的大小，以及患者反对踝关节融合的强烈愿望，我们选择了新鲜同种异体移植物置换术。采用前路手术，用摆锯和骨刀非常小心地切除病灶（d）。测量病变部位的大小，从异体距骨中切取相应大小的骨块（e），然后植入病灶，并使用埋头螺丝固定（f）。随访 6 个月，未见关节面塌陷的迹象。患者可以行走，轻度疼痛（g）

术后护理

术后护理：包括患肢 2~6 周的非负重期，以利骨头愈合，并保护正在生长的软骨。早期活动可能有助于软骨的生长，也有助于防止关节僵硬，因此大多数术后方案都在伤口愈合后强调关节的活动。因此，如果进行韧带修复或截骨手术，应予充分固定，以利关节早期活动。

对于切开复位内固定（ORIF），术后将患肢放在包裹良好的石膏中 2 周。2 周后取石膏，检查切口，如果伤口愈合，就拆除缝线。并配置可拆卸的靴或支具，开始轻微的关节活动。6 周后，拍摄非负重 X 线片，如果内固定稳定，则允许患者渐进式负重锻炼。

对于幼年软骨细胞移植，建议采用类似的术后方案来保障植骨愈合，但负重锻炼可以在 4 周而不是 6 周开始。对于同种异体骨软骨移植和大块同种异体骨移植，非负重期均维持到 6 周，以便在施加应力之前使骨与骨界面充分愈合。

对于关节镜下微骨折，最常见的做法是保持这些患者 6 周前不负重以保护植骨。然而，最近的一项随机试验表明，与等待 6 周相比，患者 2 周开始渐进式负重可获得相似的结果。这提示早期负重活动可能是安全有效的。患者可在术后 4~6 个月恢复正常的活动，包括运动。

总结

踝关节解剖学的高度匹配性和稳定性可以保护在踝穴内的距骨软骨免受外力损伤。当这种结构被创伤或其他方式破坏时，距骨穹隆的软骨变得容易受伤。这些损伤有一系列的表现，包括含有大块骨质和关节软骨的距骨骨折，到软骨下水肿或囊肿形成，再到单独的软骨损伤。很少有自然治愈和改善的情况。因此，除了较为严重的的急性损伤，治疗的决定很大程度上是基于症状的出现。手术治疗通常用于保守治疗后仍持续疼痛的患者。手术技术不断发展，可根据病变的位置和特点采取最佳的手术方案。并且通过适当的护理，可以取得良好的长期效果。

参考文献

[1] Orr JD, Dawson LK, Garcia EJ, Kirk KL. Incidence of osteochondral lesions of the talus in the United States military. Foot Ankle Int/Am Orthop Foot Ankle Soc [and] Swiss Foot Ankle Soc. 2011;32(10):948–954.

[2] van Dijk CN, Reilingh ML, Zengerink M, van Bergen CJ. Osteochondral defects in the ankle: why painful? Knee Surg Sports Trauma Arthros. 2010;18(5):570–580.

[3] Ramsey PL, Hamilton W. Changes in tibiotalar area of contact caused by lateral talar shift. J Bone Joint Surg Am. 1976;58(3):356–357.

[4] Thordarson DB, Motamed S, Hedman T, Ebramzadeh E, Bakshian S. The effect of fibular malreduction on contact pressures in an ankle fracture malunion model. J Bone Joint Surg Am. 1997;79(12):1809–1815.

[5] Hintermann B, Regazzoni P, Lampert C, Stutz G, Gachter A. Arthroscopic findings in acute fractures of the ankle. J Bone Joint Surg. 2000;82(3):345–351.

[6] Saxena A, Eakin C. Articular talar injuries in athletes: results of microfracture and autogenous bone graft. Am J Sports Med. 2007;35(10):1680–1687.

[7] Verhagen RA, Struijs PA, Bossuyt PM, van Dijk CN. Systematic review of treatment strategies for osteochondral defects of the talar dome. Foot Ankle Clin 2003;8(2):233–242. viii–ix.

[8] Woods K, Harris I. Osteochondritis dissecans of the talus in identical twins. J Bone Joint Surg. 1995;77(2):331.

[9] Schuman L, Struijs PA, van Dijk CN. Arthroscopic treatment for osteochondral defects of the talus. Results at follow-up at 2 to 11 years. J Bone Joint Surg 2002;84(3):364–368.

[10] Loomer R, Fisher C, Lloyd-Smith R, Sisler J, Cooney T. Osteochondral lesions of the talus. Am J Sports Med. 1993;21(1):13–19.

[11] Wodicka R, Ferkel E, Ferkel R. Osteochondral lesions of the ankle. Foot Ankle Int/Am Orthop Foot Ankle Soc [and] Swiss Foot Ankle Soc. 2016;37(9):1023–1034.

[12] Klammer G, Maquieira GJ, Spahn S, Vigfusson V, Zanetti M, Espinosa N. Natural history of nonoperatively treated osteochondral lesions of the talus. Foot Ankle Int/Am Orthop Foot Ankle Soc [and] Swiss Foot Ankle Soc. 2015;36(1):24–31.

[13] Reilingh ML, Kerkhoffs GM, Telkamp CJ, Struijs PA, van Dijk CN. Treatment of osteochondral defects of the talus in children. Knee Surg Sports Traum Arthros. 2014;22(9):2243–2249.

[14] Kumai T, Takakura Y, Kitada C, Tanaka Y, Hayashi K. Fixation of osteochondral lesions of the talus using cortical bone pegs. J Bone Joint Surg. 2002;84(3):369–374.

[15] Dunlap BJ, Ferkel RD, Applegate GR. The "LIFT" lesion: lateral inverted osteochondral fracture of the talus. Arthroscopy. 2013;29(11):1826–1833.

[16] Kerkhoffs GM, Reilingh ML, Gerards RM, de Leeuw PA. Lift, drill, fill and fix (LDFF): a new arthroscopic treatment for talar osteochondral defects. Knee Surg Sports Trauma Arthros. 2016;24(4):1265–1271.

[17] Kennedy JG, Suero EM, O'Loughlin PF, Brief A, Bohne WH. Clinical tips: retrograde drilling of talar osteochondral defects. Foot Ankle Int/Am Orthop Foot Ankle Soc [and] Swiss Foot Ankle Soc. 2008;29(6):616–619.

[18] Seo SS, Park JY, Kim HJ, Yoon JW, Park SH, Kim KH. Percutaneous osteoplasty for the treatment of a painful osteochondral lesion of the talus: a case report and literature review. Pain Physician. 2012;15(5):E743–E748.

[19] O'Farrell TA, Costello BG. Osteochondritis dissecans of the talus. The late results of surgical treatment. J Bone Joint Surg. 1982;64(4):494–497.

[20] Zengerink M, Struijs PA, Tol JL, van Dijk CN. Treatment of osteochondral lesions of the talus: a systematic review. Knee Surg Sports Trauma Arthros. 2010;18(2):238–246.

[21] Chuckpaiwong B, Berkson EM, Theodore GH. Microfracture for osteochondral lesions of the ankle: outcome analysis and outcome predictors of 105 cases. Arthroscopy. 2008;24(1):106–112.

[22] Choi WJ, Park KK, Kim BS, Lee JW. Osteochondral

lesion of the talus: is there a critical defect size for poor outcome? Am J Sports Med. 2009;37(10):1974–1980.

[23] Kim YS, Lee HJ, Choi YJ, Kim YI, Koh YG. Does an injection of a stromal vascular fraction containing adipose-derived mesenchymal stem cells influence the outcomes of marrow stimulation in osteochondral lesions of the talus? A clinical and magnetic resonance imaging study. Am J Sports Med. 2014;42(10):2424–2434.

[24] Ferkel RD, Zanotti RM, Komenda GA, et al. Arthroscopic treatment of chronic osteochondral lesions of the talus: long-term results. Am J Sports Med. 2008;36(9):1750–1762.

[25] Kwak SK, Kern BS, Ferkel RD, Chan KW, Kasraeian S, Applegate GR. Autologous chondrocyte implantation of the ankle: 2- to 10-year results. Am J Sports Med. 2014;42(9):2156–2164.

[26] Coetzee JC, Giza E, Schon LC, et al. Treatment of osteochondral lesions of the talus with particulated juvenile cartilage. Foot Ankle Int/Am Orthop Foot Ankle Soc [and] Swiss Foot Ankle Soc. 2013;34(9):1205–1211.

[27] Kolker D, Murray M, Wilson M. Osteochondral defects of the talus treated with autologous bone grafting. J Bone Joint Surg. 2004;86(4):521–526.

[28] Paul J, Sagstetter A, Kriner M, Imhoff AB, Spang J, Hinterwimmer S. Donor-site morbidity after osteochondral autologous transplantation for lesions of the talus. J Bone Joint Surg Am. 2009;91(7):1683–1688.

[29] Rubel IF, Carrer A. Fresh-frozen osteochondral allograft reconstruction of a severely fractured talus. A case report. J Bone Joint Surg Am. 2005;87(3):625–629.

[30] Ahmad J, Jones K. Comparison of osteochondral autografts and allografts for treatment of recurrent or large Talar osteochondral lesions. Foot Ankle Int/Am Orthop Foot Ankle Soc [and] Swiss Foot Ankle Soc. 2016;37(1):40–50.

[31] Kreulen C, Giza E, Kim J, Campanelli V, Sullivan M. Viability of talus osteochondral defect cartilage for chondrocyte harvesting: results of 151 patients. Foot Ankle Int/Am Orthop Foot Ankle Soc [and] Swiss Foot Ankle Soc. 2014;35(4):341–345.

[32] Niemeyer P, Salzmann G, Schmal H, Mayr H, Sudkamp NP. Autologous chondrocyte implantation for the treatment of chondral and osteochondral defects of the talus: a meta-analysis of available evidence. Knee Surg Sports Trauma Arthros. 2012;20(9):1696–1703.

[33] Raikin SM. Fresh osteochondral allografts for largevolume cystic osteochondral defects of the talus. J Bone Joint Surg Am. 2009;91(12):2818–2826.

[34] Lee DH, Lee KB, Jung ST, Seon JK, Kim MS, Sung IH. Comparison of early versus delayed weightbearing outcomes after microfracture for small to midsized osteochondral lesions of the talus. Am J Sports Med. 2012;40(9):2023–2028.

第三部分　距骨脱位

第十章 距下关节脱位：以病例为基础引入距骨和跟骨骨折与脱位

Michael Jung, Joseph Galloway, Jonathan Eastman

距骨周围和距下关节脱位

引言 / 背景

距骨骨折或脱位在临床上并不常见，约占全身所有骨折的 1%，这些损伤在机动车事故或高处坠落伤中最为多见，其中受影响的主要是 20~39 周岁的年轻成年男性。将近有 86% 的距骨骨折患者伴随有其他骨折，其中最常见的是合并踝关节骨折，约占 22%，其他常见的是伴随脊柱、股骨骨折和跟骨骨折，其中跟骨骨折约占 4%。

创伤导致的距下关节损伤可能发生于距下关节脱位、距下关节内骨折以及骨折合并脱位。关节面的完整解剖复位对于涉及距下关节面的距骨骨折、跟骨骨折和脱位的恢复起到至关重要的作用。一旦距下关节面复位未达到解剖复位标准，患者就会有出现慢性关节不稳定、距下关节炎以及后足畸形的风险，并出现相应的症状，造成严重后果。

对于有移位的距骨和跟骨关节内骨折的手术治疗是十分困难的，但骨块的解剖复位是必要的，并且软组织的保护对于减少术后并发症和保证术后疗效同样重要。在本章中，我们将概述距骨骨折和跟骨骨折以及骨折合并脱位的正确诊断和手术治疗方法。

诊断 / 治疗

通常患者都有因急性创伤立刻出现足部或踝关节疼痛以及无法负重行走的典型病史特点。对局部皮肤的检查常可发现后足肿胀，部分骨折并脱位的患者会出现皮肤张力大、严重的肿胀变形，其他皮肤异常情况可能与创伤后出血和骨折后水疱形成有关。神经血管束的受损情况对于手术治疗有意义，同时也是标准体格检查所需要的一部分。

初步影像学检查包括足部和踝关节 X 线检查，CT 检查对于获取更多详细的骨折形态、移位情况、术前规划也是值得推荐的，同时还有其他特殊体位的 X 线检查对于后足的评估也是有用的。Broden 体位 X 线拍摄可便于术前观察后方距下关节面的损伤情况，同时手术中使用该体位进行术中透视可评估术中关节面复位的完整程度。Canale 摄片方法提供了距骨颈长轴的视角，Harris 足跟摄片方法提供了后足的轴向视角。

距下关节的脱位必须尽早发现并进行复位，对于有神经血管损伤伴或不伴皮肤缺血坏死的关节脱位更加有必要立即复位。距下关节内侧脱位表现为足跟内侧移位、内翻和足跖屈。内侧脱位通常伴有距骨骨折或跟骨骨折；距下关节外侧脱位时足跟向外侧移位，足外翻和外展畸形，这些距下关节骨折脱位类型大多与开放性损伤密切相关。跟骨舌形骨折也会迅速导致皮肤缺血坏死以及皮肤缺损。

有将近 10% 的距骨周围关节脱位患者在复位时会存在一定机械性阻挡。当关节脱位发生在内侧时，距骨头可通过趾短伸肌腱形成纽孔，胫后肌腱也会阻挡外侧脱位的复位。但是对于关节脱位的患者不建议多次反复进行闭合复位，避免因反复复位导致进一步关节和软组织损伤。

对于伴有神经血管损伤、开放性骨折并脱位或者距骨挤压伤的不可复位的关节脱位患者采取紧急手术干预是必要的。如果距下或距骨周围关节脱位得到成功复位，那么手术成功的关键则取决于关节稳定性、关节面受累以及软组织破损情况。距骨周围关节骨折会导致骨折端不稳定，必须与关节脱位相鉴别。对于距骨后突或载距突骨折在复位后建议进行 CT 检查，以避免在 X 线片上漏诊。对于距下关节外侧脱位的患者必须要仔细检查是否有距骨外侧突骨折。由于这种骨折类型属于关节内骨折，所以需要采取切开复位内固定的治疗方式，使关节面的骨折块有足够的操作空间能剥离开进行完整复位。

对于不伴有关节内骨折的距下关节脱位患者，如果采取闭合复位治疗后关节恢复稳定性，则不需要采取手术治疗，患者需要在不负重状态下使用短腿石膏外固定 6 周，然后再逐步开始进行有保护的负重行走和康复治疗。如果患者在伤后 10~11 周就可以开始进行完全负重行走，表示已取得了良好康复效果。但是如果发现患者存在行走不稳的残余症状，可选择采取外固定和经关节克氏针固定 3~4 周。

在采取切开复位方式处理开放性关节脱位或因软组织内嵌无法复位的关节脱位时，软组织条件的处理是必不可少的。外固定装置的使用有利于伤口的观察和护理。有时对于存在软组织严重肿胀或皮肤损伤的关节脱位患者，即使采取闭合复位使关节处于稳定状态下也禁止使用石膏外固定。使用外固定架固定的关节脱位患者在伤后 10~12 周负重行走时也取得了良好的临床效果。

结果和并发症

距骨周围关节损伤合并距下关节脱位的病例相对少见，单独发生的病例就更少见了。88% 的此类损伤都至少合并有其他足部或踝关节损伤，最常见的相关损伤是距骨本身骨折，其次是踝关节损伤，在一组病例中分别有 60% 和 52% 的病例出现，跟骨骨折发生的比例也高达 16%。有趣的是，跗骨中部和跖骨相对较少因距骨周围关节脱位而损伤。由于合并其他损伤的距下关节脱位发生率很高，因此有效的研究结果十分有限并且经常容易混淆。

常见并发症包括创伤性胫距关节炎，距下关节炎，距骨缺血性骨坏死，肌腱损伤，神经血管损伤，皮肤坏死，伤口不愈合，后足僵硬，伴有开放性损伤的深部软组织感染和骨髓炎。

有学者对距骨周围损伤后出现距下关节炎和进行距下关节融合的发生率进行系统性回顾，发现其中 39%~89% 的距下关节脱位患者在拍片时显示有距下关节炎，但是其中只有大约 1/3 的患者有严重关节炎的临床表现，需要采取距下关节融合手术。如此高的发生率反映了高能量损伤容易出现严重的关节炎，并且需要采取重建手术避免产生严重后果，对于单纯韧带引起的距下关节脱位在术后发生距下关节炎和进行距下融合手术的概率最低。Jungbluth 等对 23 例单纯距下关节脱位患者进行 CT 扫描发现，其中只有 39% 的患者在 5 年内有轻微的影像学改变，而且与患者的症状不相关。因此，他们强调对于孤立性距下关节脱位采取立即复位对减少距下关节炎的发生率有相关性。

距骨缺血性坏死的发生最常见于距骨颈骨

折，但也发生于距下关节脱位。距下关节明显移位和开放性伤口都与距骨缺血性坏死的发生相关。据文献报道，有 0~10% 的距骨缺血性坏死患者伴有闭合性脱位，有 50% 的是开放性脱位。因此，早期复位和稳定固定可减少距骨缺血性坏死的发生。

创伤性关节炎最常累及距下关节，受伤时关节软骨损伤、畸形愈合后关节生物力学改变以及长时间不活动是发生关节炎的主要因素，因此距骨周围骨折累及关节面时恢复关节面的完整对于力学的维持很重要。

对距下关节脱位的术后随访病例报道很少，在近 5 年随访中，对距下关节脱位的治疗效果采用 AOFAS 评分，为 71~83 分，对照对侧的评分为 93 分。

从文献中可以发现，距骨周围骨折伴脱位是很难治疗的一种损伤类型，精准的外科手术技能干预对提高临床疗效、改善预后至关重要。

病例 1

病史

54 岁女性患者，强忍右踝关节疼痛行走，

畸形，开放性伤口。因精神状态改变和呼吸道保护在急诊室采取紧急插管。

体格检查

右下肢

踝关节严重畸形，足近端皮肤紧张，有一个深约 2cm×1cm 皮肤伤口，有渗血，可扪及足背动脉及胫后动脉搏动。由于患者状态，不方便评估运动及感觉情况。

影像学检查

复位前受伤时的拍片和复位后 CT 扫描见图 10.1 和图 10.2。在急诊室采取闭合复位后进行 CT 检查。

诊断

右足开放性距下关节内侧脱位伴距骨体后部骨折。

1. 准备（患者体位，器械/需要的植入物）。
   · 仰卧位。

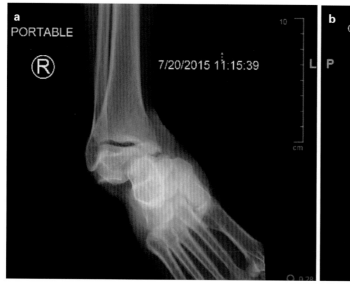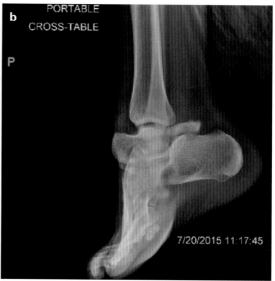

图 10.1 a、b. 受伤时 X 线片显示距下关节向后内侧脱位并伴有距骨体骨折

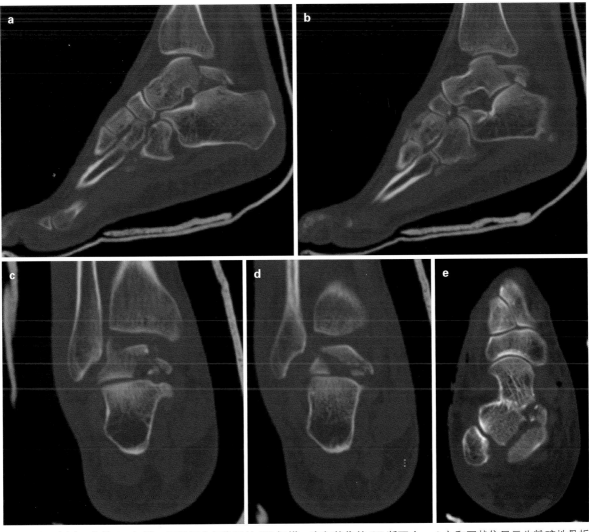

图 10.2　病例 1 术前 CT 扫描。显示闭合复位后的 CT 扫描。在矢状位的 CT 断面（a、b）和冠状位显示为粉碎性骨折（c、d）。轴位（e）显示进入距下关节的斜行骨折线

- X 线透视工作台。
- 中型或大型外固定架。
- 6.5mm 螺纹扳手。
- 止血带。

2. 操作方法：入路使用、复位手法、如何使用和放置内植物。首先进行腓肠肌松解，本病例患者的距骨损伤是继发于跖屈位应力，腓肠肌复合体在该损伤类型中发挥重要作用，因此腓肠肌松解作为该手术的一部分，能减轻受伤区域紧张，同时影响最终修复效果。

- 沿胫骨后内侧缘做长约 2cm 后侧切口。
- 将腓肠肌腱与比目鱼肌分离。
- 从内向外直接迅速松解。

患者采取仰卧位，在腓肠肌松解后使用踝关节外固定架，翻转暴露开始固定距骨骨折。可采用后内侧入路，从距离跟腱内侧 1cm 处切开，确认姆长屈肌腱，切开肌腱鞘，将姆长屈肌腱牵向内侧并将两根 1.6mm 克氏针置于胫骨远端内侧，使姆长屈肌远离手术视野。然后使用外固定器向两端牵拉复位骨块，使用 1.25mm 克氏针临时固定距骨，术中透视（图 10.3 和图 10.4）和术后拍片（图 10.5）。

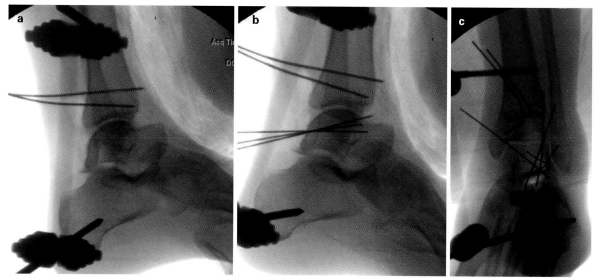

图 10.3 a~c. 病例 1 透视拍片。术中透视显示使用稳定的外固定架装置和克氏针临时固定。注意胫骨内侧克氏针用于非接触式软组织牵开技术

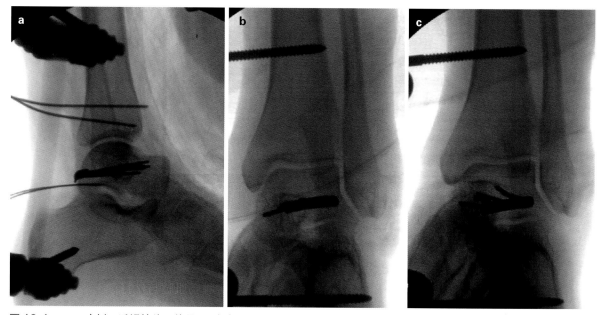

图 10.4 a~c. 病例 1 透视拍片。使用 2.0 钢板和 2.0mm 拉力螺钉从骨折部位后侧向前侧固定骨块并去除克氏针

本病例要点

- 首先采取仰卧位进行腓肠肌松解，这有利于距下关节脱位的畸形矫正和手术复位。在俯卧位之前，仰卧位时使用外固定架装置进行骨块复位。

- 将克氏针置于胫骨远端内侧，向内牵开内侧软组织，这样有助于手术区内侧显露，同时使跛长屈肌腱和内侧神经血管束远离手术视野，保护重要组织结构。

- 通过外固定架来牵拉复位，以便更好地在术中观察距下关节并在术后维持内固定物的稳定。

图 10.5 病例 1 术后拍片。由于该病例为距下关节内侧脱位，为了减轻关节损伤部位和放置内固定物区域的皮肤张力，所以使整体足部应力维持在轻微内翻

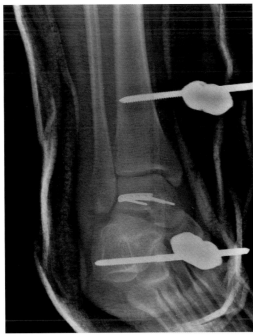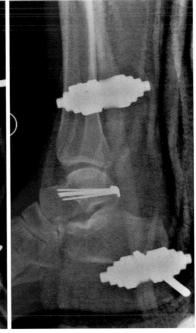

病例 2

病史

一名 21 岁男性患者，右足被电源插孔所伤，导致单纯性足底感觉减退的足部损伤。

体格检查

右下肢

可见 3 处大的软组织撕裂伤：

- 内侧创面从支持带后方和下方延伸到足跟部跟骨结节水平，跟骨暴露在内侧创面。
- 足背外侧见 10~14cm 创面从舟骨向后方到距离腓骨尖 4cm 处，肌腱外露。
- 距离跗骨窦上方约 2cm 处创面内肌腱外露。

影像学表现

复位前受伤时 X 线片见图 10.6，复位后 X 线片见图 10.7，复位后 CT 图像见图 10.8。

在急诊室进行手法复位并在复位后进行 CT 扫描。

诊断

右侧开放性距下关节内侧骨折并脱位伴跟骨载距突骨折。

1. 准备（患者体位，器械 / 需要的植入物）。
   - 仰卧于悬臂式透视台上。
   - 用于重力灌溉的生理盐水和管道。
   - 止血带。
   - 1.0~1.6mm 克氏针。
   - 微型固定器械。
   - 中等或大型外固定架（备用）。

2. 操作方法：入路使用、复位手法、如何使用和放置内植物。
   - 复位时使膝关节屈曲、踝关节跖屈，并在中足施加一个外翻牵拉力。这样做是为了将距骨头复位。
   - 对创面进行彻底探查、冲洗和清创。
   - 3 处创面的内侧部分有助于距骨载距

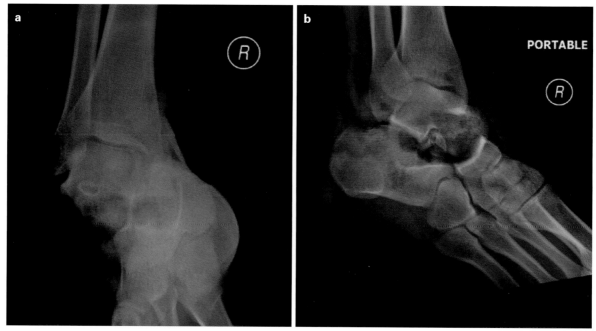

图 10.6　a、b. 病例 2 受伤时 X 线片显示距下关节内侧骨折并脱位

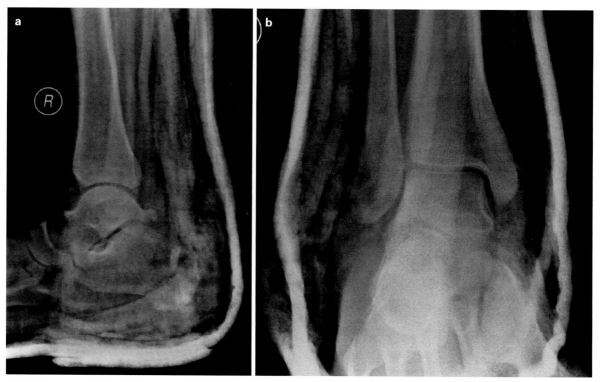

图 10.7　a、b. 病例 2 复位后 X 线片显示距下关节中心已复位

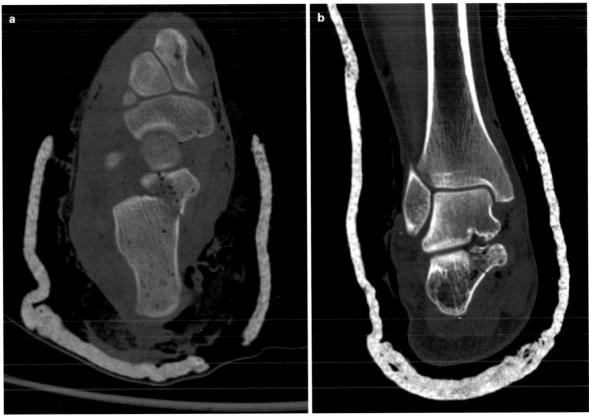

图 10.8　病例 2 受伤时的 CT 图像。轴位片（a）显示载距突骨折，冠状位片（b）显示骨折线的矢状表现

突骨折的复位，不需要单独的手术入路。载距突手术入路包括从内踝的后方到内侧的 2cm 小切口和到舟骨近端的 2cm 切口。

· 注意保护和探查明确后方神经血管束，尤其是在最初清创时遭到破坏的创面。

· 向内牵拉踇长屈肌腱方便显露骨折碎片。

· 使用克氏针置于载距突的游离骨碎片上作为操作杆辅助复位骨块并固定（图 10.9a、b）。

· 直视下解剖复位骨块并通过拉力螺钉加压固定以获得绝对稳定。

· 在本病例中，将 2 枚 2.4mm 拉力螺钉穿过一块 2.0 微型钢板，以钢板作

为垫圈（图 10.9d~f）。

· 使用透视机采取 Broden 体位进行透视，确认螺钉未穿入后方关节内。在本例中，外侧创面也可用于在直视下观察替代钻头开道和用来临时固定的克氏针，可见这些克氏针从跗骨窦后方的外侧骨皮质和足底到后方关节面外侧骨皮质穿出。

检查该患者的距下关节稳定性，活动关节发现仍可通过距下关节和距舟关节向内侧脱位。因此，确认两个关节复位后，使用 1 根 1.6mm 克氏针逆向穿过距舟关节（图 10.10），这些克氏针固定 8 周以确保关节再次脱位。将克氏针剪短埋于皮下以免针道感染。随访时拍摄的 X 线片显示距下关节间隙存在并仅有极少数关节炎症状（图 10.11 和图 10.12）。

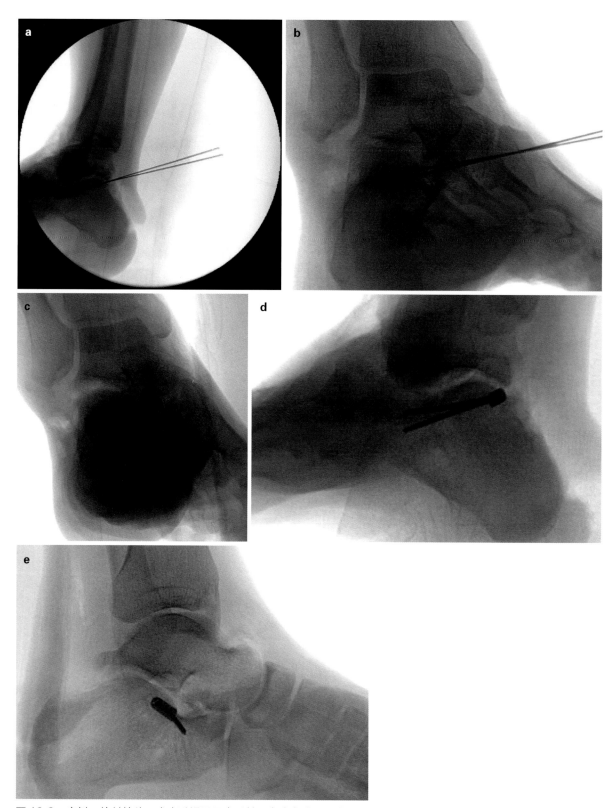

图 10.9　病例 2 放射拍片。术中透视显示克氏针固定稳定（a、b）。显示 Broden 体位和距骨穹隆侧位片显示采用 2 枚 2.4mm 螺钉穿过 2.0 微型钢板作为垫圈，以进行有限固定（c~e）

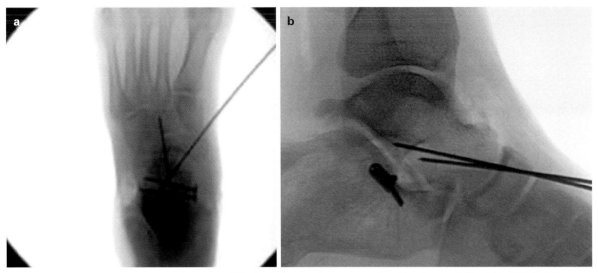

图 10.10　病例 2 放射拍片。足正位（a）和侧位（b）片显示采用 1.6mm 克氏针固定距下关节，以免残留半脱位

图 10.11　病例 2 随访。拆除克氏针
后 2 个月随访 X 线片

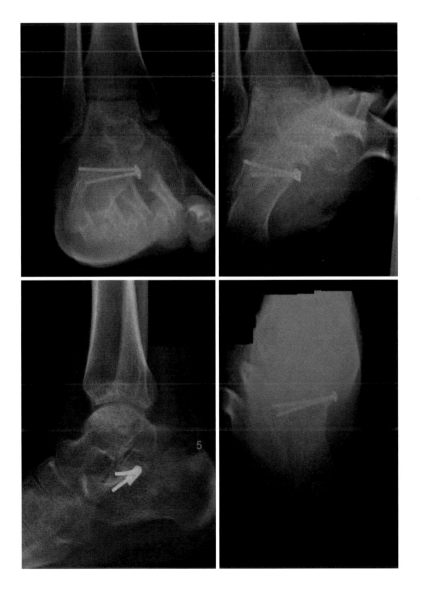

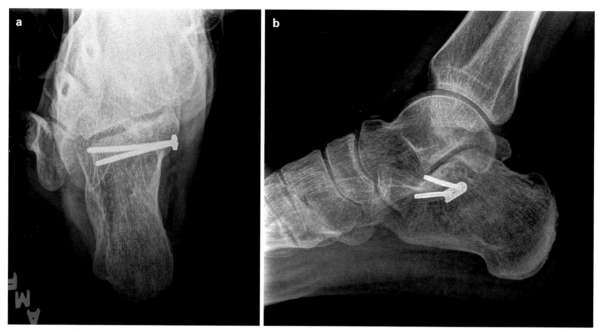

图 10.12 病例 2 随访。术后 2 年随访跟骨轴位（a）及跟骨侧位（b）X 线片显示距下关节间隙存在

参考文献

[1] Dale JD, Ha AS, Chew FS. Update on talar fracture patterns: a large level I trauma center study. AJR Am J Roentgenol. 2013;201(5):1087–1092.

[2] Vallier HA, Nork SE, Barei DP, Benirschke SK, Sangeorzan BJ. Talar neck fractures: results and outcomes. J Bone Joint Surg Am. 2004;86-A(8):1616–1624.

[3] Elgafy H, Ebraheim NA, Tile M, Stephen D, Kase J. Fractures of the talus: experience of two level 1 trauma centers. Foot Ankle Int. 2000;21(12):1023–1029.

[4] Rammelt S, Bartoníček J, Park KH. Traumatic injury to the subtalar joint. Foot Ankle Clin. 2018;23(3):353–374.

[5] Rammelt S, Grass R, Zawadski T, Biewener A, Zwipp H. Foot function after subtalar distraction bone-block arthrodesis. A prospective study. J Bone Joint Surg Br. 2004;86(5):659–668.

[6] Rammelt S, Biewener A, Grass R, Zwipp H. Foot injuries in the polytraumatized patient. Unfallchirurg. 2005;108(10):858–865.

[7] Chan G, Sanders DW, Yuan X, Jenkinson RJ, Willits K. Clinical accuracy of imaging techniques for talar neck malunion. J Orthop Trauma. 2008;22(6):415–418.

[8] Broden B. Roentgen examination of the subtaloid joint in fractures of the calcaneus. Acta Radiol. 1949;31(1):85–91.

[9] Goldner JL, Poletti SC, Gates HS, Richardson WJ. Severe open subtalar dislocations. Long-term results. J Bone Joint Surg Am. 1995;77(7):1075–1079.

[10] LEITNER B. Obstacles to reduction in subtalar dislocations. J Bone Joint Surg Am. 1954;36(A:2):299–306.

[11] Bibbo C, Lin SS, Abidi N, Berberian W, Grossman M, Gebauer G, et al. Missed and associated injuries after subtalar dislocation: the role of CT. Foot Ankle Int. 2001;22(4):324–328.

[12] Dürr C, Zwipp H, Rammelt S. Fractures of the sustentaculum tali. Oper Orthop Traumatol. 2013;25(6):569–578. Epub 2013/12/06.

[13] Giuffrida AY, Lin SS, Abidi N, Berberian W, Berkman A, Behrens FF. Pseudo os trigonum sign: missed posteromedial talar facet fracture. Foot Ankle Int. 2003;24(8):642–649.

[14] Rammelt S, Goronzy J. Subtalar dislocations. Foot Ankle Clin. 2015;20(2):253–264. Epub 2015/03/29.

[15] Jungbluth P, Wild M, Hakimi M, Gehrmann S, Djurisic M, Windolf J, et al. Isolated subtalar dislocation. J Bone Joint Surg Am. 2010;92(4):890–894.

[16] Bibbo C, Anderson RB, Davis WH. Injury characteristics and the clinical outcome of subtalar dislocations: a clinical and radiographic analysis of 25 cases. Foot Ankle Int. 2003;24(2):158–163.

[17] Heppenstall RB, Farahvar H, Balderston R, Lotke P. Evaluation and management of subtalar dislocations. J Trauma. 1980;20(6):494–497.

[18]　Vallier HA, Nork SE, Benirschke SK. Sangeorzan BJ. Surgical treatment of talar body fractures. J Bone Jt Surg Am. 2004;86-A(Suppl 1 (Pt 2)):180–192.

[19]　Lindvall E, Haidukewych G, DiPasquale T, Herscovici D, Sanders R. Open reduction and stable fixation of isolated, displaced talar neck and body fractures. J Bone Joint Surg Am. 2004;86-A(10):2229–2234.

[20]　Milenkovic S, Mitkovic M, Bumbasirevic M. External fixation of open subtalar dislocation. Injury. 2006;37(9):909–913.

[21]　Maher MH, Chauhan A, Altman GT, Westrick ER. The acute management and associated complications of major injuries of the talus. JBJS Rev. 2017;5(7):e2.

[22]　Dodd A, Lefaivre KA. Outcomes of Talar neck fractures: a systematic review and meta-analysis. J Orthop Trauma. 2015;29(5):210–215.

[23]　Della Rocca GJ, Nork SE, Barei DP, Taitsman LA, Benirschke SK. Fractures of the sustentaculum tali: injury characteristics and surgical technique for reduction. Foot Ankle Int. 2009;30(11):1037–1041.

第十一章 全距关节脱位

Michael F. Githens, Jennifer Tangtiphaiboontana

引言

全距关节脱位，定义为距骨在胫距、跟距和距舟关节的脱位，是一种罕见的损伤，占所有脱位的 0.06%，占距骨损伤的 2%~3.4%。这种脱位通常是高能量创伤的结果，如从高处跌落或机动车事故。这些损伤通常是开放性脱位，可能与距骨骨折或周围其他的骨结构骨折相关，也可能不相关（图 11.1）。

距骨的完全脱位要么是由于过度旋后，要么是过度旋前。外侧脱位是最常见的损伤类型，是过度旋后造成的，而旋前脱位则会导致内侧脱位（图 11.2 和图 11.3）。后脱位和跖侧脱位是罕见的，在文献中只有少数病例报道。

距骨表面约 60% 被关节软骨覆盖，没有直接的肌肉和肌腱附着，但胫骨远端、腓骨、跟骨和舟骨的关节被韧带和关节囊紧紧束缚。跟距韧带是距下关节的主要稳定结构并附着于距骨颈下缘。距骨的血供是由胫后动脉、足背动脉和腓动脉穿支的丰富的血管网提供的。胫后动脉发出跗骨管动脉和三角动脉分支。跗骨窦动脉是腓动脉的一个分支。覆盖距骨的关节软骨面积限制了距骨颈、内侧表面和后突的血管网，从而使距骨处于易受伤害的位置。距骨体的大部分血液供应从颈部血管吻合处逆行供应，存在骨折脱位 / 半脱位损伤的风险。

距骨在后足运动和足的步态力学中起着重要作用。它的作用是将力量从后足传递到前足，并允许分别在后足负重和前足负重期间解锁和锁定跗横关节。距骨和后足形态的恢复是恢复正常足力学的关键。

诊断

由于损伤的高能量机制，对表现为踝关节脱位患者的初步评估应遵循高级创伤生命支持（ATLS）方案。损伤肢体的重点检查应包括明显的足畸形、开放性皮肤撕裂、严重污染的存在以及详细的运动、感觉和血管检查。完全性距骨脱位通常是开放性损伤并伴有骨折。最常见的骨折是距骨骨折，其次是内踝骨折、外踝骨折、中足骨骨折和跟骨骨折。

影像学检查应从患者的踝关节和足部 X 线检查开始。在术中评估骨折复位情况时，经常使用 Canale 位这样的特殊投照位。在评估距骨内翻畸形时，Canale 位是距骨和其他骨的真实 AP 视图。该图像是通过最大限度地跖屈踝关节、足内旋约 15° 和成像光束成 75° 在头侧获得的。建议进行复位后 CT 扫描，以更详细地了解骨折类型、粉碎程度和关节内游离碎片的识别，这有助于术前规划和治疗建议。

不存在无骨折的全距关节脱位的分类系统；然而除距骨体外，与距骨颈骨折相关的骨折被归为 Hawkin Ⅳ 型，存在距骨头缺血性坏

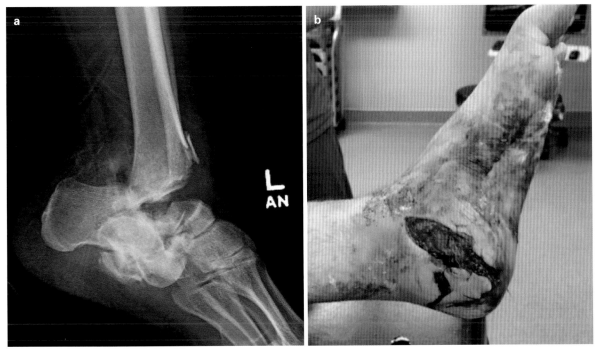

图 11.1 侧位 X 线片（a）和临床照片（b）显示距骨全脱位伴跟骨骨折

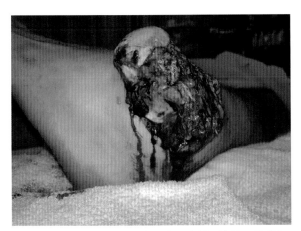

图 11.2 临床照片显示高度污染的外侧开放性距骨脱出

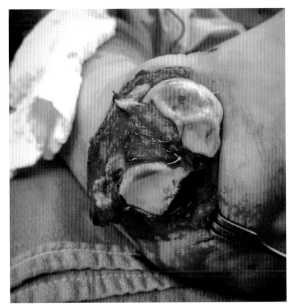

图 11.3 术中照片显示外侧创面距下关节内侧挤压伴骨缺失

死的额外风险。

治疗

立即闭合复位闭合的全距关节脱位是必要的,以防止覆盖皮肤的压迫性坏死。在急诊科可以尝试复位以减少手术;然而,可能需要在手术室进行全身麻醉和复位,以保证足够的镇静和肌肉放松。Mitchell 等所描述的复位手法包括:借助辅助,使膝关节屈曲 90°以放松小腿部后侧肌肉,通过抓握后足和前足进行纵向牵引,并对距骨施加直接压力,直至复位。如果需要额外的牵引力,也可以攻入跟骨牵引钉。主要目标是先复位胫距关节,然后是距下关节和距舟关节。应通过透视检查确认复位的稳定性,建议复位后进行 CT 扫描以评估隐匿性骨折和关节内游离碎片,并确认胫距、距下和距舟关节同时复位。为稳定复位,可以使用石膏夹板固定 1~2 周,并过渡到拆除夹板以允许早期活动(与石膏固定相比)。患者至少 6 周不负重。虽然闭合复位可以成功,但大多数此类损伤通常需要切开复位。

需要切开复位的闭合性损伤患者可通过单切口或双切口入路进行复位,这取决于脱位和相关骨折的方向。内侧入路取胫前肌腱和胫后肌腱之间的足背内侧纵向切口。这样可以很好地进入显露距骨颈内侧和距舟关节。应保留三角韧带,从而限制近端深层暴露的范围。距骨脱出常伴有内踝骨折,可利用内踝骨折协助复位。外侧入路是在足背外侧,以在踝关节水平处胫骨和腓骨中点,至第 4 跖列近端,从踝关节水平延伸至舟骨。应识别并显露腓浅神经及其分支,以便安全缝合。

距骨后脱位可经患者俯卧位后内侧入路治疗。在跟腱内侧做一个纵向皮肤切口,但不进入其腱鞘。随后打开姆长屈肌腱鞘,将后踝关节腔深处的全部结构向内侧牵拉,同时将跟腱向外侧牵拉。然后通过外固定架进行牵引,以

改善距骨后侧的视野。

大部分的全距关节脱位表现为开放性损伤;因此,及时给予抗生素和破伤风疫苗接种是至关重要的。清除大体污染,用生理盐水进行初步冲洗,并减少距骨的挤压均可以在急诊科进行。软组织伤口应使用无菌、潮湿的敷料覆盖,以防止进一步污染。肢体应该使用短腿石膏夹板固定。

对于距骨完全游离且无任何软组织附着的患者,应将距骨放置在无菌 Bacitracin 溶液中,并在手术中保存以便再次植入(图 11.4 和图 11.5)。在重新植入之前,也曾有描述过用稀释碘伏溶液对受污染的距骨进行灭菌和短暂的冷冻。早期研究反对距骨再植入,因为认为感染和骨坏死的风险是不可避免的。然而,最近的文献显示,并非所有的全距关节脱位都会植入失败而支持再植入。如果可能的话,这已经成为我们首选的治疗选择。距骨的再植入有助于保留踝关节高度,保留周围关节,提高关节的灵活性,并为以后的重建手术提供骨量。

一旦患者病情稳定,建议在手术室进行开放性脱位的紧急清创术和复位。对任何污染和失活的软组织都应进行细致而彻底的清创。没有软组织附着的游离距骨在再次植入前应连续用 2~3 次 Bacitracin 溶液消毒并轻轻擦洗(图 11.6)。完全脱出的距骨骨折可在再植前复位和固定。创伤伤口可以向近端和远端延伸以帮助复位。距骨复位后,应使用跨踝关节外固定架(图 11.7)。在使用外固定后仍不稳定的情况下,可以使用经距下和距舟关节的克氏针进行辅助固定。在可能的情况下应完成初次缝合伤口。建议在开放性伤口中放置粉末状抗生素,以预防革兰阳性菌和革兰阴性菌感染。在骨缺损的情况下,放置抗生素间骨水泥或骨水泥珠填充。

当距骨脱出与周围其他骨折相关时,在软组织条件允许的情况下,应对每处损伤进行治疗(图 11.8 和图 11.9)。如果开放性伤口没有

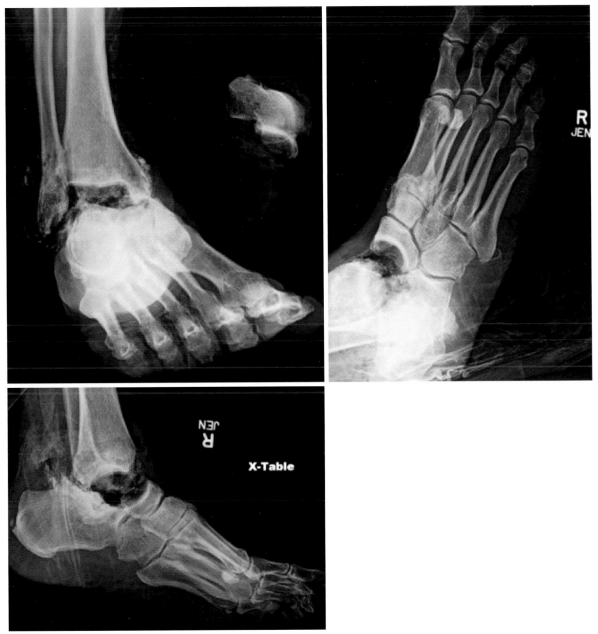

图 11.4 正位、斜位和侧位 X 线片显示距骨开放性脱位，无并发骨折

严重污染，并且完成了彻底的清创，那么尽早对开放性伤口进行最终固定可能是有利的。为清创而进行的创伤性开放性伤口的扩大清创必须仔细计划，以避免后续治疗相关骨折的切口出现问题。局部添加抗生素可能有助于预防感染。如果创面受到严重污染，或计划覆盖复杂的伤口，应适当推迟最终固定（图 11.10）。术

后治疗方案将根据损伤模式和所使用的治疗而有所不同。最初用外固定架稳定的患者足踝可置于支具中，以保持踝关节中立背伸位，并应利于固定针处和伤口的护理。根据骨折类型和不稳定程度，在 6~12 周拆除外固定架（图11.11）。考虑到早期和迟发并发症的高发生率，建议定期随访，最长可达 2 年（图 11.12）。深

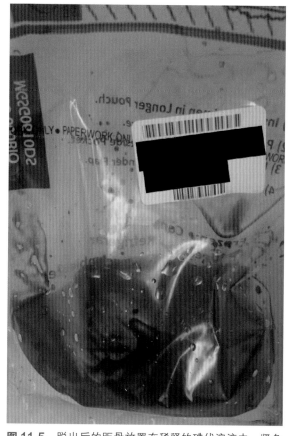

图 11.5 脱出后的距骨放置在稀释的碘伏溶液中，紧急随患者带入手术室

部感染并不少见，应通过积极的术中清创和细菌培养的结果行静脉抗生素治疗。如果骨折愈合，应移除所有植入物，但如果骨折尚未愈合，应保留植入物以提供稳定性（图 11.12~图 11.14）。如果发生慢性骨髓炎，患者可能需要进行积极的骨清创术，放置骨水泥填充，并在后期植骨融合（图 11.15 和图 11.16）。在这种情况下，保持冠状面和矢状面力线是很重要的，这将有助于未来的融合手术。

在某些情况下，患者可能出现距骨缺失，需要替代重建策略（图 11.17）。虽然单纯的胫跟关节融合术是一种治疗选择，但这种方法通常会导致 1.5~4.0cm 肢体长度短缩，并可能导致代偿性疼痛和邻近关节的关节病变。前期治疗是彻底清创，放置抗生素骨水泥珠或距骨形状的骨水泥填充，并通过恢复踝关节和后足的长度和力线进行外固定（图 11.18 和图 11.19）。分阶段植骨融合术的技术和时机取决于可用的骨量和软组织覆盖的条件。通过 Reamer 冲洗吸引器（RIA）系统获得的自体骨移植物和加

图 11.6 术中照片显示脱出的距骨在稀释的碘伏溶液中消毒，准备再置入

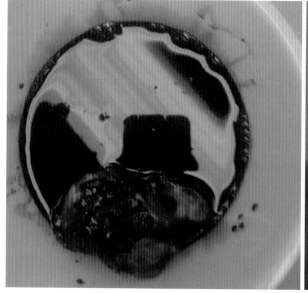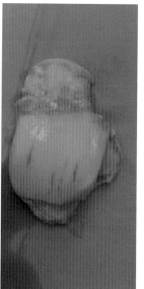

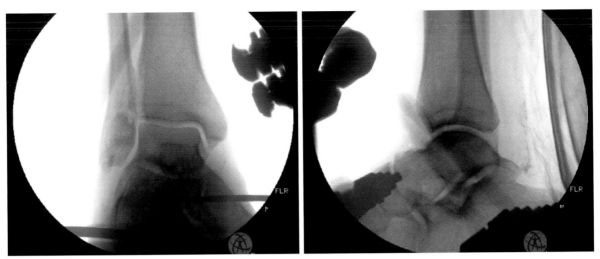

图 11.7　距骨再置入和应用外固定架后的术中正位和侧位透视片

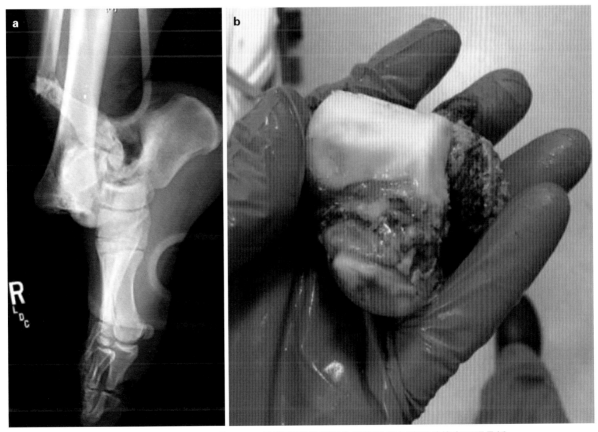

图 11.8　创伤 X 线片（a）和临床照片（b）显示开放性距骨骨折脱位伴距骨完全脱出并伴有双踝骨折

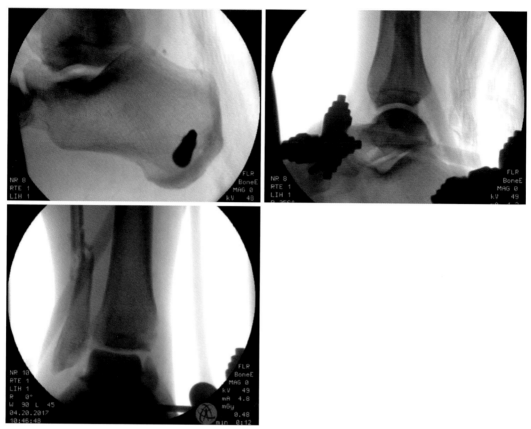

图 11.9 距骨脱出复位前后的术中透视图。复位可通过使用跨踝关节外固定架来实现。由于严重的软组织损伤，双踝骨折没有得到早期确切的固定治疗

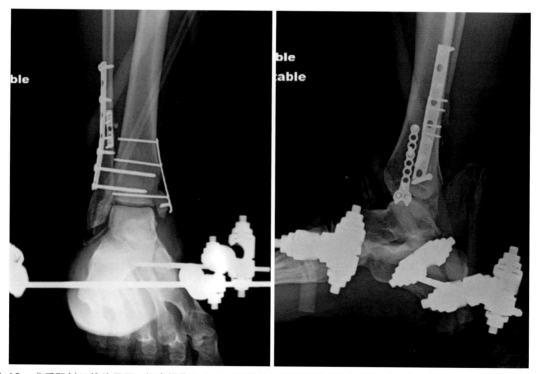

图 11.10 术后即刻 X 线片显示，初次损伤 2 周后，双踝骨折及下胫腓联合韧带得到明确固定，外固定架得到调整。由于软组织损伤和需要考虑伤口覆盖的复杂性，相关骨折的治疗延迟

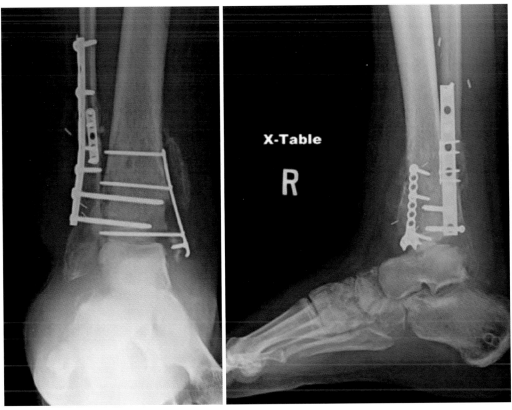

图 11.11　拆除外固定架 3 个月后的正位和侧位片显示，胫距力线保持不变，但出现显著的骨吸收和内固定松动

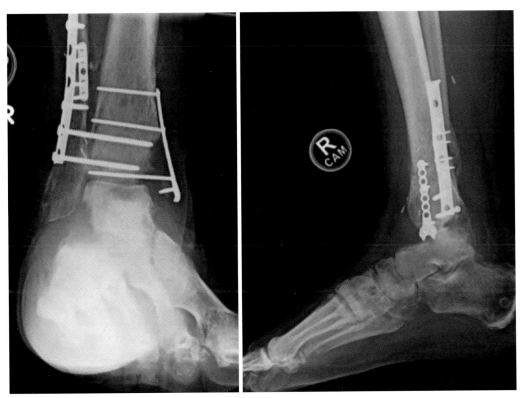

图 11.12　受伤后 4 个月的正位和侧位片显示进一步的骨吸收且临床诊断为深部感染。患者接受外科清创术、植入物调整和静脉注射抗生素治疗

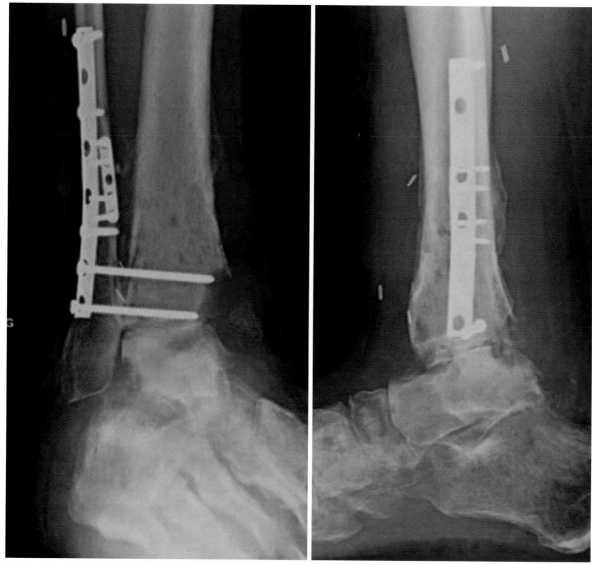

图 11.13 受伤后 6 个月反复清创和移除植入物后的正位和侧位片，显示两个平面进一步的骨吸收和胫距对位不良

入自体移植物的同种异体股骨头移植物都是可靠的。在这种情况下选择置入胫跟髓内钉（图 11.20~ 图 11.23）。

伴或不伴全踝关节置换术的全距骨假体置换治疗距骨缺失是另一种选择，尽管这种治疗的成功仅局限于单个病例报道。全距骨假体是定制的，需要对距骨进行 CT 扫描重建。假体的下表面可能有微孔表面或羟基磷灰石涂层，以固定跟骨。

在最终的手术治疗后，所有患者都应在术后使用短腿石膏夹板固定，并在伤口允许的情况下，在 2~4 周内拆除缝线。患者至少 12 周不负重。药物血栓栓塞预防的处方至少为 6 周。

预后

目前关于全距关节脱位短期和长期预后的证据仅限于病例报告和单病例系列。闭合性全距关节脱位的报道通常描述了良好的结

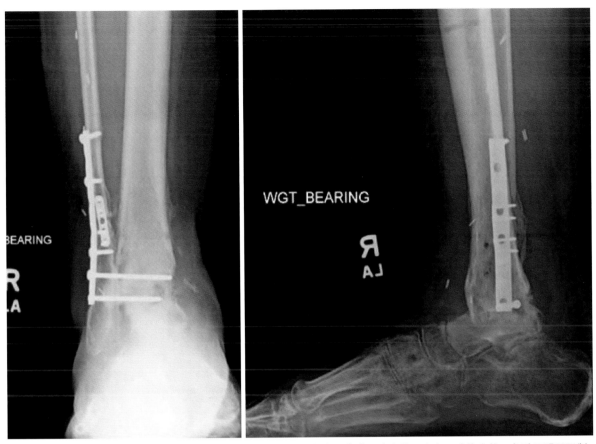

图 11.14　受伤后 1 年的正位片和侧位片显示距骨塌陷，胫距力线没有进一步丧失。患者无感染症状，负重无明显限制

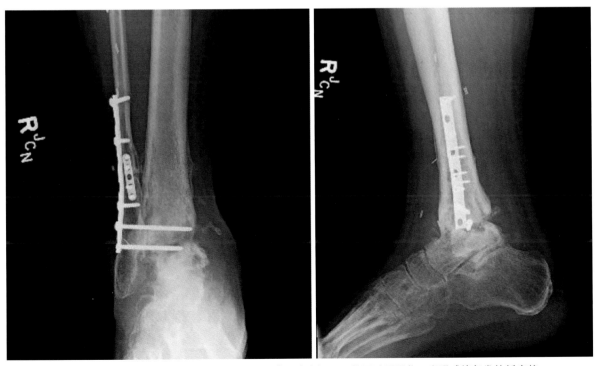

图 11.15　受伤后 17 个月的正位片和侧位片显示距骨进一步溶解，冠状面畸形恶化，出现感染复发的新症状

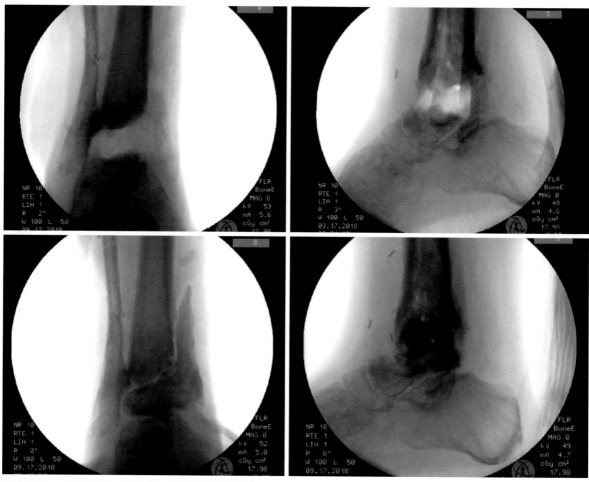

图 11.16 顽固性骨髓炎患者的无血管距骨体清创术后的正位和侧位透视图，以及放置抗生素骨水泥填充

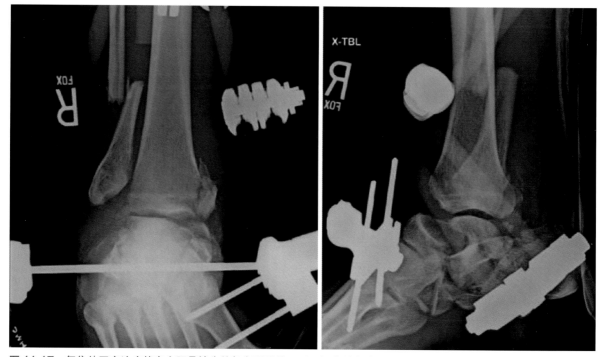

图 11.17 复位外固定治疗伴有全距骨缺失的复杂踝关节及后足损伤的患者的正位片和侧位片。注意踝关节处的缩短

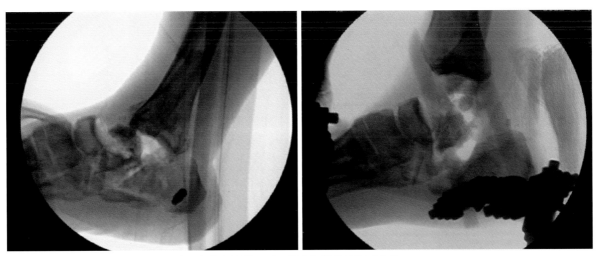

图 11.18　翻修正侧位术中透视图像，复位踝关节、后足长度和调整的外固定架

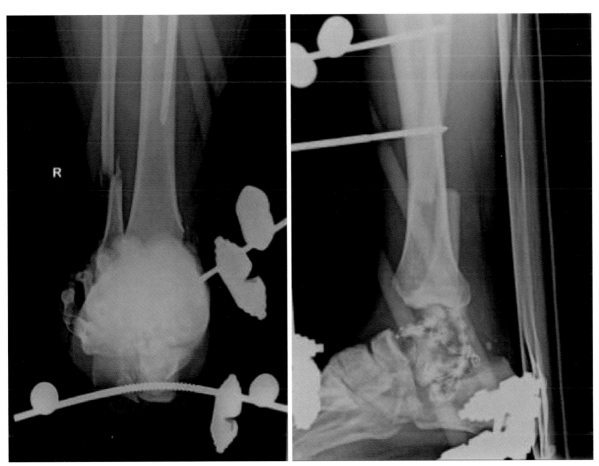

图 11.19　术前后足正侧位 X 线片显示精确对位，为分期植骨和后足逆行髓内钉做准备

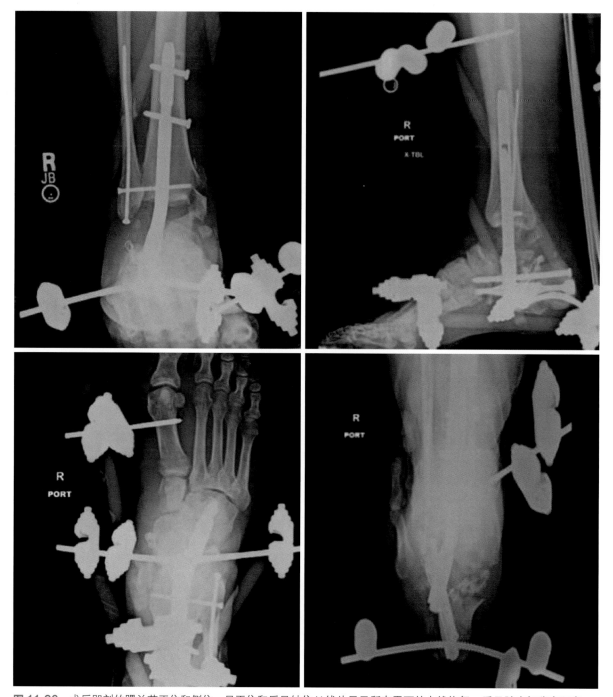

图 11.20 术后即刻的踝关节正位和侧位、足正位和后足轴位 X 线片显示所有平面的力线恢复，后足髓内钉稳定固定

果：大多数患者无症状，踝关节功能接近正常。Rhanim 等报道了 1 例闭合性损伤成功闭合复位的病例。在随访 1 年时，他们报告了病例满意的、无痛的踝关节运动且无缺血性坏死的迹象。Taymaz 等报告 1 例闭合性全距关节全脱位患者采用闭合性复位固定治疗，在 9 年随访中也发现了类似的结果。虽然距骨完全脱位可能意味着血液供应的完全中断，但一些作者推测，闭合性损伤中没有观察到缺血性坏死是由于一些残留的关节囊或韧带附件，这可能有

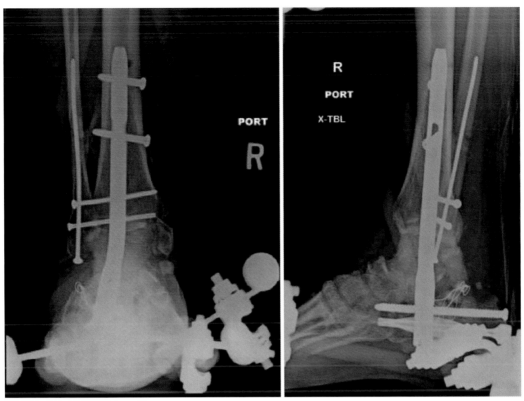

图 11.21　延期植骨术后即刻正位和侧位 X 线片（使用放射免疫法联合同种异体移植收集自体骨），距初次损伤 3 个月

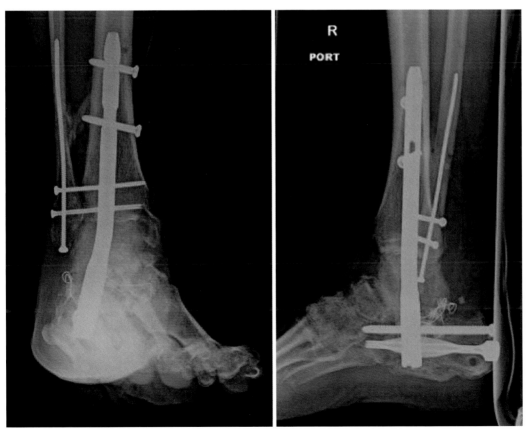

图 11.22　损伤后 6 个月的正位和侧位 X 线片显示保持力线和融合情况

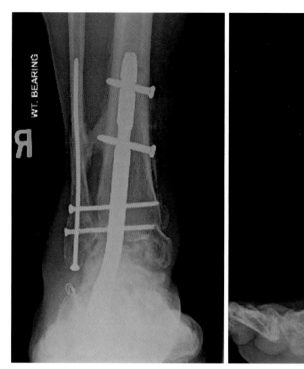
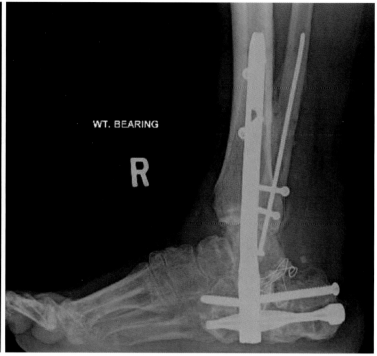

图 11.23 最终治疗后 1 年的正位和侧位 X 线片显示，连锁螺钉断裂，主钉轻微沉降，但保持力线对齐

助于保留距骨的血液供应。活动受限的病例主要位于胫距和距下关节。需要切开复位的患者与成功闭合复位的患者相比，其缺血性坏死和骨髓炎的发生率略高。由于闭合性全距关节脱位的文献非常缺乏，因此无法对其长期预后做出明确的描述，且这些患者的预后可能比描述的情况要差。

与闭合性损伤相比，开放性全距关节脱位有更高的感染风险。Detenbeck 和 Kelly 在他们的早期病例研究系列中报告了 89% 的感染发生率，并建议采用单纯的距骨切除术和 TTC 关节融合术来减少感染和（或）骨坏死的风险。最近的研究对这些发现提出了挑战，并支持在急性全距关节脱位的治疗中进行距骨再植入。Smith 等发现 19 例患者中只有 2 例（11%）在再次植入后发生感染。Karampinas 等报道了 9 例无骨折的开放性距骨全脱位患者，平均随访 21 个月。在他们的系列研究中，患者在清创和复位距骨后接受外固定架和斯氏针固定。术后他们还接受了 7~10 天的抗生素静脉注射治疗。

9 例患者中有 2 例（22%）在再次植入后发生感染。Vallier 等报道，仅用抗生素治疗的浅表伤口感染率为 11%，未发生深部感染，平均随访 45 个月。

当感染发生时，结果可能是毁灭性的，可能需要几次手术来挽救肢体。Marsh 等回顾了 18 例开放性损伤，其中 12 例为完全或部分距骨脱出。这些病例的总感染率为 38%，其中 7 例发生在术后早期。不足为奇的是，不良的功能预后与感染的发生相关。Burston 等在 8 例开放性全距关节脱位患者中发现了类似的结果，其中发生感染的患者预后也较差。虽然这些损伤与高感染率相关，但通过适当及时的静脉注射抗生素，彻底细致的清创，以及小心的软组织处理，可以降低发生感染的风险。

距骨骨坏死的影像学证据发生率为 30%~88%，但距骨体的塌陷并不总是发生的，其发生率为 11%~53%。并非所有距骨体塌陷的患者都需要后续手术。距骨脱位后骨坏死的风险也可能受到距骨骨折的影响。Smith 等发现，在距骨体部或颈部骨折的患者中，距骨塌陷、骨坏死或关节炎的发生率为100%，而在轻微骨折或无骨折的患者中，距骨塌陷、骨坏死或关节炎的发生率为40%。也有一些关于全距关节脱位后距骨血运重建的报道。Gerken等报道的MRI结果显示，距骨完全挤压并伴有轻微距骨头部骨折，术后4h内立即再次植入，可实现血管重建。距骨的血管分布可通过Hawkins征来评估，Hawkins征表现为距骨骨折6~8周后的正位片上可见距骨穹隆软骨下透光性萎缩。Tezval等报道Hawkins征的灵敏度为100%，特异性为58%。距骨Hawkins征的缺失和异常的骨密度增加可能提示发生缺血性坏死。MRI可以帮助诊断不太确定的病例。对于距骨骨坏死患者的治疗仍存在争议，一些作者支持一段时间的不负重以防止距骨塌陷，而另一些作者则表示限制负重不会改变疾病的进程。

总结

全距关节脱位是一种罕见的损伤，伴随有高发的并发症发生率，如感染、距骨缺血性坏死和创伤性关节炎。虽然在文献中描述了多种治疗方案，但结果仅限于单个病例报告或小型病例分享系列。关于最佳治疗方案的共识缺乏表现了这种损伤的复杂性和挑战性，以及难以在保留功能的同时减少创伤性并发症之间寻求平衡。与任何手术一样，我们建议与患者就治疗方案和预期结果进行深入的讨论，共同做出决定。

参考文献

[1] Weston JT, Liu X, Wandtke ME, Liu J, Ebraheim NEA. Systematic review of total dislocation of the talus. Orthop Surg. 2015;7(2):97–101. https://doi.org/10.1111/os.12167.

[2] Johnson B, Rouholamin N, Patel A. Total dislocation of the talus. Eur J Orthop Surg Traumatol. 2012;22(8):633–637. https://doi.org/10.1007/s00590-011-0881-z.

[3] LEITNER B. The mechanism of total dislocation of the talus. J Bone Joint Surg Am. 1955;37-A(1):89–95.

[4] Pinzur MS, Meyer PR. Complete posterior dislocation of the talus. Case report and discussion. Clin Orthop Relat Res. 1978;(131):205–209.

[5] Katz BE, Yang E. Complete closed posterior talus dislocation without fracture. Orthopedics. 2000;23(8):846–848. https://doi.org/10.3928/0147-7447-20000801-20.

[6] Mitchell JI. Total dislocation of the astragalus. J Bone Jt Surg. 1936;18(1):212–214.

[7] Rhanim A, El ZR, Ouchrif Y, Hassani ZA, Kharmaz M, Berrada MS. Nonoperative treatment of closed total talus dislocation without fracture: a case report and literature review. J Clin Orthop Trauma. 2014;5(3):172–175. https://doi.org/10.1016/j.jcot.2014.05.010.

[8] Burston JL, Brankov B, Zellweger R. Reimplantation of a completely extruded talus 8 days following injury: a case report. J Foot Ankle Surg. 2011;50(1):104–107. https://doi.org/10.1053/j.jfas.2010.10.009.

[9] COLTART WD. Aviator's astragalus. J Bone Joint Surg Br. 1952;34-B(4):545–566.

[10] Detenbeck LC, Kelly PJ. Total dislocation of the talus. J Bone Joint Surg Am. 1969;51(2):283–288.

[11] Smith CS, Nork SE, Sangeorzan BJ. The extruded talus: results of reimplantation. J Bone Joint Surg. 2006; https://doi.org/10.2106/JBJS.E.00471.

[12] Boden KA, Weinberg DS, Vallier HA. Complications and functional outcomes after pantalar dislocation. J Bone Jt Surg – Am Vol. 2017; https://doi.org/10.2106/JBJS.16.00986.

[13] Marsh JL, Saltzman CL, Iverson M, Shapiro DS. Major open injuries of the talus. J Orthop Trauma. 1995;9(5):371–376.

[14] Karampinas PK, Kavroudakis E, Polyzois V, Vlamis J, Pneumaticos S. Open talar dislocations without associated fractures. Foot Ankle Surg. 2014;20(2):100–104. https://doi.org/10.1016/j.fas.2013.12.005.

[15] Taymaz A, Gunal I. Complete dislocation of the talus unaccompanied by fracture. J Foot Ankle Surg. 2005;44(2):156–158. https://doi.org/10.1053/j.jfas.2005.01.008.

[16] Mnif H, Zrig M, Koubaa M, Jawahdou R, Hammouda I, Abid A. Reimplantation of a totally extruded talus: a case report. J Foot Ankle Surg. 2010;49(2):172–175. https://doi.org/10.1053/j.jfas.2009.09.003.

[17] Dumbre Patil SS, Abane SR, Dumbre Patil VS, Nande PN. Open fracture dislocation of the talus with total extrusion. Foot Ankle Spec. 2014;7(5):427–431.

https://doi.org/10.1177/1938640014528040.

[18] Jaffe KA, Conlan TK, Sardis L, Meyer RD. Traumatic talectomy without fracture: four case reports and review of the literature. Foot Ankle Int. 1995;16(9):583–587. https://doi.org/10.1177/107110079501600913.

[19] Lee HS, Chung HW, Suh JS. Total talar extrusion without soft tissue attachments. Clin Orthop Surg. 2014;6(2):236–241. https://doi.org/10.4055/cios.2014.6.2.236.

[20] Hiraizumi Y, Hara T, Takahashi M, Mayehiyo S. Open total dislocation of the talus with extrusion (missing talus): report of two cases. Foot Ankle. 1992;13(8):473 477.

[21] Huang P, Lundgren ME, Garapati R. Complete Talar Extrusion Treated With an Antibiotic Cement Spacer and Staged Femoral Head Allograft. J Am Acad Orthop Surg. 2018;26(15):e324–e328. https://doi.org/10.5435/JAAOS-D-16-00748.

[22] Magnan B, Facci E, Bartolozzi P. Traumatic loss of the talus treated with a talar body prosthesis and total ankle arthroplasty. A case report. J Bone Joint Surg Am. 2004;86-A(8):1778–1782.

[23] Ruatti S, Corbet C, Boudissa M, et al. Total Talar

Prosthesis Replacement after Talar Extrusion. J Foot Ankle Surg. 2017;56(4):905–909. https://doi.org/10.1053/j.jfas.2017.04.005.

[24] Burston JL, Isenegger P, Zellweger R. Open Total Talus Dislocation: Clinical and Functional Outcomes: A Case Series. J Trauma Inj Infect Crit Care. 2010;68(6):1453 1458. https://doi.org/10.1097/TA.0b013e3181d03b73.

[25] Gerken N, Yalamanchili R, Yalamanchili S, Penagaluru P, MD EM, Cox G. Talar revascularization after a complete talar extrusion. J Orthop Trauma. 2011;25(11):e107–e110. https://doi.org/10.1097/BOT.0b013e318210f236.

[26] Tezval M, Dumont C, Stürmer KM. Prognostic reliability of the Hawkins sign in fractures of the talus. J Orthop Trauma. 2007;21(8):538–543. https://doi.org/10.1097/BOT.0b013e318148c665.

[27] Ritsema GH. Total talar dislocation. J Trauma. 1988;28(5):692–694.

[28] Palomo-Traver JM, Cruz-Renovell E, Granell-Beltran V, Monzonís-García J. Open total talus dislocation: case report and review of the literature. J Orthop Trauma. 1997;11(1):45–49.

第十二章　中足其他部位错位

Erik A. Magnusson, Jeremy Hreha, Lisa Taitsman

引言

　　孤立的后足和中足关节错位较罕见，但却是潜在的灾难性损伤。可能由高能量或低能量损伤引起，且最常见于年轻患者高能量损伤。由于损伤罕见，足部解剖的复杂性，影像学报告未指明和被其他更紧急的损伤而掩盖，中足关节错位易被漏诊或延迟诊断。处治适于正确认识到该损伤，及时复位和一期或延期固定不稳定关节。临床效果根据累及的关节、相关的软组织损伤和处治时间而存在较大差异。

解剖学

　　跟骰关节和距舟关节组成跗横关节，也被称为 Chopart 关节。距舟关节和跟骰关节是两个独立关节，两者协同距下关节同步进行中足内翻和外翻活动，吸收足部震动，组成硬性杠杆向前推进足部。

　　距舟关节的球窝构造使得中足围绕距骨活动。距舟关节由凸起的距骨头和凹面的舟骨近端、跟骨前中关节面、弹簧韧带和分歧韧带构成。舟骨远端是凸起的，与楔骨相关节，连接前后足，构成足内侧列。

　　跟骰关节连接外侧前后足，构成足外侧列，跟骨和骰骨之间的关节呈双曲面形，这使得骨性接触面增大，稳定性增强。骰骨远端有

与第 4 和第 5 跖骨相对的两个关节面。骰骨跖侧面有腓骨长肌腱沟槽。跟骰关节由背侧和跖侧的系列韧带加强，连接骰骨、舟骨、楔骨和第 4、第 5 跖骨近端。

　　这两个独特的关节共同作用发挥 Chopart 关节主要功能、减震和向前推进作用。当后足翻转时，两个关节轴线是平行的，允许距舟关节和跟骰关节同时运动，吸收足跟落地时的震动（图 12.1）。随着步态周期的进行，后足外翻，距舟关节和跟骰关节的轴线开始偏移，在这种状态下，中足锁定，使得中足可在推进相步态中发挥硬性杠杆作用。Chopart 关节在步态中起到必不可少的作用，也解释了中足创伤患者灾难性后果的原因。

Chopart 关节脱位

　　单纯的 Chopart 关节骨折和脱位是罕见的。多篇综述文章估计中足损伤的年发病率为 3.6/100 000。中足损伤呈现双峰分布特点。大多数患者是年轻人，多发生于高速机动车辆碰撞引起的多发伤，其余的为老年人，在低能量损伤后。

　　单纯脱位是最罕见的中足损伤，占罕见损伤的 10%~25%。大多数患者表现为同时合并中后足部一个或多个骨头的骨折和脱位。

　　中足关节错位由于极其罕见，又常存在多

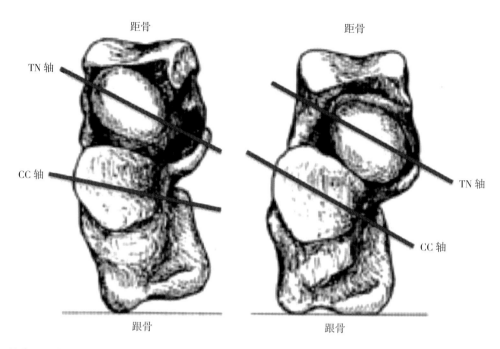

图 12.1 足的位置影响距舟关节和跟骰关节的运动。在左图，足部在内翻的位置，导致关节轴偏移，形成刚性连接。在右图，足部在中立位或外翻位，关节轴线是平行的，允许关节之间的活动。TN 轴，距舟关节轴；CC 轴，跟骰关节轴

发伤，细微的放射学异常表现和中后足本身的解剖复杂性，导致在初次检查时容易被忽略。Main 和 Jowett 报道 1975 年 40% 的病例被延误诊断，主要原因是拍片角度不合适。所以对于可疑中足损伤患者，他们建议拍摄标准正位、侧位和斜位片。35 年之后，一定比例的延误诊断依然存在。Van Dorp 等报道了一家 II 级创伤中心 6 年期间的病例，55% 的中足损伤患者被延误或低估。成功诊断中足损伤需要高度警惕，对多发伤患者进行二次全面体格检查和适当的拍片检查。

分类

跗横关节的损伤根据中足损伤作用力的方向进行分类（图 12.2）。Main 等首先提供了一个全面的 Chopart 损伤分类。这一分类系统分为 5 种损伤类型，分别由内侧作用力、纵向力、侧向力、足底作用力和碾压暴力造成。患者受到不同类型的作用力后导致不同类型的损伤，形成扭伤，骨折 - 扭伤，骨折 - 脱位或单纯脱位损伤，单纯 Chopart 关节脱位是极罕见的，常由内侧作用力、侧向力、足底作用力引起。

结果

除了提出中足损伤分类，Main 和 Jowett 也是首先报道中足损伤后临床效果的团队之一。

他们的评价临床效果的标准简单易行，根据疼痛、僵硬和功能丧失情况，结果被分为优秀，良好，一般或差。优秀表示没有残余症状或功能受损；良好表示轻微症状，没有功能障碍；一般表示有持续的症状和功能障碍；差表示有明显的症状和残疾。

患者需要额外的手术或需行关节融合术也被认为结果为差。Chopart 关节错位的患者只占其中一小部分，他们的临床结局大部分是一般和差。不管何种损伤机制或移位方向，与临床结果相关的因素有初始移位程度，软组织损

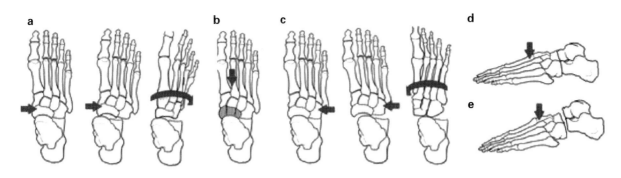

图 12.2 Main 和 Jowett 提出的导致 Chopart 关节损伤的力的方向描述。(a) 内侧定向力导致进展受伤的扭伤、骨折半脱位或脱位旋转错位。(b) 纵向影响有扭伤、骨折半脱位或脱位或旋转错位。(c) 侧向直接力造成受伤的进展扭伤、骨折半脱位或旋转错位。(d) 足底定向力造成挤压伤。(e) 足底定向力导致扭伤或骨折半脱位或脱位

伤和是否存在多发性损伤。

26 年后，Richter 等发表了他们管理随访中足损伤患者的临床结果。

这组病例构成不一，包括不同程度的中足损伤，其中一小部分为 Chopart 关节错位。他们在德国一家 I 级创伤中心治疗 155 例以上的中足损伤病例，包括 25 例单纯 Chopart 关节错位和 26 例同时合并 Chopart-Lisfranc 骨折脱位患者，超过 25 年的随访时间。大多数患者为年轻男性患者，平均年龄 32 岁，(n=144，73%) 由于高速机动车辆碰撞引起。95% 的患者行切开手术治疗，75% 行克氏针、螺钉内固定和外固定架治疗。7 例患者行一期 Chopart 或 Lisfranc 关节融合术，3 例广泛的软组织损伤或多发性损伤患者行膝关节下截肢。

临床结果评估使用 Hannover 评分系统（HSS），Hannover 效果问卷（Q）和美国足踝外科协会（AOFAS）评分。AOFAS 评分平均 71 分，结果不受年龄、性别、损伤机制或治疗方式影响。Chopart 关节骨折脱位患者和 Chopart-Lisfranc 关节同时损伤患者的效果最差，由于这些患者多数合并广泛的软组织损伤，术后感染率增加。

3 年后，Richter 等发表了在同一家机构治疗的单纯 Chopart 关节脱位，Chopart 关节骨折脱位，Chopart-Lisfranc 关节骨折脱位患者的回顾性分析。有 28 例单纯 Chopart 关节脱位患者，60 例 Chopart 骨折脱位患者和 22 例 Chopart-Lisfranc 关节骨折脱位患者。20% 的患者为开放性损伤，88% 的患者合并其他部位损伤，25% 为多发伤。患者行闭合复位固定，克氏针固定，开放复位内固定，关节融合或截肢术。

临床结果评估采用 HSS，Q，AOFAS 量表。平均随访 9 年时 AOFAS 评分平均为 75 分。损伤机制、软组织损伤程度和 Chopart-Lisfranc 是否骨折脱位影响 AOFAS 的评分结果。

有趣的是，无论损伤类型如何，切开复位治疗的患者有更好的评分。

作者得出的结论，临床治疗取得良好的效果取决于解剖复位，而与损伤类型、固定方式或手术干预时间无关。他们建议所有的 Chopart 骨折脱位和 Chopart-Lisfranc 骨折脱位均需开放复位治疗。

Van Dorp 等发表了他们在 2010 年随访 Chopart 关节脱位和 Chopart 骨折脱位治疗的临床结果。与 Richter 类似的一项研究中，Van Dorp 等回顾性分析了一个 II 级创伤中心 6 年间所有的 Chopart 损伤。

他们列举了 9 例 Chopart 损伤患者。与类似的研究相比较，这组患者以中年妇女、低能量损伤为主，3 例患者为 Chopart 脱位（距舟

关节 + 跟骰关节脱位），3 例患者为距舟关节脱位，3 例患者为跟骰关节脱位。所有脱位患者均合并至少一处中后足骨折。6 例患者行闭合固定治疗；3 例患者行开放复位克氏针或螺钉固定治疗骨折或关节不稳定。

Van Dorp 等用 AOFAS 评分及视觉模拟量表来评估临床结果。有 7 例患者治疗结果得到分析，在平均 31.3 个月时 AOFAS 评分平均为 72 分。使用 VAS 数据，7 例患者中有 4 例日常活动无疼痛感，1 例患者有中度疼痛，2 例患者有日常持续疼痛，5 例患者反映运动和休闲活动由于疼痛而受到限制。尽管研究病例数有限，不足于进行统计分析，作者推论 Chopart 损伤源于高能量或低能量损伤，会导致长期足踝部功能障碍。

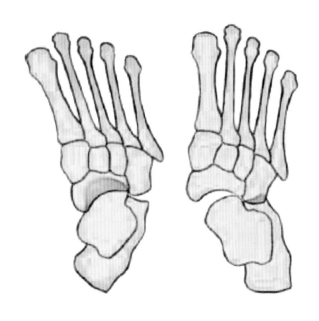

图 12.3　Main 和 Jowett 假设的旋转机制。左侧图片显示向内侧的应力导致足内侧柱压缩、外侧结构分离。右侧图片显示向外侧的应力，引起外侧柱压缩，内侧结构分离

单纯距舟关节错位

单纯距舟关节错位的发病率尚无定论。有关单独距舟关节错位的文献仅限于少数案例报告，病例系列的就更少了。最大的有关距舟关节脱位病例研究由 Main 和 Jowett 于 1975 年发表。Main 等综述了其所在机构诊治的 71 例不同类型的中足损伤患者，其中包括骨折，骨折脱位和单纯脱位。它们是基于暴力的方向以及由此产生的中足的移位而首先创建的中足损伤分类系统。

分类

中足损伤分为 5 类：内向、外向、纵向、足底、挤压伤。这些类别进一步细分为扭伤、骨折、骨折脱位和单纯错位。他们发现了两个独特机制的损伤，即"内侧旋转错位"和"外侧旋转脱位"导致单纯距舟关节错位（图 12.3）。他们描述的旋转脱位，推测内侧或侧向暴力绕踝前的轴线旋转。这个轴的能量集中于完整的距舟关节韧带，扰乱了距舟关节，但保

留了跟骰关节完好无损。

结果

他们的研究纳入 6 例患者的 7 处内侧旋转错位和 1 例外侧旋转脱位患者。他们将效果分为：优秀表示患者没有不适症状，良好表示最小的症状和无明显功能障碍，一般表示有残留症状和功能障碍，差表示有明显的症状，需要进一步干预如二期关节固定术。在这 6 例患者中，有 3 例结果良好，1 例一般，3 例差。外侧旋转错位的患者经闭合复位后效果良好。

Datt 等报道了 1 例摩托车摔伤导致距舟关节内侧旋转错位患者的临床效果。患者有明显的足部畸形，X 线片显示舟骨内侧错位，距骨头内侧关节软骨对冲伤。患者行开放复位克氏针固定距舟关节。术后 6 周避免负重，6 周后拔除克氏针，患者逐步过渡至完全负重。根据 Main 等学者提出的标准，这位患者没有疼痛，效果良好，完全胜任原工作。

Bosman 等最近报道了一例低能量损伤导致的距舟关节外侧脱位案例。一名 69 岁的肥胖女性从轮椅摔下后左足疼痛，中足外侧移位畸形。X 线片显示完全距舟关节横向错位。经麻醉后闭合复位，治疗满意。闭合复位时屈曲膝关节，松弛腓肠肌，纵向牵引，在内收前足的同时于距骨头施加外侧力。

复位后 CT 图像显示跗骨、舟骨、骰骨和外侧楔骨有小的撕脱性骨折。

作者提出外侧旋转脱位是由于前足过度外展造成的，导致围绕距舟关节韧带的旋转力矩和距舟关节外侧脱位。

根据几位学者的研究，舟骨脱位而无中足骨折可能更少见。Dhillon 等将足部稳定类比为 3 条腿的凳子，跟骨、内侧列和外侧列相当于凳子的腿。在这个类比中，一侧列的破坏将导致相邻列破坏。犹如凳子的一条腿受伤，凳子将失去稳定性。他们的结论基于纳入 6 例内侧旋转脱位的小规模的病例系列研究和舟骨脱位病例的文献综述。

在他们的系列中，每一例患者有内侧舟骨错位加上不同程度的外侧柱损伤，骰骨骨折、跟骰关节半脱位或脱位。除 1 例患者外均采取切开复位和克氏针固定。6 例患者中有 3 例患者获得回访，结果不一。1 例患者结果优秀，在 3.5 年时仅有很轻微的不适症状和正常的影像学成像。另外 1 例患者站立时有持续疼痛，需要定期服用止痛药。余下 1 例患者术后不稳定，需要再次手术行舟骨切除，距楔关节、跟骰关节融合。这个患者偶尔有疼痛，但能返回他的保安的工作中。

Williams 等提出了 1 例内侧旋转移位的骰骨张力性骨折，进一步支持这一说法。

他们报道了 1 例 22 岁的健康女性，在步行时摔倒，足踝内翻损伤导致内侧舟骨错位。她被行闭合复位固定。在 18 个月随访时，有中等间歇性疼痛，她不能像受伤前一样跳舞。在 18 个月时，她的 AOFAS 评分为 87 分。这病例特殊之处在于外侧骰骨张力性骨折。作者推论，完全的舟骨内侧错位不可能没有外侧柱的破坏。

单纯骰骨错位

文献报道的骰骨脱位仅限于个案报道；骰骨脱位真正的发病率是未知的。

跟骰关节的骨性和韧带稳定性防止了常规脱位，除非高能量损伤和韧带松弛。骰骨嵌于跟骨远端和第 4、5 跖骨近端之间，多条韧带和肌腱附着使其稳定性得到加强。背侧和跖侧一系列韧带连接骰骨和前后足。肌腱附着进一步稳固跟骰关节，包括第 3 腓骨肌，5 个足趾的趾短屈肌腱和腓骨长肌。尽管如此稳定，仍有高低能量损伤导致的各种单纯骰骨脱位的个案报道。

过度活动综合征患者跟骰关节的稳定性会减弱。有两个 Ehlers-Danlos 和松弛综合征患者低能量损伤导致单纯跟骰关节脱位的个案报道。Wainwright 和 Gregg 发表了 1 例 27 岁的女性 II 型 Ehlers-Danlos 患者由于地面摔倒导致跟骰关节脱位。她成功地进行闭合复位固定治疗。Mcharo 和 Oschsner 报道了 1 例 18 岁女性患者，旋后跖屈损伤造成反复慢性双侧跟骰关节错位。经过自体跖肌腱移植重建跟骰关节韧带治疗成功。作者报道她术后除了瘢痕增生，没有其他不适。

腓骨长肌腱提供跟骰关节外在稳定性，但是它也可能阻碍脱位后复位。Dobbs 等报道了 2 例独特的跟骰关节延迟性脱位病例，因为腓骨长肌腱的嵌入而阻挡复位。2 例患者均由于低能量跖屈内翻损伤后足部疼痛来到医院就诊。X 线片显示了骰骨跖侧错位。作者均试图对他们进行麻醉后闭合复位，但没有成功。切开复位发现腓骨长肌腱嵌入骰骨和第 5 跖骨之间。解除肌腱嵌入后骰骨复位。复位后，1 例患者行顺行和逆行螺钉固定，另外 1 例患者行克氏针固定跟骰关节。2例患者结果良好，没有功能障碍或足部疼痛，返回原来活动水平。

跟骰关节脱位治疗的主要是切开复位固定。事实上，仅有1例病例报道跟骰关节脱位被成功闭合复位。已发表的病例报道显示不同的组织嵌入跟骰关节，妨碍复位。关节囊、韧带和附着的肌腱，这些在受伤前稳定关节的结构会阻碍复位。所有病例需要用螺钉或克氏针临时固定跟骰关节或跖骰关节。除了1例患者，其他患者完全康复，1例患者返回职业棒球。

单纯跟骨脱位

单纯跟骨脱位在中足损伤中罕见。这些损伤可以分为距下和跟骰关节破坏。有关跟骨脱位的文献少见，这几十年仅有个案报道。在所有病例中仅有1例跟骨侧方脱位，更异常的是向足底脱位。

每一个关节脱位的共同机制是高能量或低能量损伤导致的中足扭曲或扭转动作。Roa推论扭转动作是围绕位于中足的轴发生前足翻转。损伤机制类似单纯跟骰关节脱位，但是旋转轴更靠近近端。这种扭转动作的结果是距下和跟骰关节破坏，但距舟关节不受累及。

以往治疗跟骨脱位的治疗方案是手术治疗。所有案例中仅有一个案例经闭合复位和克氏针固定治疗，Viswanath报道的病例经切开复位和克氏针临时固定。许多学者报道，跟骨脱位可轻松闭合复位，但仍不稳定，这是由于后足强有力的韧带被破坏。手术复位和固定后，所有患者需固定6~12周。去除固定器具和开始负重时间根据情况而不同。

跟骨脱位治疗后的临床结果需谨慎对待。不同的学者根据残余疼痛、畸形和功能情况将结果描述为"令人满意"。Viswanath报道了闭合性跟骨脱位经开放复位和克氏针固定后有令

人满意的结果。伤后2年，这名患者有轻微跛行和后足内翻畸形，但这并不妨碍他返回篮网球。最近，Rao报道了跟骨开放性脱位经治疗后有满意结果。这名患者有残余疼痛和后足肿胀、难治性的粗糙皮肤。尽管有这些限制，患者可返回公共汽车司机工作。

没有关于跟骨脱位的长期研究结果，但实质上可能与距下关节脱位类似。尽管没有跟骨脱位的系列病例研究，但有距下关节脱位5~12年结果的系列病例研究。Perugia等于2002年，Palma等于2008年分别报道了45例和30例距下关节脱位患者经历保守治疗的结果。

Perugia报道平均7.5年时，AOFAS评分平均为84分，Palma报道平均8.5年时，AOFAS评分平均为78.8分。在Perugia研究病例中，20例患者无不适症状，但距下关节活动度显著降低。12例患者在不平的地面上行走受限，日常或娱乐活动有困难。Palma的系列病例结果更差，7例患者无不适症状，14例患者有轻微的疼痛，在不平的地面上行走困难。6例由于疼痛和距下关节僵硬导致日常活动受限。

治疗策略

虽然在本节中讨论了各种脱位情况，所有这些损伤的治疗目标是得到和维护一个解剖位置的、稳定的复位。可以通过各种手段包括关闭与切开复位来实现。一旦复位，必须通过临床和影像学途径来评估稳定性。这包括体检、标准摄片和多次CT扫描。如果足部没有同中心位置复位或表现有不稳定的迹象，则需考虑手术管理。

鉴于这些损伤轻重不一，实际上单纯的脱位（没有骨折）是极其罕见的，没有一个最佳的手术解决方案，但指导原则是不变的。关节脱位应该及时复位。特别是皮肤或其他软组织受张力高，坏死风险大。如果软组织条件允许，外科医生明了损伤情况，应该早期恢

复关节稳定。这可能是一个挑战。更多的情况是，软组织损伤妨碍了早期治疗。在这样的情况下，用夹板固定、外固定、经皮克氏针固定将会是不错的选择，可以联合使用。一期手术的目标是复位脱位，缓解软组织张力，如果条件允许，行关节稳定维持复位，减轻软组织水肿。

终极治疗需要行关节稳定手术。如果有伴随的骨折，则必须同期处理，以免影响关节协调性、同中心复位和足部整体排列。当损伤主要为脱位时，相关骨折通常是小的撕脱性骨折或压缩性骨折。可能会需要小螺钉、钢板、克氏针和（或）缝合固定。有时关节压缩性骨折需要植骨。

关节脱位通常需要跨关节固定。必要（活动）关节，尤其是足部外侧列，尽可能临时跨关节固定。包括利用外固定、克氏针和（或）钢板。非必要的关节，一期关节融合术可以考虑，特别是重要关节的损伤。

跗骨脱位小结

总之，除了常见的 Lisfranc 骨折脱位之外，多种关节脱位可能涉及中足。没有明显骨折的单纯脱位是非常罕见的。由于少见，正确识别这些损伤是一个挑战。标准位摄片之外进行 CT 扫描常有助于正确的诊断和治疗。合并的小的骨折也可同时发现。治疗原则是恢复和维持正确排列和关节中心位复位。多数情况下需要手术固定，有时由于软组织损伤，需要分期治疗。最终需要的关节保持活动，固定可能是暂时的，非必要关节可融合。

案例讨论

病例报告 1：舟骨骨折脱位

一名 35 岁的男性从梯子上摔落，左脚疼痛来院就诊。左脚肿胀，中足压痛明显，没有神经与血管功能不全症状。X 线片示舟骨从距骨、楔骨中脱位，向背侧移位，跖侧面有骨折（图 12.4）。到达急诊后数小时，患者被带到手术室，行闭合复位，经皮钻入克氏针固定舟骨脱位，跨关节外固定架固定（图 12.5）。左下肢避免负重。

2 周后，软组织肿胀缓解，重返手术室行确定固定。采取内侧入路暴露舟骨跖侧骨片。采用多枚克氏针和螺钉将跖背侧骨块加压至跖侧骨块。另一个前外侧切口用于处理外侧骨块，钢板固定。2.4 T 形钢板被用来固定舟骨和内侧楔骨（图 12.6）。此外，外固定器移除。术后，足用夹板固定，直到缝线拆除，随后 6 周行支具固定。支具结束后，针对踝关节活动度的物理治疗开始。患者总共 3 个月不负重。术后 18 个月拆除钢板，此外由于疼痛，还进行了唇状骨赘切除术（图 12.7）。

病例报告 2：Chopart 骨折脱位

一名 22 岁滥用药物的男性患者，从 2 楼屋顶跳楼企图自杀。他的左足和背部疼痛。多部位损伤，包括多发腰椎骨折，左足跗骨间受伤。舟骨相对于距骨向背侧脱位，跟骨前侧骨折线经过跗骨窦，向背侧位移（图 12.8）。脊柱或足部受伤没有导致神经与血管受损。

神志清楚状态下在急诊室尝试复位失败，在手术室闭合复位也没有成功。切开复位前，先将一根 4.0mm 斯氏针钻入舟骨作为操纵杆以助于复位（图 12.9）。如果复位不成功，在距舟关节背侧切开一个 5cm 的切口，确认舟骨，舟骨近端和距骨头背侧空虚。一个撑开器插入空虚处，一个尖齿置于胫骨远端，一个置于舟状，两个尖齿撑开，距骨头即可与舟骨复位。

应力下检查复位后关节稳定性，在前足施加向背侧的应力，距舟关节跖侧间隙可能增大。

用带线锚钉置于距骨，缝合舟骨关节囊，

正位   侧位

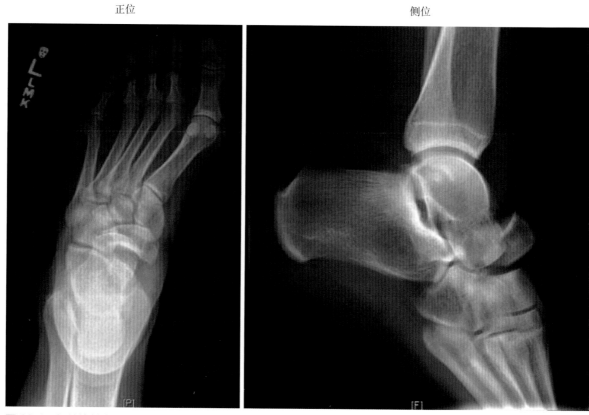

图 12.4 初始放射线片示舟骨向背侧脱位，舟骨跖侧面骨折片

正位   侧位

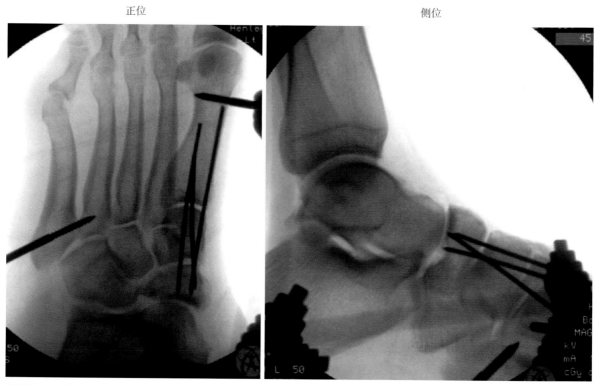

图 12.5 X 线片示舟骨闭合复位经皮固定，外固定针可见

正位　　　　　　　　　　　　　　　　　侧位

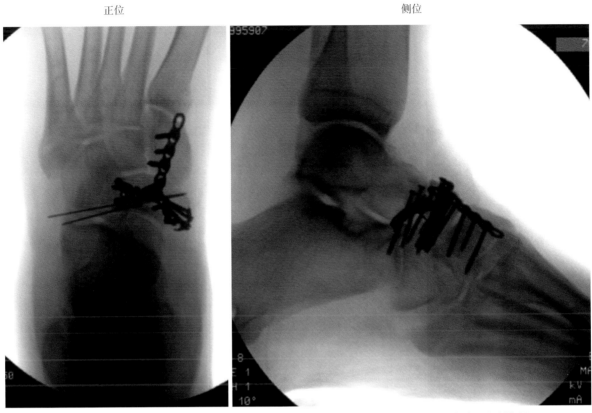

图12.6　明确固定后的 X 线片。克氏针和单独的螺钉维持复位的舟骨骨折，2.4 T 形钢板固定舟骨内侧楔骨

正位　　　　　　　　　　　　　　　　　侧位

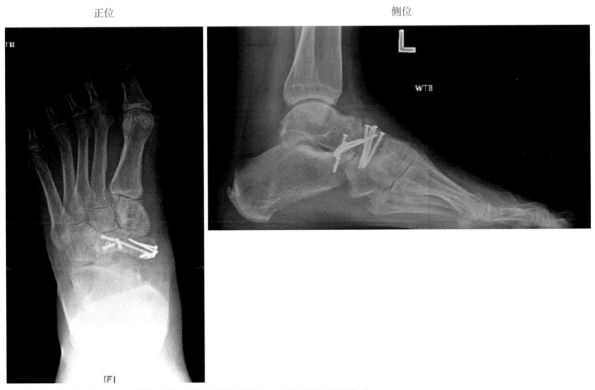

图12.7　去除钢板，切除骨赘后的 X 线片示轻度高弓，距舟关节间隙变小

图12.8 X线片显示舟骨背侧脱位，跟骨前部骨折

正位　　　　　斜位

侧位

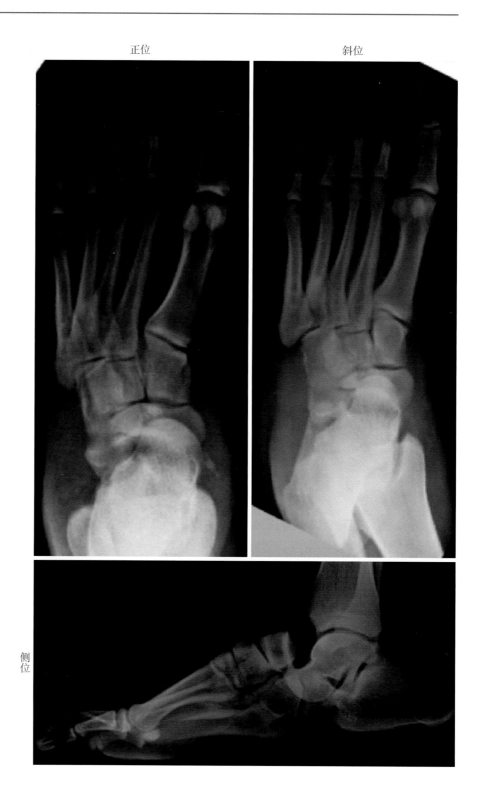

修复距舟关节囊。距舟关节用0.62in克氏针逆行固定。

术后第9天，皮肤肿胀已经缓解，通过跗骨窦入路切开复位内固定跟骨体前部（图12.10）。患者术后12周避免负重，根据耐受情况，过渡至CAM支具靴开始负重。固定距舟关节的2根克氏针术后4周拔出。术后8周开始足踝部活动度物理治疗。这位患者创伤骨科没有完全随访，但注意到这位患者在脊柱骨科术后1年随访时行走无疼痛。

图 12.9　侧位 X 线片显示舟骨置入 4.0mm 斯氏针，用来作为操纵杆

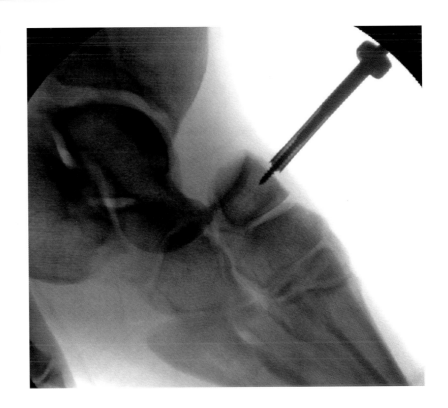

正位　　　　　　　　　　　　　侧位

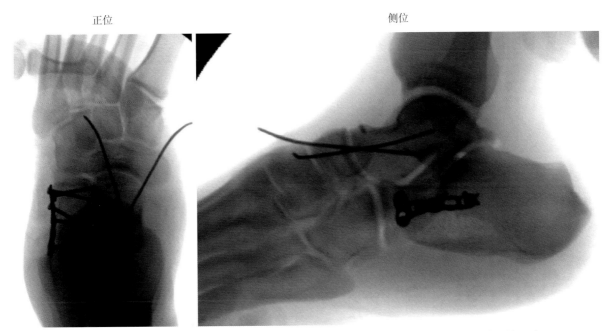

图 12.10　确切固定后的 X 线片，2 根 0.62in 克氏针逆行固定距舟关节，跟骨前部骨折行 T 形钢板侧方固定

参考文献

[1] Benirschke SK, Meinberg E, Anderson SA, Jones CB, Fractures CPA. Dislocations of the Midfoot: Lisfranc and Chopart injuries. J Bone Jt Surg (Am). 2012;94(14):1326–1337.

[2] Klaue K. Chopart fractures. Injury. 2004;35(Suppl 2(2)):SB64–SB70.

[3] Makwana NK, van Liefland MR. Injuries of the

midfoot. Curr Orthop. 2005;19(3):231–242.

[4]   Dorn-Lange NV, Nauck T, Lohrer H, Arentz S, Konerding MA. Morphology of the dorsal and lateral calcaneocuboid ligaments. Foot Ankle Int. 2008;29(8):942–949.

[5]   van Dorp KB, de Vries MR, van der Elst M, Schepers T. Chopart joint injury: a study of outcome and morbidity. J Foot Ankle Surg. 2010;49(6):541–545.

[6]   Richter M, Wippermann B, Krettek C, Schratt HE, Hufner T, Therman H. Fractures and fracture dislocations of the midfoot: occurrence, causes and long-term results. Foot Ankle Int. 2001;22(5):392–398.

[7]   Richter M, Thermann H, Huefner T. Chopart joint fracture-dislocation: initial open reduction provides better outcome than closed reduction. Foot Ankle. 2004;25(5):340–348.

[8]   Main BJ, Jowett RL. Injuries of the midtarsal joint. J Bone Joint Surg Br. 1975;57(1):89–97.

[9]   Datt N, Rao AS, Rao DV. Medial swivel dislocation of the talonavicular joint. Ind J Orthop Medknow Publ. 2009;43(1):87–89.

[10] Bosman W-M, Prakken FJ, Pijls BG, Ritchie ED. Lateral talonavicular dislocation after low-energy trauma. BMJ Case Rep. 2013:bcr2013200692.

[11] Vaishya R, Patrick JH. Isolated dorsal fracture-dislocation of the tarsal navicular. Injury. 1991;22(1):47–48.

[12] Dhillon MS, Nagi ON. Total dislocations of the navicular: are they ever isolated injuries? J Bone Joint Surg. 1999;81(5):881–885.

[13] Williams DP, Hanoun A, Hakimi M, Ali S, Khatri M. Talonavicular dislocation with associated cuboid fracture following low-energy trauma. Foot Ankle Surg. 2009;15(3):155–157.

[14] Smith JS, Flemister AS. Complete cuboid dislocation in a professional baseball player. Am J Sports Med. SAGE Publications Sage: Thousand Oaks. 2016;34(1):21–23.

[15] Dobbs MB, Crawford H, Saltzman C. Peroneus longus tendon obstructing reduction of cuboid dislocation.

A report of two cases. J Bone Jt Surg (Am). 2001;83-A(9):1387–1391.

[16] Mcharo CN, Ochsner PE. Isolated bilateral recurrent dislocation of the calcaneocuboid joint. A case report. J Bone Jt Surg Br. Br Editorial Soc Bone Jt Surg. 1997;79(4):648–649.

[17] Wainwright AM, Parmar HV, Gregg PJ. Calcaneocuboid dislocation in a case of Ehlers-Danlos syndrome. Injury. 1993;24(4):274.

[18] Fagel VL, Ocon E, Cantarella JC, Feldman F. Case report 183. Skelet Radiol. 1982;7(4):287–288.

[19] Parcellier A, Chenut A. Un cas de luxation du calcaneum. Rev Orthop. 1928;15:418.

[20] Degen IL. Dislocation of the calceneus. Ortop Travmatol Protez. 1968;29(3):79–80.

[21] Viswanath SS, Shephard E. Dislocation of the calcaneum. Injury. 1977;9(1):50–52. Elsevier.

[22] Rao H. A complete dislocation of the calcaneus: a case report. J Foot Ankle Surg. 2005;44(5): 401–405.

[23] Hamilton AR. An unusual dislocation. Med J Aust. 1949;1:271.

[24] Horand R. Un cas de luxationdu calcaneum en bas "calcaneum cabre". Lyon Med; 1912.

[25] Degen IL. [dislocation of the calceneus]. Ortop Travmatol Protez. Ortop Travmatol Protez. 1968 Mar;29(3):79–80.

[26] Perugia D, Basile A, Massoni C, Gumina S, Rossi F, Ferretti A. Conservative treatment of subtalar dislocations. Int Orthop. 2002;26(1):56–60.

[27] de Palma L, Santucci A, Marinelli M, Borgogno E, Catalani A. Clinical outcome of closed isolated subtalar dislocations. Arch Orthop Trauma Surg. Springer-Verlag. 2008;128(6):593–598.

[28] Rammelt S, Grass R, Schikore H, et al. Verletzungen des Chopart-Gelenks. Der Unfallchirurg. 2002;105(4): 374.

[29] Lasanianos N, Kanakaris N, Giannoudis P. Trauma and orthopaedic classifications: a comprehensive review. London: Springer; 2015.

第十三章　后足损伤

Todd P. Pierce, Kimona Issa, Jason Schneidkraut

引言

据尸体研究报告显示约有 2% 的患病率，虽然很罕见，但连接跟骨、距骨和骰骨的韧带撕裂是可发生的。多达 10%~25% 的被诊断为踝关节不稳的患者可能有距下韧带损伤。在行走的足跟撞击过程中，它们负责通过距下、距舟、跟骰关节和踝关节传递地面的力量。其损伤的机制尚不清楚；然而，踝关节的被动旋后被认为起了作用。因此，这些损伤在专业和业余芭蕾舞者中经常出现，因为他们经历了这些关节和韧带的重复性微损伤。如果不治疗，这些韧带的损伤可能会导致慢性疼痛和不稳定。因此，我们旨在简要描述这些罕见损伤的适当诊断和治疗。

分析

后足由跟骨、距骨和骰骨组成。它由 3 个关节组成：距下关节、距舟关节和跟骰关节（图 13.1）。距下关节是足旋前和旋后的主要关节。它主要由 3 个韧带组成：跟腓韧带、距骨间韧带和颈韧带（图 13.2）。距舟关节和跟骰关节是跗骨横关节的一部分。该关节负责行走步态的稳定性，因为在足内翻时它被锁定，在外翻时解锁。

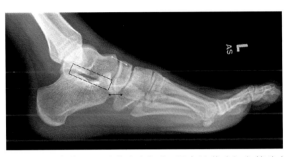

图 13.1　定位距下关节（方框）、距舟关节（红色箭头）和跟骰关节（蓝色箭头）的足部侧位 X 线片。请注意，距舟关节间隙和跟骰关节间隙也有相应的韧带，其走行方向分别为这些箭头

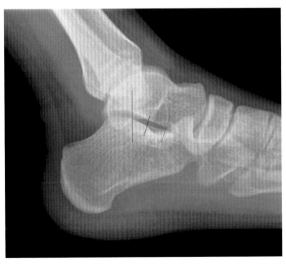

图 13.2　足外侧 X 线片显示距下关节的 3 个主要韧带：跟腓韧带（红线）、距骨间韧带（蓝线）和颈韧带（绿线）

损伤机制

患者经常报告有旋后损伤的病史，随后出现侧方疼痛和肿胀。在被诊断为踝关节不稳定的患者中，多达 10%~25% 的患者可能有距下韧带损伤。

诊断

通常患者会抱怨后足疼痛，伴或不伴肿胀。他们经常描述某种扭伤的脚踝。然而，这可能是一种隐匿性的疼痛，患者报告没有外伤。体格检查时可在跟骨、骰骨或距骨周围触诊有压痛。然而，体格检查可能完全不明显。

使用平足和踝关节系列 X 线片，包括或不包括内翻关节的应力（因为这些损伤通常包括旋后关节），医生可以确定这些韧带是否有损伤。Magerkurth 等对 100 例连续患者进行了放射学研究，发现距骨的平均前后位置与平台相比为 1.7mm（范围，−3~8mm），距骨高度为 28mm（范围，17~38mm）。因此，他们得出结论，这些测量的偏差可能表明距骨附近的韧带有损伤。这些损伤可能与其他病理有关，如踝关节骨关节炎或骨软骨病变。计算机断层扫描（CT）在这种情况下可能有一些用处，并且需要考虑跟骨和骰骨周围骨碎片的大小。然而，这尚未在诊断研究中得到证实。

为了更好地显示韧带结构，磁共振成像（MRI）是最有用的。事实上，如果临床高度怀疑有踝关节轻度或重度扭伤，则进行 MRI 检查更为常见。Tochigi 等评估了 24 例足部内翻损伤患者的 MRI 研究，在 13 例患者中，他们发现距骨韧带受损。然而，对于后足韧带损伤，最近人们开始探索使用超声来恰当地观察距骨、跟骨和骰骨之间的韧带，但这种成像方式尚未被接受为一种诊断标准。

为了帮助正确处理这些损伤，Andemahr 等创建了跟骰韧带损伤分类系统，可以帮助指导处理（表 13.1）。它是由两个特定的损伤组成部分引导的：①骨片的存在和（或）大小；②内翻应力程度。

治疗

目前，还没有广泛接受的治疗这些损伤的指南。然而，绝大多数可以保守治疗。与踝关节扭伤类似，治疗包括休息、冰敷、压迫和抬高（RICE）。更严重的韧带损伤可以通过固定和保护性负重结合 RICE 模式进行治疗。如果采用物理疗法，应着重于跟腱的拉伸、本体感受训练和加强腓骨肌。

上述 Andemahr 分类系统可用于指导治疗。通常情况下，在应力 X 线片上出现大的碎骨片，再加上 10° 的角度是手术治疗的指征，目的是恢复原生解剖。较大的骨片以及应力视图下的大体成角表明 Chopart 关节不稳定，这对于适当的步行步态是必不可少的。

讨论

总之，虽然相当罕见，但连接跟骨、距骨和骰骨的韧带也可能发生损伤。通常可以通过足部 X 线平片和内翻应力片来诊断。尽管保守治疗可以改善许多此类损伤，但如果出现严重不稳定和大骨折碎片，则可能需要手术治疗。

表 13.1 跟骰韧带损伤分类系统

类型	应力 X 线片上的 CC 角	X 线上发现的碎骨片	治疗
1	< 10°	无碎片	固定 4~6 周
2	> 10°	+/− 小碎片	步行靴 6 周
3	> 10°	大碎片	薄片的复位固定
4	> 10°	骰骨压缩性骨折的碎片	切开复位内固定 +/− 骰骨植骨 +/− 经腓骨短肌韧带移植

不幸的是，由于这些损伤非常罕见，它们还没有被广泛研究，治疗方式可能会随着未来评估结果的研究而发展。

参考文献

[1] Cromeens B, Patterson R, Sheedlo H, Motley TA, Stewart D, Fisher C, Suzuki S, Su F, Reeves R. Association of hindfoot ligament tears and osteochondral lesions. Foot Ankle Int. 2011;32(12): 1164.

[2] Keefe DT, Haddad SL. Subtalar instability. Etiology, diagnosis, and management. Foot Ankle Clin. 2002;7(3):577.

[3] Pisani G. Chronic laxity of the subtalar joint. Orthopedics. 1996;19(5):431.

[4] Meyer JM, Garcia J, Hoffmeyer P, Fritschy D. The subtalar sprain. A roentgenographic study. Clin Orthop Relat Res. 1988;226:169.

[5] Menetrey J, Fritschy D. Subtalar subluxation in ballet dancers. Am J Sports Med. 1999;27(2):143.

[6] van Dijk CN, Lim LS, Poortman A, Strubbe EH, Marti RK. Degenerative joint disease in female ballet dancers. Am J Sports Med. 1995;23(3):295.

[7] Jung HG, Kim TH. Subtalar instability reconstruction with an allograft: technical note. Foot Ankle Int. 2012;33(8):682.

[8] Andermahr J, Helling HJ, Maintz D, Monig S, Koebke J, Rehm KE. The injury of the calcaneocuboid ligaments. Foot Ankle Int. 2000;21(5):379.

[9] Magerkurth O, Knupp M, Ledermann H, Hintermann B. Evaluation of hindfoot dimensions: a radiological study. Foot Ankle Int. 2006;27(8):612.

[10] Arokoski JP, Jurvelin JS, Vaatainen U, Helminen HJ. Normal and pathological adaptations of articular cartilage to joint loading. Scand J Med Sci Sports. 2000;10(4):186.

[11] Main BJ, Jowett RL. Injuries of the midtarsal joint. J Bone Joint Surg Br. 1975;57(1):89.

[12] Tochigi Y, Yoshinaga K, Wada Y, Moriya H. Acute inversion injury of the ankle: magnetic resonance imaging and clinical outcomes. Foot Ankle Int. 1998;19(11):730.

[13] Fessell DP, Jacobson JA. Ultrasound of the hindfoot and midfoot. Radiol Clin N Am. 2008;46(6):1027.

[14] Mullen JE, O'Malley MJ. Sprains – residual instability of subtalar, Lisfranc joints, and turf toe. Clin Sports Med. 2004;23(1):97.

[15] Clanton TO. Instability of the subtalar joint. Orthop Clin North Am. 1989;20(4):583.

第四部分　跟骨骨折

第十四章　跟骨关节内骨折

Kenneth L. Koury

引言

跟骨骨折每年约占所有骨折的 1%~2%，估计每年每 10 万人中患者数为 11.5 例。然而，由于损伤的复杂性和严重性以及潜在的并发症，这些骨折可能会对患者的生活产生巨大的影响。因此，人们对跟骨骨折的治疗越来越重视，最近的研究进展集中在改善这些跟骨骨折远期疗效及减少并发症的手术决策。

在过去的 2~3 年里，骨科医生试图通过改进对移位跟骨骨折的手术治疗，尽可能努力将这些严重损伤对个人的损害和社会经济影响降到最低。在此期间，跟骨骨折的分类、手术病患的选择以及手术方法均产生了许多新进展。本章的目的是回顾相关的解剖和生物力学、典型骨折模型、手术适应证和手术原则，以及软组织条件等跟骨骨折治疗的重要因素，手术方法等细节将在随后的章节中讨论。

解剖和生物力学

跟骨具有不规则且复杂的形态，包括后结节，载距突，前、中、后关节面。跟骨作为足底筋膜和小腿三头肌的附着部位，通过其对足纵弓和外侧柱的维持机制，在负重中起着重要作用。本节将回顾主要的的关节结构、肌肉附着和相关的软组织。跟骨有 4 个关节面：跟骰

关节面、前关节面、中关节面和后关节面（图 14.1）。跟骰关节连接跟骨和足的外侧柱，在前突的最前面。跟骨前上部分的其他关节面与距骨形成距下关节。跟骨的前、中关节面位于载距突的前上方，后关节面最大，是最主要的负重关节。

跟骨是肌肉和韧带附着的重要部位。跟骨结节是小腿三头肌和足底筋膜的附着部位，它们在力学上是连续的结构。足跟垫在跟骨结节的足底侧附着。载距突内侧的韧带附着包括弹簧韧带，这对纵弓至关重要。在内侧和外侧，分别为三角韧带和跟腓韧带，其有助于踝关节

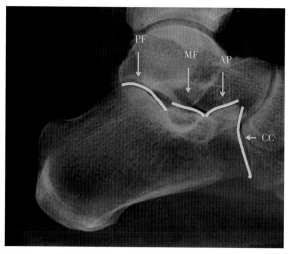

图 14.1　侧位 X 线片上所见跟骨的关节面：PF，后关节面；MF，中关节面；AP，前突；CC，跟骰关节

的稳定性。

跟骨骨折可导致生物力学上严重的畸形：跟骨的高度改变。在侧位 X 线片上，从后关节面的上侧面到脚跟骨的下缘进行测量，对腓肠肌 – 比目鱼肌的杠杆功能和避免胫距前方撞击有重要意义（图 14.2 和图 14.3）。跟骨外侧柱长度缩短，导致前足外展、扁平足和距骨撞击（图 14.4）。跟骨骨折也通常使足跟自内向外增宽。这种宽度的增加导致腓骨肌腱激惹、跟腓韧带失效、腓肠神经卡压，以及正常穿鞋困难。此外，跟骨结节通常内翻，这对脚的生物

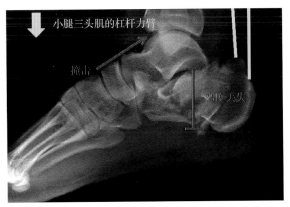

图 14.3 跟骨高度的丢失影响了小腿三头肌的杠杆力臂。如果跟骨在这个位置愈合，当负重时，距骨将在矢状面上呈现更水平的位置。在背伸时，距骨颈会撞击胫骨远端的前部

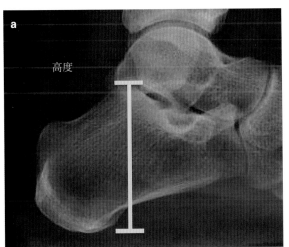

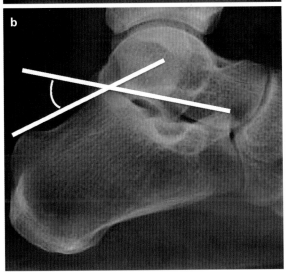

图 14.2 a. 跟骨的高度。b. Böhler 角：这是由两条线相交所产生的角。一条线连接后关节面的头侧和前突的头侧。另一条连接后关节面的头侧和结节的头侧。正常角度为 20° ~40°

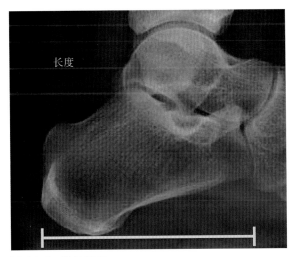

图 14.4 跟骨长度

力学有不良的影响（图 14.5~ 图 14.8）。前突通常向背侧移位。如果它在这个位置愈合，那么距骨外侧突可以在旋前时出现撞击（图 14.9）。最后，后关节面移位和关节面台阶形成与距下关节炎有关（图 14.10）。

跟骨毗邻也有许多相关的软组织结构，这些结构也是治疗这些损伤的考虑因素。腓骨肌腱沿跟骨外侧壁走行，在外侧壁骨折爆裂时有脱位的风险。在外侧还有腓肠神经和足跟皮肤的动脉供血。了解腓肠神经的走行对于预防在外侧入路或跗骨窦入路行跟骨切开复位内固定时的医源性损伤是十分必要的。腓动脉外侧跟

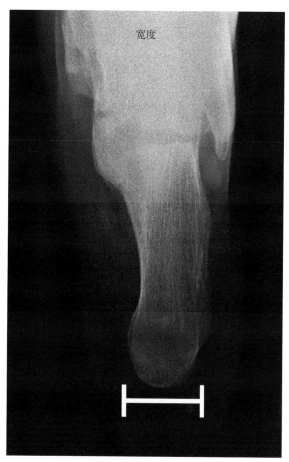

宽度

图 14.5　跟骨宽度

骨支滋养外侧扩大入路的皮瓣。内侧，姆长屈肌（FHL）走行于载距突下方。由于横向的固定螺钉锚定在这个区域，过长的螺钉头可能会激惹姆长屈肌。

骨折类型和分类

　　跟骨骨折的典型损伤机制是轴向载荷损伤，如高处坠落或高速机动车事故。跟骨骨折的初级和次级骨折线的类型是可重复的，并定义了损伤及其相关后遗症。原始骨折线通常从跗骨窦的外侧，穿过后关节面，延伸至载距突后内侧。该骨折线将跟骨分为后外侧和前内侧两部分。后外侧骨折包括跟骨结节、外侧壁、后关节面的外侧部分。前内侧骨折包括后关节面的内侧部分和中、前关节面及载距突。载距

突通常保留其与距骨的关系，因此称为恒定骨折块。

　　Essex Lopresti 根据 X 线片上次级骨折线的方向将骨折分为两种类型。在关节面塌陷型中，由于次级骨折线将二者分开，结节不再与后关节面连续。然而，在舌形骨折中，水平方向的从足底至后关节面的次级骨折线使得跟骨结节出现劈裂，从而使后关节面与跟骨结节保持连续性。进一步的研究支持了该分类系统的可重复性。

　　关节面塌陷型骨折有上述明显的原发和继发骨折线，以及在前突延伸到跟骰关节过程中可能发生的骨折。通常这种前外侧骨折片处于旋前位。由于后关节面和跟骨结节的分离，足跟高度和长度缩短，宽度相应增加。同时，跟骨结节也处于内翻。

　　在舌形骨折中，跟骨结节有明显的后上方劈裂，并且由于跟腱的牵拉而向上移位。这种移位很重要，因为它可能会由于局部对足跟皮肤造成持续压力而引起严重后果。及时识别并予以急诊处理可以最大限度地减少这种亚型的软组织并发症。

　　有几种测量方法可以帮助确定侧位 X 线片上的后关节面移位。Böhler 角是一条连接前突最上点和后关节面的线，以及沿着结节上缘到后关节面上点的第二条线形成的角。角度通常测量为 20°~40°，其值减小，表明后关节面移位和高度缺失。其值随后关节面的移位而增加。

　　跟骨骨折还有其他分类，这些分类大多数侧重于 CT 下后关节面粉碎程度及骨折片移位程度。这些其他分类的临床效果仍然存在争议。但 CT 也为外科规划提供了轴位、冠状位和矢状位的重要信息。

初步治疗

　　跟骨骨折的一期治疗对整体预后至关重

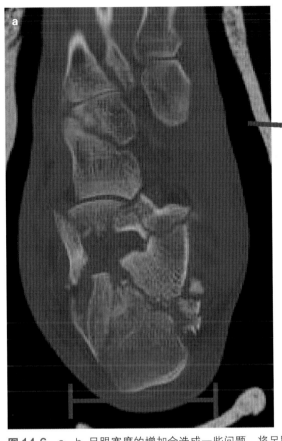
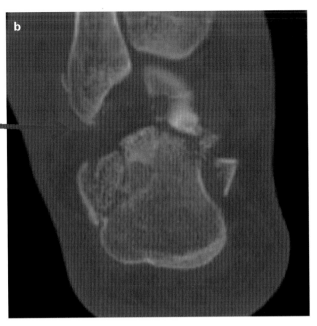

穿鞋腓骨刺激跟腓连接腓肠神经卡压

图 14.6　a、b. 足跟宽度的增加会造成一些问题。将足跟套入鞋中可能会有困难，腓骨肌腱由于在不规则的表面上移位而会受到刺激。腓肠神经在外侧壁撞击时会出现卡压。腓骨在外翻时会撞击移位的侧壁。图 a 上的圆点表示腓骨肌腱的位置。图 b 上的箭头提示请注意腓骨的区域，该区域与跟骨外侧壁相毗邻

要。软组织条件是主要关注的问题，因为它们对最终的临床结果有很大的影响。此外，患者影像学资料对手术计划有重要的参考作用。糖尿病和吸烟史等问题与软组织的护理密切相关。

软组织管理是所有类型跟骨骨折治疗的关键。关节面塌陷型骨折软组织损伤较小，可相对早地实施手术治疗。但此类型骨折有时会导致软组织持续肿胀，从而影响手术时机。开放性骨折的创口常位于内侧；这需要早期使用抗生素、预防破伤风，并急诊清创、冲洗和临时固定。足部也有压力升高的危险，特别是在跟骨骨折局部可能因出血进入软组织间室出现骨筋膜室综合征时。这需要提高认识，如果需要，则行急诊筋膜室减压。

在大多数闭合性骨折中，早期管理包括分层加压包扎和夹板固定，以尽量减少肿胀。对软组织损伤，耐心至关重要，尤其是外侧皮肤出现水疱的时候。肿胀必须在考虑手术之前解决，这可能需要等待几个星期。外固定器放置在内侧，可以稳定跟骨和皮肤软组织。

跟骨舌形骨折需要急诊干预，以防止灾难性的软组织损伤。跟骨结节向上移位可导致足跟后部皮肤被骨折片持续压迫并导致皮肤坏死。所以需要急诊经皮复位固定治疗，以避免软组织损害。夹板固定时注意足跟的衬垫，用夹板将脚固定在适当的位置以减少畸形及其对后部皮肤的潜在压迫风险。

接诊医生必须评估患者的全身情况，因为导致跟骨骨折的轴向负荷机制也会导致其他损

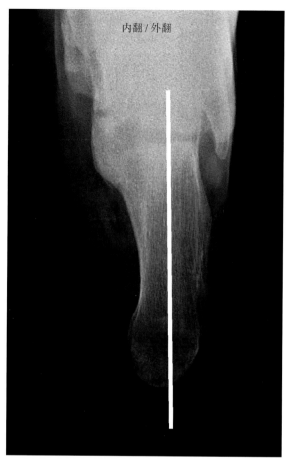

图 14.7　跟骨的冠状位排列

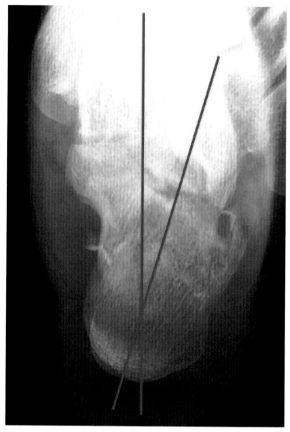

图 14.8　跟骨的变位

伤：诸如同侧和对侧距骨、Pilon、胫骨平台骨折、骨盆和腰椎骨折。跟骨骨折会造成严重的疼痛，导致对其他损伤的疏忽。

跟骨骨折的评估包括 X 线检查和 CT 扫描。位片提供关于骨折亚型和后关节面移位程度的信息。Harris 跟骨轴位片显示后结节移位，足跟宽度增加，内翻畸形。Broden 位也有助于评估后关节面移位。这种 X 线组合对于初步评估很有用。而且也是术中的透视体位。最后，跟骨的 CT 扫描提供了关于骨折片和骨折移位的信息。

最后，患者的其他条件也与预后息息相关。高龄、吸烟、男性、工人赔偿金和体力劳动都与术后预后不良相关。虽然这些因素都不是手术禁忌，但在与患者讨论治疗方案时，这些因素是很重要的。

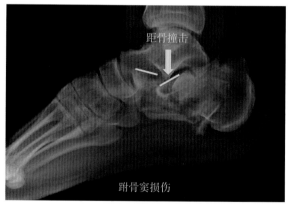

图 14.9　跗骨窦损伤：背侧移位的前突骨折碎片会在旋前撞击外侧距骨突

手术指征及原则

尽管在影像学、内固定、生物力学和术中技术方面取得了进展，但跟骨骨折的手术适应证仍然存在争议。现有文献的局限性包括对不

后关节面移位

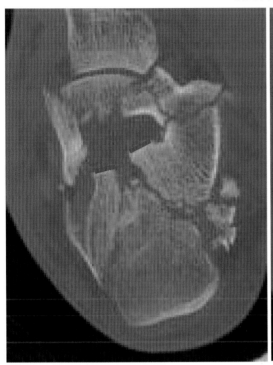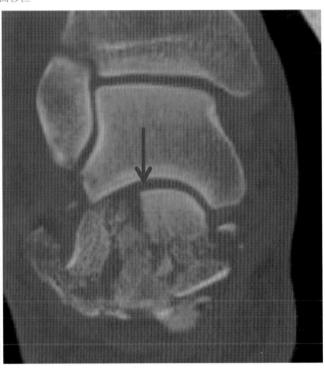

距下关节炎

图 14.10　后关节面移位与创伤后距下关节炎有关

同骨折类型、治疗方法、临床和外科医生经验的比较，以及缺乏必要的长期随访、功能和前瞻性设计。大多数外科医生认为，非手术治疗跟骨骨折会导致畸形，应该进行一些干预，但手术类型和技术仍存在争议。

移位的跟骨骨折的自然史包括畸形、步态不稳、鞋穿疼痛和后足力学改变。这些后遗症与跟骨高度的丧失、宽度的增加、外侧柱长度的丢失、跟骨结节内翻位置和关节面不匹配有关。手术治疗的目标是恢复跟骨解剖，维持整个胫距关节和距下关节的功能，并能够正常穿鞋。在最后确定治疗计划之前，需综合考虑多种因素：如骨折类型，软组织组织条件，外科医生的经验等。在初步评估期间，需要考虑患者的吸烟、非法药物滥用和酗酒的社会历史。精神疾病问题、糖尿病、周围血管疾病和神经病变也是患者选择过程中的因素。这些因素并不是手术禁忌，但应予以重视。

虽然保守治疗遗留的畸形愈合比手术后无法根除的感染更好，但与接受闭合治疗的患者相比，大多数手术治疗的预后明显更好。在评估骨折时，研究表明移位骨折的预后比非手术治疗的非移位骨折差。同样，后关节面移位的增加、更多的骨折线和粉碎性骨折往往会导致较差的结局。软组织条件是决定手术的首要因素。开放性骨折、足跟垫损伤也往往与较高的并发症发生率有关，并可能影响入路选择和固定策略。在确定适应证时，必须考虑患者的社会因素、既往病史、患者期望、骨折类型、软组织条件和外科医生的经验。

临时性治疗技术

高能量创伤导致跟骨骨折不仅损伤后足

骨性结构，而且损伤软组织。骨损伤的治疗必须等到软组织肿胀解决、水疱或开放性伤口重新愈合后进行。骨折片的移位会阻碍软组织的愈合。临时外固定可明显减少骨折片移位、软组织水肿并缩短最终手术治疗（切开复位和内固定）的时间，并有利于切口闭合。对于有关节面明显塌陷的骨折，可采用内侧外固定，可以使软组织得到休息，并可能有助于将来的重建。

内侧外固定技术可以抵抗外侧软组织张力，保证在软组织肿胀消退后的外侧入路的安全。术中患者取仰卧位，将患肢抬高，在透视引导下，在内侧楔骨上做切口。打入 5mm×170mm

的 Schanz 钉，穿过内侧、中间和外侧楔骨。Schanz 钉通过经皮穿刺切口置入胫骨内侧，在胫骨上提供固定点。第 3 枚 Schanz 钉通过内侧打入跟骨结节。在胫骨干内侧钉和跟骨内侧钉之间进行牵引，以恢复跟骨高度。沿着连接内侧跟骨钉和楔骨连接杆进行牵引，恢复跟骨的适当长度。内侧跟骨和楔骨钉都可以向内侧方向牵引，分别矫正跟骨结节内翻和足内旋。畸形大体矫正后，使用标准成像（正位 / 轴位 / 侧位）评估力线情况（图 14.11）。

跟骨结节撕脱性骨折（Hatchet 骨折）使跟骨后方皮肤可能受到撞击造成开放性损伤。这是骨科急症，应急诊处理。将患者摆放侧卧

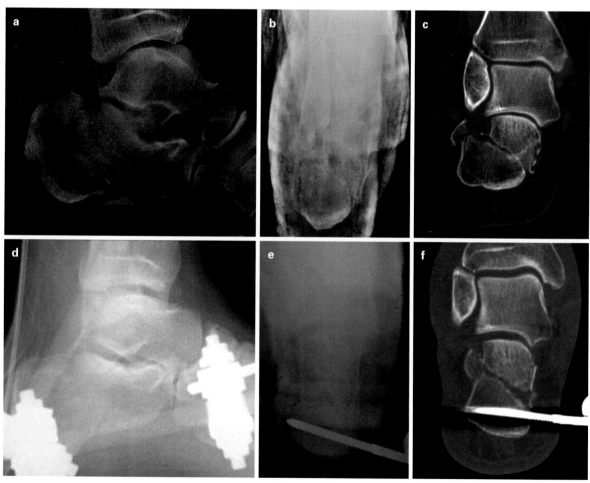

图 14.11 内侧外固定架在跟骨关节内骨折中的应用。a. 结节的长度和高度都缩短。b、c. 结节位于内翻，横向移位至腓骨下方。d. 结节的高度和长度大体恢复。e、f. 跟骨结节在冠状面上已调整到适当的位置，其平移畸形已得到矫正。与图 c 相比，软组织包膜明显缩小

位或俯卧位时，经皮点状复位加压骨折线。一个夹齿放在移位的跟骨结节上，另一个放在足跟垫的深部。如果骨折线向远端延伸，还可以使用骨剥来抬起与后关节面连接的跟骨结节骨折片。同样，可以从后到前放置 1 枚 4mm×150mm 的 Schanz 钉，将跟骨结节固定。克氏针临时固定可用于维持复位直到确定切开复位内固定，或者如果达到解剖复位，则可进行经皮螺钉固定。

两个病例

为了阐明不同的关节内跟骨骨折类型在治疗上的差异，其余的讨论将以具体病患为例，向读者展示双侧跟骨骨折的相关影像学表现及如何正确理解影像学上的畸形。

右跟骨侧位片可见跟骨高度明显下降。Böhler 角度近似为零，这会影响腓肠肌－比目鱼肌复合体的功能。此外，如果跟骨结节在这个位置愈合，距骨将处于一个更加水平的位置，这将导致踝背伸时距骨撞击胫骨远端。跟骨轴位片可观察到跟骨结节内翻。内翻的跟骨结节排列阻碍了跗横关节的内旋，这在整个步态周期中对足功能产生很大影响。后关节面的移位是明显的，但不能准确地量化。足跟宽度也有增加（图 14.12）。

轴位 CT 图像显示主要的骨折线，从跗骨窦横向延伸至后内侧。还存在次级骨折线。次级骨折线累及载距突，移位最小。另一条继发性骨折线出现在前突，在跟骰关节处有移位（图 14.13）。

冠状位影像提供了涉及跟骨关节内骨折线的更多细节，其中移位主要发生在背外侧。后关节面台阶在这些图像上很明显（Sanders 3AB）。足底内侧跟骨结节的撕脱也很明显，移位很小。载距突骨折片与距骨对应关系接近正常，称为恒定骨折片（图 14.14）。

矢状位图像可见舌形骨折线，因为后关节面与跟骨结节是连续的。水平骨折线是一条次级骨折线，它从舌形骨折线延伸至后关节面。跟骨的长度大体保持不变，因为带有跟骨结节的后关节面邻接跗骨窦，故缩短不明显（图 14.15a）。在前突骨折处，除了间隙外，还有一个小台阶，骨折延伸至跟骰关节（图 14.15b）。内侧矢状位图像证实了累及载距突的继发性骨折线移位不大（图 14.15c）。

对侧跟骨的移位更大。在侧位片中，Böhler 角度为负数（正常：+20°~40°）。跟骨轴位显示脚跟宽度增加，以及跟骨结节内翻。可观察到两个单独的后关节面骨折碎片，还具有更大的横向移位（图 14.16）。

在轴位 CT 图像上，此处存在相同的原始骨折线，从跗骨窦向后延伸。请注意，后外侧骨折片相对于载距突的前部和外侧方向移位。在前突区域可见大量粉碎骨碎片，有几条次级骨折线。从后结节到前突的外观看起来碎片重叠，这表明长度缩短。两个后关节面骨折碎片很明显，外侧碎片显示内侧后关节面碎片明显移位。后关节面的内侧碎片看起来移位最小。也可以观察到外侧壁骨折片对软组织的撞击（图 14.17）。

冠状位图像详细地描述了前突粉碎性骨折。明确了内侧后关节面骨折与载距突的关系。并能清楚地观察到外侧壁爆裂。尽管载距突周围骨折片有较大的移位，但它仍然与距骨保持对应关系（图 14.18）。

矢状位图像包含与对侧相同的水平次级骨折线（足底到后关节面并离开后结节），但也有垂直骨折线将后关节面与结节分离。垂直骨折线可能代表了该骨折块的张力被破坏；整个跟骨结节向距骨头侧移位，而后关节面则被卡在距骨的后方。因此，这种骨折更符合"舌形骨折断裂"模式，而不是关节面塌陷。这种区别对于甄别腓肠肌牵拉造成的舌形骨折很重要。在此类骨折中，腓肠肌滑移手术并不能作为舌形骨折的手术治疗方案（图 14.19）。

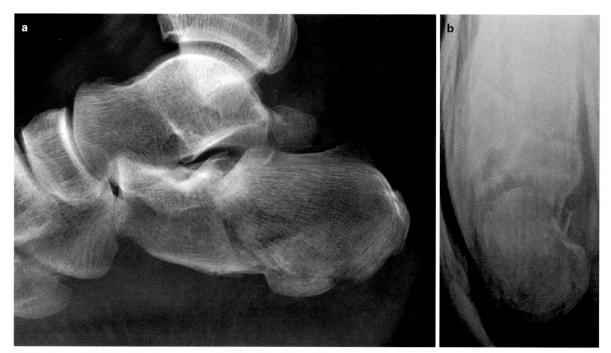

图 14.12 双侧跟骨骨折患者。a、b. 舌形跟骨骨折的侧位和轴位足跟视图

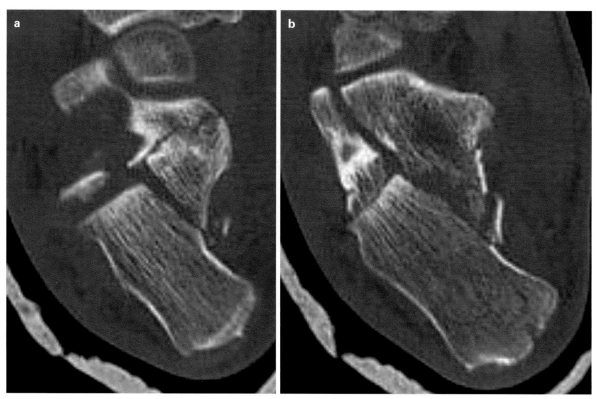

图 14.13 a、b. 轴位 CT 图像

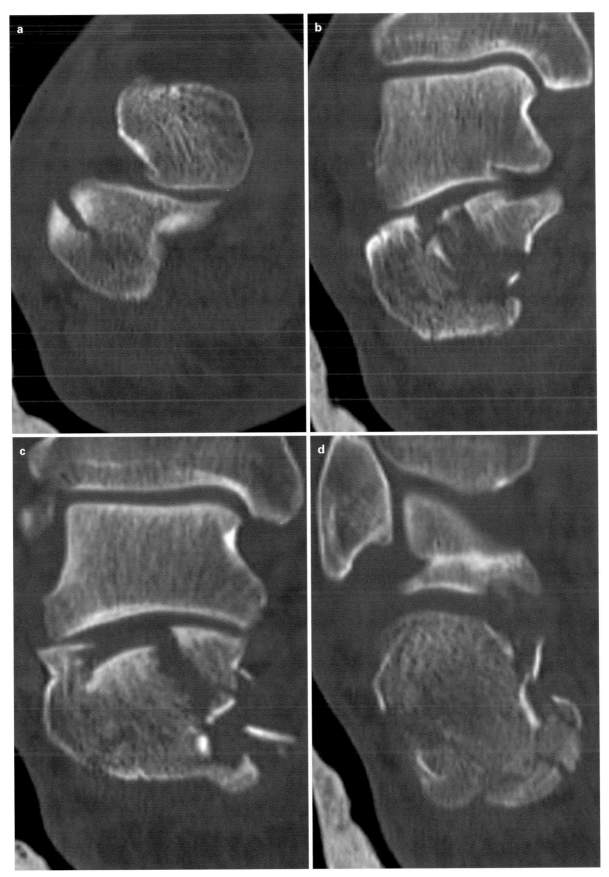

图 14.14 a~d. 冠状位 CT 图像

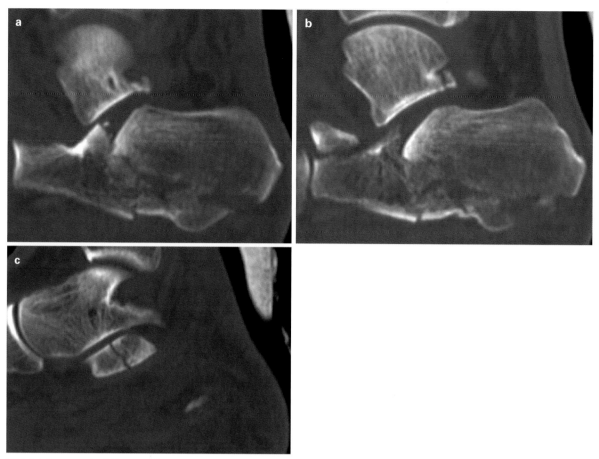

图 14.15　a~c. 矢状位 CT 图像

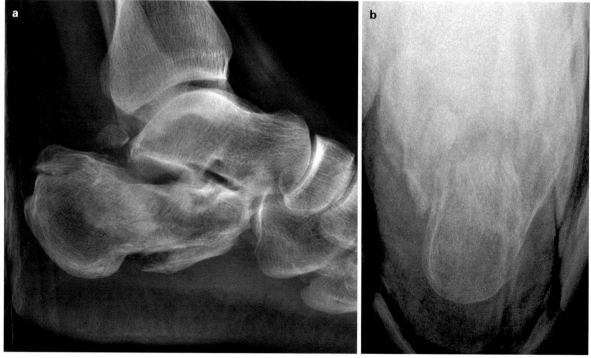

图 14.16　a、b. 对侧侧位和轴位足跟视图

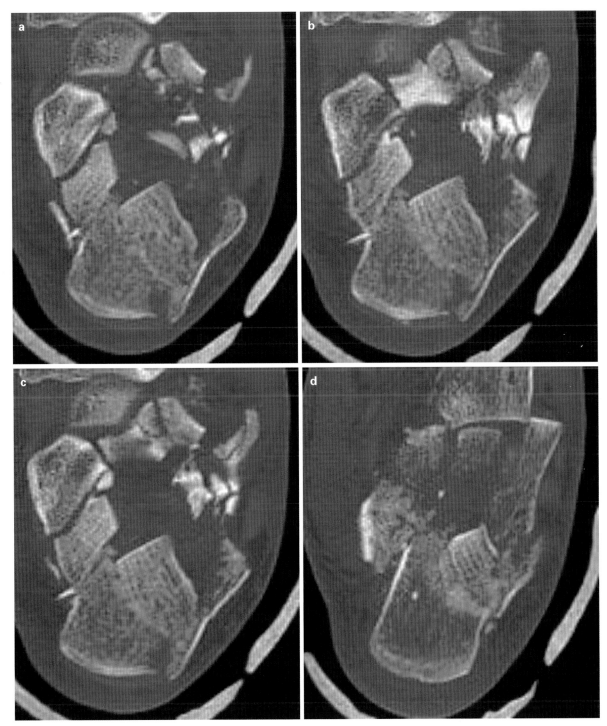

图 14.17 a~d. 轴位 CT 图像

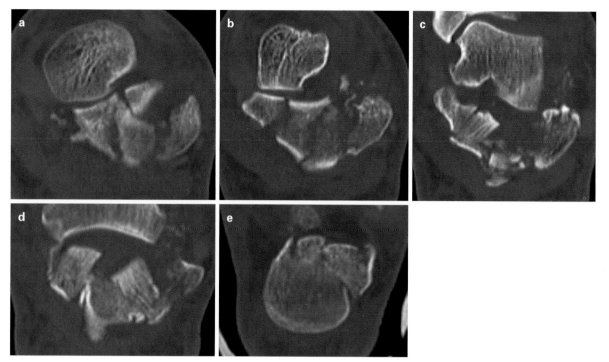

图 14.18　a~e. 冠状位 CT 图像

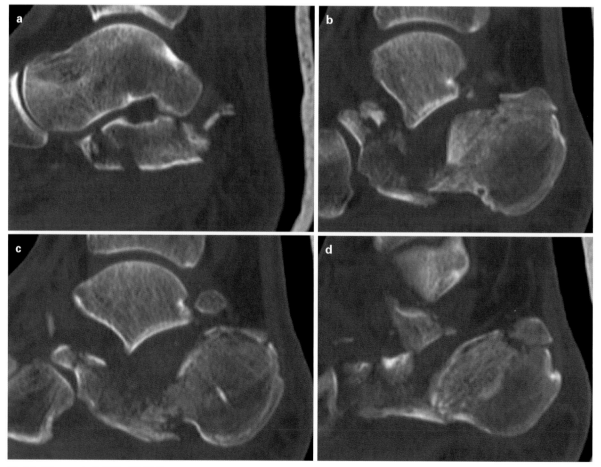

图 14.19　a~d. 矢状位 CT 图像

总结

手术治疗移位跟骨骨折的总体目标是恢复跟骨的形态。在解剖学上，移位的骨折片及其移位程度是术前计划必不可少的项目。对软组织的评估不仅包括体格检查时对组织的检查，还包括全面的病史采集。在某些情况下，可以使用外固定技术来改善跟骨的排列，从而使软组织重排。当软组织状况合适时，可进行明确的复位和固定。

参考文献

[1] Mitchell MJ, McKinley JC, Robinson CM. The epidemiology of calcaneal fractures. Foot (Edinb). 2009;19(4):197–200.

[2] Barei DP, Bellabarba C, Sangeorzan BJ, Benirschke SK. Fractures of the calcaneus. Orthop Clin North Am. 2002;33(1):263–285. x.

[3] Sanders R. Displaced intra-articular fractures of the calcaneus. J Bone Jt Surg Am Vol. 2000;82(2):225–250.

[4] Benirschke SK, Sangeorzan BJ. Extensive intraarticular fractures of the foot. Surgical management of calcaneal fractures. Clin Orthop Relat Res. 1993;292:128–134.

[5] Thordarson DB, Krieger LE. Operative vs. nonoperative treatment of intra-articular fractures of the calcaneus: a prospective randomized trial. Foot Ankle Int. 1996;17(1):2–9.

[6] Zwipp H, Tscherne H, Thermann H, Weber T. Osteosynthesis of displaced intraarticular fractures of the calcaneus. Results in 123 cases. Clin Orthop Relat Res. 1993;290:76–86.

[7] Brauer CA, Manns BJ, Ko M, Donaldson C, Buckley R. An economic evaluation of operative compared with nonoperative management of displaced intraarticular calcaneal fractures. J Bone Jt Surg Am Vol. 2005;87(12):2741–2749.

[8] Sanders R, Fortin P, DiPasquale T, Walling A. Operative treatment in 120 displaced intraarticular calcaneal fractures. Results using a prognostic computed tomography scan classification. Clin Orthop Relat Res. 1993;290:87–95.

[9] Buckley R, Tough S, McCormack R, et al. Operative compared with nonoperative treatment of displaced intra-articular calcaneal fractures: a prospective, randomized, controlled multicenter trial. J Bone Joint Surg Am. 2002;84-A(10):1733–1744.

[10] Stephenson JR. Surgical treatment of displaced intraarticular fractures of the calcaneus. A combined lateral and medial approach. Clin Orthop Relat Res. 1993;290:68–75.

[11] Burdeaux BD. Calcaneus fractures: rationale for the medial approach technique of reduction. Orthopedics. 1987;10(1):177–187.

[12] Sangeorzan BJ, Mosca V, Hansen ST Jr. Effect of calcaneal lengthening on relationships among the hindfoot, midfoot, and forefoot. Foot Ankle. 1993;14(3):136–141.

[13] Essex-Lopresti P. The mechanism, reduction technique, and results in fractures of the os calcis. Br J Surg. 1952;39(157):395–419.

[14] Carr JB, Hamilton JJ, Bear LS. Experimental intra-articular calcaneal fractures: anatomic basis for a new classification. Foot Ankle. 1989;10(2):81–87.

[15] Wulker N, Zwipp H, Tscherne H. Experimental study of the classification of intra-articular calcaneus fractures. Unfallchirurg. 1991;94(4):198–203.

[16] Gardner MJ, Nork SE, Barei DP, Kramer PA, Sangeorzan BJ, Benirschke SK. Secondary soft tissue compromise in tongue-type calcaneus fractures. J Orthop Trauma. 2008;22(7):439–445.

[17] Böhler L. Diagnosis, pathology, and treatment of fractures of the os calcis. J Bone Jt Surg. 1931;13:75–89.

[18] Gissane W. Discussion on "fractures of the os calcis." in proceedings of the British Orthopaedic Association. J Bone Jt Surg. 1947;29:254–255.

[19] Crosby LA, Fitzgibbons T. Computerized tomography scanning of acute intra-articular fractures of the calcaneus. A new classification system. J Bone Jt Surg Am. 1990;72(6):852–859.

[20] Mehta S, Mirza AJ, Dunbar RP, Barei DP, Benirschke SK. A staged treatment plan for the management of type II and type IIIA open calcaneus fractures. J Orthop Trauma. 2010;24(3):142–147.

[21] Benirschke SK, Kramer PA. Wound healing complications in closed and open calcaneal fractures. J Orthop Trauma. 2004;18(1):1–6.

[22] Fakhouri AJ, Manoli A 2nd. Acute foot compartment syndromes. J Orthop Trauma. 1992;6(2): 223–228.

[23] Myerson M, Manoli A. Compartment syndromes of the foot after calcaneal fractures. Clin Orthop Relat Res. 1993;290:142–150.

[24] Varela CD, Vaughan TK, Carr JB, Slemmons BK. Fracture blisters: clinical and pathological aspects. J Orthop Trauma. 1993;7(5):417–427.

[25] Giordano CP, Koval KJ. Treatment of fracture blisters: a prospective study of 53 cases. J Orthop Trauma. 1995;9(2):171–176.

[26] Walters JL, Gangopadhyay P, Malay DS. Association of calcaneal and spinal fractures. J Foot Ankle Surg. 2014;53(3):279–281.

[27] Worsham JR, Elliott MR, Harris AM. Open calcaneus fractures and associated injuries. J Foot Ankle Surg. 2016;55(1):68–71.

[28] Broden B. Roentgen examination of the subtaloid joint in fractures of the calcaneus. Acta Radiol. 1949;31(1):85–91.

[29] Tufescu TV, Buckley R. Age, gender, work capability, and worker's compensation in patients with displaced intraarticular calcaneal fractures. J Orthop Trauma. 2001;15(4):275–279.

第十五章　外侧扩大切口的切开复位内固定

Adam Cota, Timothy G. Weber

引言

由 Benirschke 描述和推广的外侧扩大入路可以对跟骨整个外侧面进行直视下操作，清晰显露跟骨结节、距下关节、后关节面骨折片、外侧壁爆裂、跟骨前突和跟骰关节骨折。虽然这种方法可以直接复位后关节碎片，但结节至内侧载距突骨折只能采取间接复位。

结果

由于扩展侧入路有可能导致伤口并发症，因此开发了包括经皮和有限切开技术在内的微创方法。很少有研究直接比较经典的外侧扩大入路（ELA）和跗骨窦入路（STA）治疗关节内跟骨骨折的疗效。

Schepers 等对接受了外侧扩大入路（60例）或跗骨窦入路手术（65例），包括闭合性、移位性、关节内 Sanders Ⅱ 型和 Ⅲ 型跟骨骨折的患者进行了研究（入路选择由经治医生决定）。平均 22 个月的随访结果显示，与外侧扩大入路（ELA）组（9 例轻微并发症，11 例严重并发症；$P < 0.001$）相比，跗骨窦入路（STA）组（4 例轻微并发症，无严重并发症）的伤口并发症发生率显著降低。轻微并发症包括伤口边缘坏死和伤口裂开，而主要并发症包括深部感染，细菌培养阳性，需要移除内固定

或静脉使用抗生素和（或）伤口清创。术后 CT 扫描评估冠状位复位的准确性。ELA 组中有 2 例下移 < 2mm，而 STA 组中无下移。与 ELA 组相比，跗骨窦组的术前等待时间显著缩短（中位数 4 天，$P < 0.001$），STA 组的手术时间显著缩短（中位数 105min，$P < 0.001$）。作者得出的结论是，跗骨窦入路可降低伤口并发症的发生率并减少手术时间，而不会影响关节复位的准确性。

Weber 等回顾性比较了 50 例 Sanders Ⅱ 和 Ⅲ 移位的关节内跟骨骨折患者的临床和影像学结果。其中 26 例患者采用跗骨窦入路螺钉固定，24 例采用外侧扩大入路钢板螺钉固定。外侧扩大入路组的平均随访时间为 25 个月，而有限跗骨窦入路组的随访时间为 31 个月。作者报道，与外侧扩大组相比，跗骨窦组的手术时间明显缩短（108min：160min；$P < 0.001$）。在最后的随访中，AOFAS 评分在各组之间没有显著性差异，作者报告外侧扩大入路组的平均评分为 82.6 分，跗骨窦入路组为 87.2 分（$P=0.17$）。临床和影像学判断两组患者的关节面均得到充分的复位。各治疗组软组织并发症发生率无明显差异。外侧扩大入路组 26 例中，1 例发生延迟创面愈合（3.85%），1 例发生血肿形成（3.85%），2 例发生腓肠神经病变（7.69%）。外侧扩大入路组的 4 例患者也出现了复杂区域疼痛综合征（15.4%）。跗骨窦

入路组无软组织并发症，但 24 例患者中有 10 例（41.7%）需要移除植入物，而外侧扩大入路组 26 例中仅有 3 例（11.5%，P=0.019）需要移除植入物。作者报道，跗骨窦入路因其复位准确率和功能结果相当，并发症少，手术时间短，已成为治疗移位性关节内跟骨骨折的标准技术。

另外，Kline 等回顾性地比较了使用外侧扩大入路治疗（79 例骨折）或有限跗骨窦入路治疗（33 处骨折）的 112 例 Sanders Ⅱ 型和 Ⅲ 型移位的关节内跟骨骨折患者的结果。外侧扩大入路组的总伤口并发症发生率为 29%（23/79），而跗骨窦入路组为 6%（2/33，P=0.005）。在研究期内，外侧扩大入路组中有 23% 的患者（18/79）需要进行二次手术，而跗骨窦入路组中有 3% 的患者（1/33）需要进行二次手术（P=0.007）。外侧扩大入路组中有 4%（3/79）的患者出现了神经症状，而跗骨窦入路组中有 3% 出现了神经症状（1/33，P=0.66）。在 112 例患者中，共有 47 例（42%）最终进行研究回访（31 例行外侧扩大入路，16 例行跗骨窦入路），外侧扩大入路组平均随访 31 个月，跗骨窦入路组平均随访 28 个月。在回访研究患者中，外侧扩大入路组的平均足部功能指数（FFI）总分为 31 分，跗骨窦入路组为 22 分（较低分数表示功能更好，P=0.21）。外侧扩大入路组平均视觉模拟评分（VAS）疼痛与活动评分为 36 分，跗骨窦入路组为 31 分（P=0.48）。外侧扩大入路组 SF-36 的平均评分为 64 分，跗骨窦入路组为 71 分（较高的评分表明生活质量较好，P=0.33）。两组骨折愈合率均为 100%，最终 X 线片上的 Böhler 角和 Gissane 角无差异。作者得出的结论是，在微创方法表明伤口并发症发生率较低的情况下，两组之间在临床结局方面没有差异。

此外，Yeo 等回顾性研究了一组 100 例 Ⅱ 型和 Ⅲ 型跟骨骨折，其中 60 例采用外侧扩大入路，40 例采用跗骨窦入路。两个治疗组的平均随访时间约为 4 年。随访时各组 AOFAS 评

分无显著差异，跗骨窦入路组平均 90 分，外侧扩大入路组平均 86 分（P > 0.05）。外侧扩大入路组的伤口并发症发生率（13.3%）明显高于跗骨窦入路组（5%）（P=0.022）。

两组骨折均愈合，腓肠神经损伤、深部感染、腓骨肌腱炎或距下僵硬率无统计学差异。两组患者均不需要再手术。两种方法术后 Böhler 角、Gissane 角、跟骨高度、长度和宽度等影像学结果无差异（P > 0.05）。作者得出结论，Sanders Ⅱ 型和 Ⅲ 型骨折两种入路的最终临床和影像学结果与跗骨窦组较低的伤口并发症发生率相当。

并发症

尽管对患者进行了合适的选择并进行了细致的软组织处理，但采用外侧扩大入路仍可观察到较高的并发症发生率。伤口愈合并发症，包括皮瓣坏死和感染，被报道最多，发生率为 10%~37%。7%~8% 的伤口出现皮肤边缘坏死，切口的顶端 / 角落最常见。需要住院治疗、翻修手术或静脉注射抗生素治疗的严重感染的历史发病率为 0~20%。然而，随着现代外科技术的出现，包括细致的软组织处理、低切迹的内固定和适当的患者选择，闭合性骨折的并发症比例下降到 2%~3%，开放性骨折的并发症比例下降到 8%~9%。伤口坏死和裂开可以通过常规换药和经常观察来控制，以监测进展和感染的发展。如果感觉皮瓣受损，则外科医生应进行手术分期清创术，包括清除任何潜在的血肿，负压伤口治疗，静脉内 / 口服抗生素以及延迟闭合直至骨折愈合。全层皮瓣坏死是一种灾难性并发症，可以通过局部筋膜瓣和微血管游离皮瓣来解决。

外侧扩大入路术后伤口愈合并发症和感染的多种危险因素已被确定。吸烟患者和多种并发疾病的患者，尤其是糖尿病和周围血管疾病、开放性骨折、受伤后 7 天内的早期手术和

单层闭合是需要认识到的危险因素，这些因素会增加术后伤口并发症的风险。单个患者中存在多种危险因素会导致发生伤口并发症的相对风险累积增加。

由于神经靠近切口近端和远端，因此在外侧扩大入路时会发生神经损伤。据报道，采用该入路进行手术治疗后，术后腓肠神经激惹和神经瘤形成的发生率为 3%~8%。手术和非手术治疗引起的其他并发症包括骨折畸形愈合 / 不愈合、创伤后关节炎、骨筋膜室综合征和腓骨刺激 / 撞击。

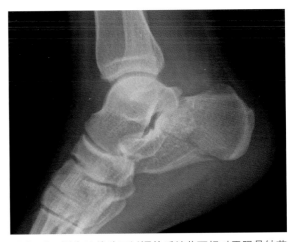

图 15.1　侧位 X 线片可以评估后关节面相对于跟骨结节的位置

作者首选的治疗方法

尽管通过跗骨窦入路治疗跟骨内骨折越来越受欢迎，但在某些特定情况下，我们的首选技术仍是使用外侧扩大入路。该入路能够提供更广泛的视野暴露，对于跟骨结节不能得到充分暴露的骨折是有价值的。此外，如果存在骨折碎片阻碍复位，对于无法通过跗骨窦入路充分控制足部内外侧平面旋转的骨折类型，当后关节面有多个骨折碎片，其中至少有一个骨折碎片向后移位时，首选外侧扩大入路。

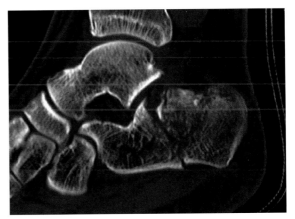

图 15.2　矢状位 CT 显示后关节面凹陷

手术计划

影像学检查

跟骨骨折的放射学评估包括初始的侧位、轴位、足斜位，以及薄层计算机断层扫描（CT）。通过冠状位、轴位和矢状位 CT 扫描，可以在计划手术时准确评估骨折类型（图 15.1~ 图 15.4）。

体位

患者置于侧卧位，手术侧朝上放在可透视的手术台上。患者位置应尽可能靠近手术台尾端。所有骨性突起都应垫衬垫，包括大转子、腓骨头（腓总神经）、外踝和肘部。腋垫用来

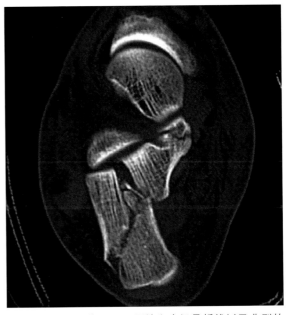

图 15.3　CT 图像可显示原始和次级骨折线以及典型的跟骨内翻畸形

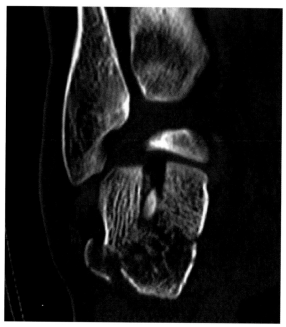

图 15.4 冠状位 CT 图像可提供涉及后关节面的关节内骨折线的数量以及骨折碎片的位置和数量信息

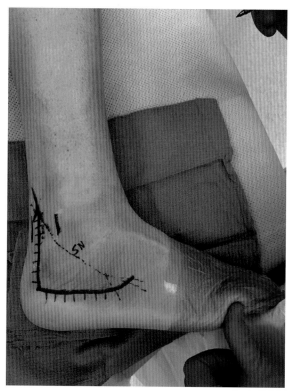

图 15.5 外侧扩大入路采用 L 形切口，垂直和水平切口在皮肤转角处有锐利拐角。在皮肤上标记腓肠神经的走行

保护前臂的臂丛神经。可以安装专用泡沫垫，其可为下肢提供一个大的术野，并提供一个平坦牢固的工作平台。大腿近端上止血带。

切口

该入路采用 L 形切口，垂直切口和水平切口有一个锐利的拐角（图 15.5）。这种切口与 Palmer 描述的经典侧方入路不同，它遵循腓骨肌腱的走行，类似于 Gould、Letournel 和 Benirschke 所描述的侧方入路。

垂直于肢体在腓骨后缘和跟腱外侧缘中点的正后方，与跟腱外侧缘平行。

切口的水平部分位于足部皮肤交界处，与第 5 跖骨基底部成一条直线，延伸至跟骰关节。平行于肢体的远端并向上倾斜，达到跟骨前突。

在做切口之前，可于后足内侧放置一个小型撑开器，将 1 枚 2.5mm 的螺纹 Schanz 钉打入胫骨内侧（图 15.6），并将另一枚螺钉打入跟骨内侧（图 15.7），分散该向量可矫正内翻畸形，并在切开时有助于恢复其长度和高度（图 15.8 和图 15.9）。在微型撑开器间放置一

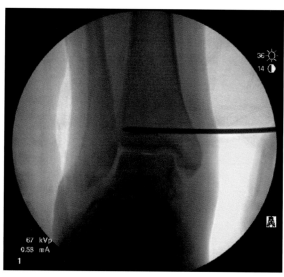

图 15.6 使用微型撑开器辅助复位时胫骨内侧钉位置的透视图

个无菌布单卷，以将其从无菌布单上托起（图 15.10）。

开始沿着皮肤切开（图 15.11）。沿皮肤切口直接向下至骨面，可以形成全厚度的骨膜周

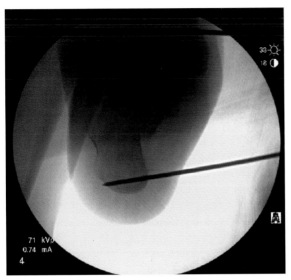

图 15.7 小型撑开器在跟骨内侧放置针的透视图

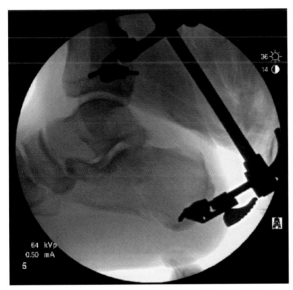

图 15.8 钉的最终位置和侧视图上微型撑开器的位置

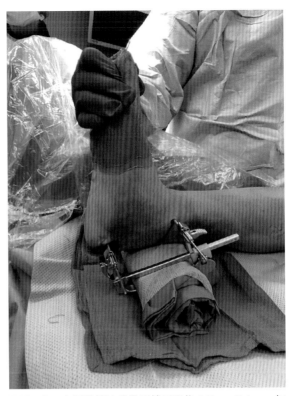

图 15.9 应用带螺纹的微型撑开器将 2.5mm Schanz 钉插入跟骨和胫骨内侧

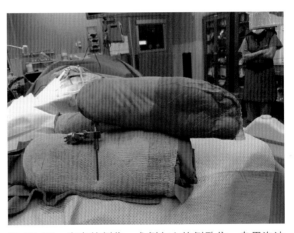

图 15.10 患者的侧位：术侧向上的侧卧位。专用泡沫垫用于定位，提供平坦、牢固的工作表面。一个无菌的布单卷被放置在小撑开器的固定针之间

围皮瓣。在固定软组织皮瓣同时，逐步松解跟骨侧面的骨膜，逐渐向深层切开。应避免皮肤边缘回缩，只有当足够的骨膜被松解时，才允许使用小拉钩，以保护皮瓣（图 15.12）。

由于跟骨外侧动脉和腓肠神经距离较近，垂直于肢体的近端切口延长需要谨慎。腓总动脉的跟骨外侧分支垂直穿过，为软组织皮瓣提供血液供应。术中可使用无菌多普勒探头对血管进行定位，以避免医源性损伤。此外，腓肠

神经在垂直肢体切口的近侧和水平肢体切口的远侧穿过。其可以在皮肤上沿着从腓骨远端后 2cm 到第 5 跖骨基底部的线标出神经的大致走行。

沿平行于肢体的切口进行深层切开，可露

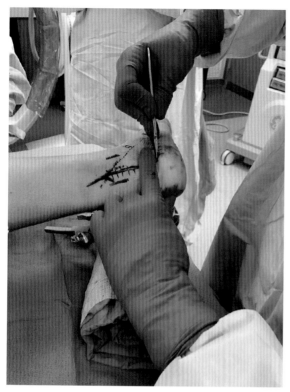

图 15.11 沿皮肤切开

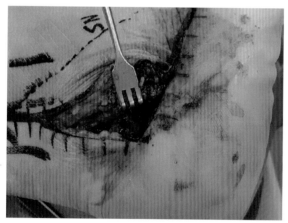

图 15.12 全厚层骨膜皮瓣：切口直接向下延伸至骨面

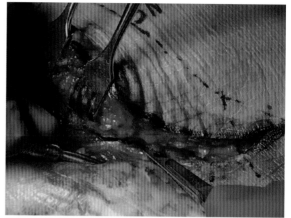

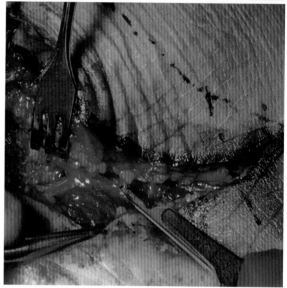

图 15.13 从筋膜到骨的切口延伸，覆盖于外展肌上的筋膜被保留下来

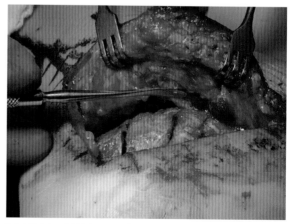

图 15.14 继续切开，直至显露距下关节、Gissane 角和跟骰关节

出外展肌腹上方的筋膜（图 15.13）。在肌肉上方进行切开，保留筋膜。随着皮瓣的生长，跟腓韧带、腓骨支持带和腓骨腱鞘从跟骨外侧壁抬高。继续延伸切口，直到显露距下关节、Gissane 角和跟骰关节（图 15.14）。为了在手术过程中掀起皮瓣，可将 1.6mm 克氏针插入距骨中以控制皮瓣的位置，而无须助手不断进行

手动牵拉（图 15.15）。

复位

一旦达到足够的显露，就可以开始复位程序。外侧壁骨折片可先去除放置在后手术桌上，以充分暴露后关节面的骨折碎片（图15.16）。外侧壁骨折碎片的一侧用标记笔标记，以便在重新植入时能够正确定向（图 15.17）。

复位通常沿前外侧朝后外侧的方向进行。

1. 在粉碎性骨折类型中，后关节面的内侧面可与中关节面分离，并向下移位至距骨载距突下方。首先应通过抬高后关节面的内侧，直到其恢复到中关节平面，

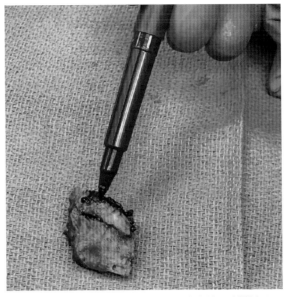

图 15.17 在重新植入时，外侧壁碎片的一侧做标记，以便正确定位

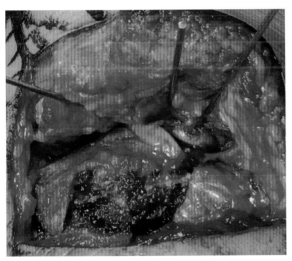

图 15.15 将 1.6mm 克氏针插入距骨，以控制皮瓣的位置

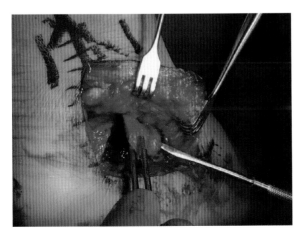

图 15.16 外侧壁碎片可暂时移除

来恢复该骨折线。当后关节面内侧部分复位到中间关节面复合体时，分离跗骨窦内的距骨间韧带和颈韧带有助于视野暴露。使用 15 号刀片切开暴露背侧皮质骨，从 Gissane 角一直延伸到内侧关节面。然后可以暂时用 1.25mm 克氏针固定。

其次是前突延伸至跟骰关节的继发性骨折线复位。通常，前突相对于载距突向头侧移位，用螺钉或阶梯钢板进行背部加压固定可恢复其位置。临时固定可通过从前突背外侧向载距突打入 1.25mm 克氏针完成。前突复位的影像学评估包括足部的侧位和正位（AP），以显示跟骰关节。一旦前突复位并暂时稳定到载距突，跟骨结节就会复位。

2. 由于原发性骨折线从前外侧到后内侧方向倾斜，故跟骨结节通常向前移位（缩短）、内翻。轴向载荷也导致结节高度的丧失。恢复结节的高度、长度和内翻错位会为复位后关节面移位创造空间。

塌陷的后关节面可以用撑开器或骨剥离子从塌陷的松质骨内抬起复位。有时也可根据复

位需要将其取出暂时放置在手术台上。

原始骨折线周围的骨痂以及嵌顿的碎片可以用小骨刀和咬骨钳予以去除。在跟骨结节和载距突之间可使用撑开器撑开空间，并将跟骨结节后移和下移，以恢复高度和长度。

将 4.0mm 的 Schanz 钉经水平方向打入跟骨结节的正下方。这可以在现有切口内或通过一个单独皮肤小切口放置。Schanz 钉应沿着结节的后部固定在更坚固的皮质骨中，以最大限度地增加把持力并提高复位效果。可以通过定位在 Schanz 钉上的 T 形手柄来对结节复位进行操作。复位向量需要在 3 个平面上进行校正，后下平移以纠正高度损失并恢复长度，内侧平移以减少外侧移位，外翻旋转以纠正内翻对齐不良。

当跟骨结节完成复位后，从跟骨结节的后下方经皮将 1.6mm 的克氏针插入前内侧载距突进行临时固定。

通过透视评估复位是否充分。侧位片可以查看长度和高度的恢复（图 15.18），轴位片可以查看内侧皮质的恢复、内翻畸形的矫正和跟骨宽度的复位（图 15.19）。

3. 下一步重建后关节面骨折部分。将后关

节面骨折碎片上的骨痂和血肿清除，并使用小骨剥离子和导针将其复位至原位。对于具有多个后关节面碎片的骨折类型，在再次植入前可以在手术台上先复位，并使用细克氏针临时固定后再放入骨折部位重建后关节面。位于后关节面内侧和后关节面最外侧之间的中央骨折片可以在复位后用克氏针临时固定。

评估复位质量的关键在于后关节面的前上侧面如何与 Gissane 角对齐，以及后关节的后上侧面和跟骨结节对齐。可以使用小型弯曲的骨剥离子探查关节表面是否有残留的台阶或间隙。内翻足跟也可以增加关节面的手术视野。复位后用 1.25mm 的克氏针从外侧到内侧固定在软骨下骨处。克氏针的放置应在钢板的计划位置之外。侧位和 Broden 位（图 15.20）有助于评估后关节面和距下关节的平整程度。

4. 后关节面复位后，行外侧壁骨折片复位。在恢复跟骨高度和长度方面，骨折块与外侧壁的复位情况可以帮助评估跟骨高度、长度复位的准确性。

可在上钢板前在骨折间隙植入松质骨。虽然植骨的适应证是有争议的，但当关节没有内

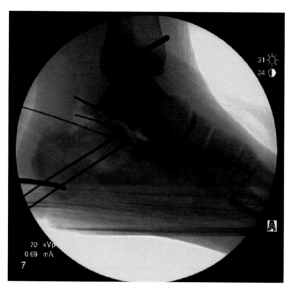

图 15.18 术中侧位片用于评估跟骨长度和高度的恢复

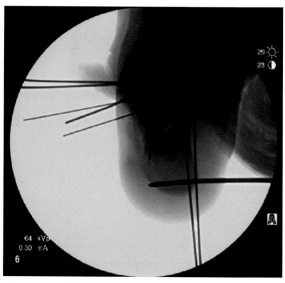

图 15.19 轴位片用于查看内侧皮质的恢复、内翻畸形的矫正和跟骨宽度的复位

在的支撑时，可能需要用骨移植物来支撑后关节平面下方的区域。

固定

稳定的固定包括外侧表面应用跟骨专用钢板。在跟骨密质骨区域进行螺钉固定接骨板的位置至关重要，包括距骨载距突的密质骨、后突软骨下骨、前突背侧和结节后缘。钢板的位置正好位于后关节面和 Gissane 角的下方，钢板长度足以固定到前突和后结节（图 15.21）。这使得钢板能够将结节、后关节面和前突骨折片连接成一个整体结构。

从植入后小关节软骨下骨皮质拉力螺钉开始。这些螺钉既可以单独放置，也可以穿过钢板，穿过后关节面，稍微向前瞄准，以达到在致密的载距突骨中的固定。钢板固定在跟骨侧面的位置，并对后关节碎片进行了复位。另外的外侧到内侧皮质骨螺钉穿过钢板进入跟骨结节的后部皮质将减小跟骨到钢板的距离，有助于减少残余结节内翻（图 15.22），跟骨前突螺钉应尽可能到达前突下方的致密骨中。

透视确认螺钉长度和位置。Broden 位片将显示是否有螺钉进入距下关节（图 15.23）。轴

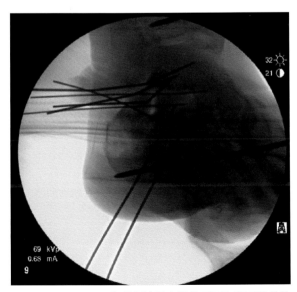

图 15.20 Broden 的观点被用来评估后面和距下关节的一致性

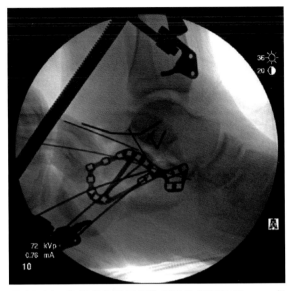

图 15.21 钢板的位置正好位于后关节面和 Gissane 角的下方，钢板长度足以固定到前突和后结节

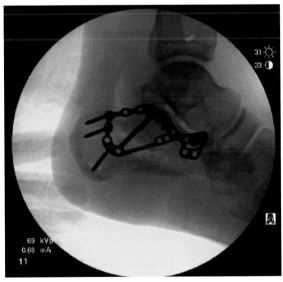

图 15.22 外侧至内侧方向的皮质骨螺钉通过钢板进入结节的后皮质将减小跟骨到钢板的距离

位片用于评估螺钉长度与内侧壁的关系（图 15.24）。由于 FHL 腱和内侧神经血管结构靠近内侧壁，因此应将突出于内侧壁的螺钉换成较短的螺钉。足部正位片将显示跟骰关节的复位，并确认前突螺钉的合适长度。

伤口关闭

将 1/8in 的 Hemovac 引流管置于皮瓣下

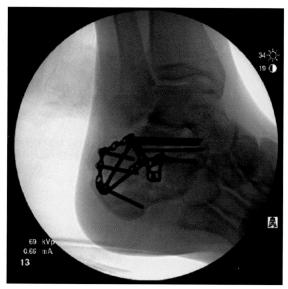

图 15.23　Broden 位片显示是否有螺钉穿透到距下关节

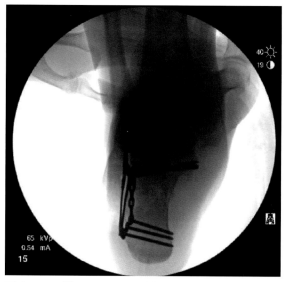

图 15.24　轴向视图用于评估螺钉与内侧壁的长度

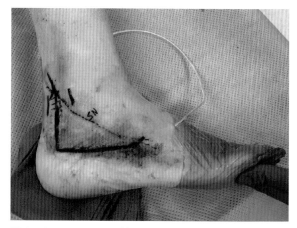

图 15.25　一股 1/8in 的血球引流从皮肤远端排出

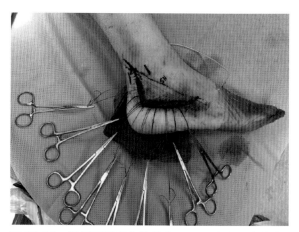

图 15.26　深层用可吸收缝线（0-Vicryl）以 8 字缝合，贴合骨膜及皮下层

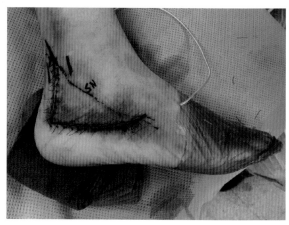

图 15.27　第二层使用 3-0 尼龙线采用 Allgöwer Donati 或垂直褥式缝合

方的伤口深处，并通过皮肤向远端引出（图 15.25）。深层用可吸收缝线（0-Vicryl）以 8 字缝合，贴合骨膜及皮下层（图 15.26）。从切口的边缘开始缝合，所有缝线置入后，依次从切口边缘开始朝着水平和垂直四肢的末端进行手打结。缝合时，助手可以稳定皮瓣。第二层使用 3-0 尼龙线采用 Allgöwer Donati 或垂直褥式进行缝合（图 15.27）。缝合从切口的顶点开始，并沿着切口向两侧延伸。所有的缝线都不

用打结，用止血钳夹住即可。以类似于深层缝合的方式，缝线从切口的拐角处开始依次缝合并向外延伸。

伤口敷上不粘敷料，患肢置于三边夹板中固定，脚踝处于中立位。术后脚抬高，严格卧床休息24h。术后随访期间的影像学评估通常包括侧位、轴位和Broden位视图（图15.28~图15.30）。

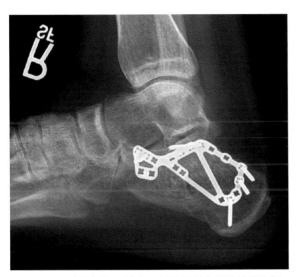

图15.28　随访侧位X线片，显示跟骨高度和长度恢复

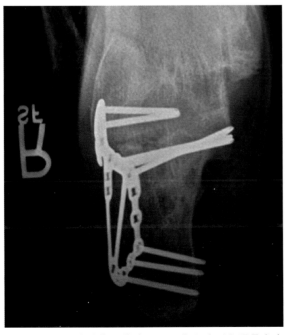

图15.29　随访轴位X线片，显示内翻畸形和跟骨宽度复位

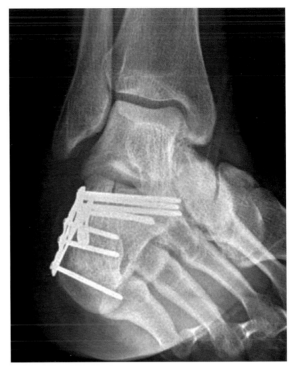

图15.30　Broden位X线透视，显示后关节面复位和距下关节一致

参考文献

[1] Benirschke SK, Sangeorzan BJ. Extensive intraarticular fractures of the foot. Surgical management of calcaneal fractures. Clin Orthop Relat Res. 1993;292:128–134.

[2] Sangeorzan BJ, Benirschke SK, Carr JB. Surgical management of fractures of the os calcis. Instr Course Lect. 1995;44:359–370.

[3] Barei DP, et al. Fractures of the calcaneus. Orthop Clin North Am. 2002;33(1):263–285, x.

[4] Schepers T, et al. Similar anatomical reduction and lower complication rates with the sinus tarsi approach compared with the extended lateral approach in displaced intra-articular calcaneal fractures. J Orthop Trauma. 2017;31(6):293–298.

[5] Weber M, et al. Limited open reduction and internal fixation of displaced intra-articular fractures of the calcaneum. J Bone Joint Surg Br Vol. 2008;90-B(12):1608.

[6] Kline AJ, et al. Minimally invasive technique versus an extensile lateral approach for intra-articular calcaneal fractures. Foot Ankle Int. 2013;34(6): 773–780.

[7] Yeo JH, Cho HJ, Lee KB. Comparison of two surgical approaches for displaced intra-articular calcaneal fractures: sinus tarsi versus extensile lateral approach.

BMC Musculoskelet Disord. 2015;16:63.

[8] Al-Mudhaffar M, Prasad CV, Mofidi A. Wound complications following operative fixation of calcaneal fractures. Injury. 2000;31(6):461–464.

[9] Assous M, Bhamra MS. Should os calcis fractures in smokers be fixed? Injury. 2001;32(8):631–632.

[10] Benirschke SK, Kramer PA. Wound healing complications in closed and open calcaneal fractures. J Orthop Trauma. 2004;18(1):1–6.

[11] Folk JW, Starr AJ, Early JS. Early wound complications of operative treatment of calcaneus fractures: analysis of 190 fractures. J Orthop Trauma. 1999;13(5):369–372.

[12] Geel CW, Flemister AS Jr. Standardized treatment of intra-articular calcaneal fractures using an oblique lateral incision and no bone graft. J Trauma. 2001;50(6):1083–1089.

[13] Harvey EJ, et al. Morbidity associated with ORIF of intra-articular calcaneus fractures using a lateral approach. Foot Ankle Int. 2001;22(11):868–873.

[14] Howard JL, et al. Complications following management of displaced intra-articular calcaneal fractures: a prospective randomized trial comparing open reduction internal fixation with nonoperative management. J Orthop Trauma. 2003;17(4):241–249.

[15] Huang PJ, et al. Open reduction and internal fixation of displaced intra-articular fractures of the calcaneus. J Trauma. 2002;52(5):946–950.

[16] Jiang N, et al. Surgical versus nonsurgical treatment of displaced intra-articular calcaneal fracture: a meta-analysis of current evidence base. Int Orthop. 2012;36(8):1615–1622.

[17] Raymakers JT, Dekkers GH, Brink PR. Results after operative treatment of intra-articular calcaneal fractures with a minimum follow-up of 2 years. Injury. 1998;29(8):593–599.

[18] Shuler FD, et al. Wound-healing risk factors after open reduction and internal fixation of calcaneal fractures: does correction of Bohler's angle alter outcomes? Orthop Clin North Am. 2001;32(1):187–192. x.

[19] Stiegelmar R, et al. Outcome of foot injuries in multiply injured patients. Orthop Clin North Am. 2001;32(1):193–204, x.

[20] Stromsoe K, Mork E, Hem ES. Open reduction and internal fixation in 46 displaced intraarticular calcaneal fractures. Injury. 1998;29(4):313–316.

[21] Tennent TD, et al. The operative management of displaced intra-articular fractures of the calcaneum: a two-Centre study using a defined protocol. Injury. 2001;32(6):491–496.

[22] Koski A, Kuokkanen H, Tukiainen E. Postoperative wound complications after internal fixation of closed calcaneal fractures: a retrospective analysis of 126 consecutive patients with 148 fractures. Scand J Surg. 2005;94(3):243–245.

[23] SANDERS R. Current concepts review - displaced intra-articular fractures of the calcaneus*. JBJS. 2000;82(2):225 250.

[24] Zwipp H, Rammelt S, Barthel S. Calcaneal fractures – open reduction and internal fixation (ORIF). Injury. 2004;35(2):46–54.

[25] Abidi NA, et al. Wound-healing risk factors after open reduction and internal fixation of calcaneal fractures. Foot Ankle Int. 1998;19(12):856–861.

[26] Berry GK, et al. Open fractures of the calcaneus: a review of treatment and outcome. J Orthop Trauma. 2004;18(4):202–206.

[27] Ding L, et al. Risk factors for postoperative wound complications of calcaneal fractures following plate fixation. Foot Ankle Int. 2013;34(9):1238–1244.

[28] Herscovici D Jr, et al. Operative treatment of calcaneal fractures in elderly patients. J Bone Joint Surg Am. 2005;87(6):1260–1264.

[29] Palmer I. The mechanism and treatment of fractures of the calcaneus; open reduction with the use of cancellous grafts. J Bone Joint Surg Am. 1948;30A(1):2–8.

[30] Gould N. Lateral approach to the os calcis. Foot Ankle. 1984;4(4):218–220.

[31] Letournel E. Open treatment of acute calcaneal fractures. Clin Orthop Relat Res. 1993;290:60–67.

[32] Borrelli J Jr, Lashgari C. Vascularity of the lateral calcaneal flap: a cadaveric injection study. J Orthop Trauma. 1999;13(2):73–77.

[33] Albert MJ, Waggoner SM, Smith JW. Internal fixation of calcaneus fractures: an anatomical study of structures at risk. J Orthop Trauma. 1995;9(2):107–112.

第十六章　关节内跟骨骨折的微创治疗

Thomas M. Large, Bruce Cohen

引言

跟骨骨折的手术治疗仍然是一个有争议的话题。有些作者认为手术复位和固定无明显疗效，而有些作者认为手术治疗有更好的疗效。在对 169 例移位的 Sanders Ⅱ～Ⅳ型关节内跟骨骨折患者的回顾性队列研究中，DeBoer 等发现那些接受手术治疗的患者，无论是开放性的还是经皮手术，与非手术治疗的患者相比，AOFAS 评分和足部功能指数（FFI）结果得分都有所提高。Agren 等在一项对 82 例患者进行的手术治疗与非手术治疗的随机对照试验中发现，1 年时 VAS 疼痛评分或功能结果（SF-36 Short、AOFAS、Olerud Molander）没有差异，但在术后 8~12 年，手术治疗的患者有更好的 VAS 疼痛和功能评分，且 SF-36 物理评分更好，距下关节炎减少 41%。Buckley 在一项针对 471 例接受手术或非手术治疗的患者的随机对照试验中发现，某些患者手术治疗效果更好：女性、那些没有工伤赔付的患者、＜ 29 岁的患者、损伤 Böhler 角较低（0°~14°）的患者、轻体力工作者、手术解剖复位或在手术治疗关节面移位≤ 2mm。我们认为，具有可接受的手术危险因素的患者，对于大多数移位的关节内跟骨骨折（DIACF），手术治疗可能优于非手术治疗。

Bell 于 1882 年和 Morestin 于 1902 年首次实施了手术治疗，Böhler、Palmer、Essex Lopresti 和 Letournel 推动了手术治疗的重大进展，其后 Benirschke 和 Sangeorzan 于 1993 年提出了外侧扩大入路，至今这仍旧是治疗移位的关节内跟骨骨折的金标准。由于外侧扩大入路持续的伤口并发症发生率较高，因此微创技术治疗跟骨骨折的热情高涨，而对微创技术是否能获得解剖复位和等效功能结果的质疑则有所减弱。

尽管 Benirschke 和 Sangeorzan 报道了 80 例患者中仅有 2 例发生感染，但在大多数报道系列研究中，外侧扩大入路方法治疗该损伤仍存在伤口愈合并发症和高感染率的困扰。Folk 等报道在 190 例骨折中伤口并发症发生率为 25%，糖尿病患者、吸烟者和开放性骨折患者的伤口并发症发生率更高。最近的调查研究显示，这一比率为 4.3%~29%。在避免感染和伤口愈合并发症的同时，明显避免了重复手术和发病率，同时避免术后伤口感染也能改善功能结果。以下讨论的所有研究比较了微创入路和外侧扩大入路，显示微创组的伤口愈合并发症发生率较低。众所周知，复位的质量可以改善功能结果，虽然跟骨骨折的解剖复位最好采用外侧扩大入路，但很多文献支持微创入路可以相当准确地复位，如下所述。Van Hoeve 等发现，复位质量与距下运动的改善和步态分析的下移有关，病历报告的足踝残疾指数和 SF-36

评分的功能结果更好。正如 Sanders 在 1993 年发表的关于 120 例手术治疗骨折的里程碑式文章中所述，解剖复位改善了功能结果，但不能保证良好的结果。

1855 年，克拉克（Clark）被认为是第一位提出经皮治疗跟骨骨折的学者，但仔细回顾他的报告，他描述了使用滑轮治疗距骨脱位，并描述了他使用牙胶（19 世纪中期用于预处理夹板的乳胶树提取物）治疗跟骨骨折。正如许多作者所报道的，经皮技术在 20 世纪初被广泛使用和改进，Böhler 描述和改进的牵张法成为最广泛采用的方法。前足在木楔上进行足底弯曲以暴露跟骨结节，然后在跟骨结节和胫骨远端放置 1 枚 5mm 的固定钉，通过牵引镫骨施加 15~20kg 的牵引力，膝盖在牵引架中弯曲，然后用石膏固定，保持复位。在足后跟内侧和外侧放置一个加压钳，将宽度减小到接近健侧的宽度，胫骨的牵张力后来被中止。McBride、Gill 和 Harris 在 20 世纪 40 年代提出了三角牵引技术，后来 Forgon 和 Zadravecz 在 1983 年对其进行了改进，目前仍在广泛使用，Schepers 等、De Vroome 等和 Tomesen 等报告有良好效果。Westhues 于 1934 年首先提出了在结节处带有轴向固定钉的经皮杠杆技术，后来由 Gissane 对其进行了改进，后者为该技术开发了一种特殊的固定钉和手柄。Essex-Lopresti 对这项技术进行了最为详细的描述，他在英国文献中以他的名字命名，在德国文献中称为韦斯特休斯手法（Westhues Maneuver）。它在舌形骨折（Sanders Ⅱ C）和撕脱性骨折中仍然在使用，目前仍作为经皮复位方法的一部分使用。Battaglia 等证明，单纯经皮治疗 40 例关节内骨折，仅使用克氏针和外固定架固定，即可获得良好的放射影像学和功能结果。由于针道感染的高发生率和复位丢失的担忧，我们不赞成仅使用克氏针固定。

现代微创治疗已经发展和改进，以尽量减少伤口愈合和感染风险。最近有多位研究者报道了 1983 年由 Forgon 和 Zadravecz 提出的三点牵张法改进的结果。Schepers 提出并提倡对这项技术稍加改进，在跟骨结节和距骨之间以及结节和骰骨之间使用牵引器，以恢复其长度和高度，然后经皮复位后关节面和经皮螺钉固定。仅使用 2 枚或 3 枚螺钉，AOFAS 功能评分优良率为 72%，1 年时距下融合率为 15%，浅表感染率为 11%，深部感染率为 3%。Tomesen 使用了 Forgon/Zadravecz 牵张术的一种微改版，在胫骨远端内侧和跟骨结节内侧插入了导针，与外固定器配合使用，以作为矫正内翻 / 外翻、高度和宽度的撑开器。行经皮后关节面复位，并使用 6.5mm 空心螺钉固定。采用该技术治疗的 39 例骨折感染率为 13%，AOFAS 功能结果评分优良率为 73%，马里兰足部评分（MFS）优良率为 81%。它们的原始平均得分与 Schepers 报告的得分非常相似：AOFAS 分别为 84 分：83 分和 MFS 分别为 86 分：79 分。De Vroome 等报道了改良三点牵张技术的其他最新结果。在跟骨结节、骰骨和胫骨远端的 Steinmann 钉上使用外固定器牵引器，经皮小切口插入骨剥离子抬起塌陷的关节面，然后用 2~4 枚空心松质骨螺钉固定。感染率为 1/46（2.4%），AOFAS 评分优良率为 69%，舌形骨折的结果更好，良优率为 100%，而 DIACF 组良好 / 优异的为 52%。Magnan 等报道仅使用外固定器的方法，有 90.7% 的优良率（MFS）和 5.6% 的针道感染率。

多项研究关注了微创技术所获得的复位质量和取得的功能结果。后足的解剖关系可以很好地恢复，后关节面骨折线可以通过跗骨窦入路达到解剖复位。Nosewicz 等通过评估术后 CT 扫描复位的质量，发现 14/22 例骨折复位效果良好（台阶＜1mm，缺损＜5mm，角度＜5°）。Rammelt 报告了 33 例 Sanders ⅡA 型和ⅡB 型骨折患者的优良功能结果（AOFAS 平均得分 92.1 分），经距下关节镜检查证实，经皮复位螺钉固定和复位后无伤口并发症。他们报告了早期治疗和解剖复位的重要性，并告诫对于更复杂的骨折不要使用经皮微创技术。我们认为，在血肿机化或骨折线纤维组织形成之前，需要在受伤后几天内进行早期手术干预，以达到微创技术的解剖复位，否则难以用微创技术达到解剖复位。

许多微创和外侧扩大入路的比较报告了Sanders Ⅱ型和Ⅲ型骨折的功能结果相同或更好，伤口愈合和感染并发症较少。De Wall 等对 42 例骨折患者进行了回顾性队列研究，其中 42 例骨折采用外侧扩大入路和外侧钢板治疗，83 例采用经皮复位和螺钉固定。其中包括 Sanders Ⅱ~Ⅳ型 DIACF，包括一些舌形骨折，各组以 Sanders Ⅱ型和Ⅲ型骨折为主。他们报告显示，微创组的伤口并发症明显减少，X 线片和 SF-36 评分及足部功能指数（FFI）功能结果得分相当。Weber 等于 2008 年对 26 例采用外侧扩大入路和 24 例采用微创跗骨窦入路行经皮钢板或螺钉复位固定术的患者进行了回顾性分析，其中 75% 为 Sanders Ⅱ型和 25% 为 Sanders Ⅲ型 DIAFS。他们报告微创组的手术时间较短，影像学和功能结果（AOFA）相当，但更需要后期取出内固定。Chen 等对 90 例以 Sanders Ⅱ型为主和部分Ⅲ型 DIAFS 患者进行了随机对照研究，这些患者经皮复位并用空心螺钉固定和硫酸钙植骨，其影像学结果相当（平片和 CT 上的 Böhler 角、宽度、长度、高度和关节角度一致），但与外侧入路相比，活动范围、AOFAS 和 MFS 功能评分均有改善。开放组感染率为 12%，经皮组为 3%。Xia 等在一项针对 Sanders Ⅱ型和Ⅲ型骨折的侧向扩大入路和跗骨窦入路之间的随机对照试验中，发现影像学结果及功能结果改善相当，跗骨窦入路组有 0/59 的患者出现伤口并发症，而扩大入路组有 8/49。

在一项前瞻性研究中，Kumar 等发现，45 例经外侧扩大入路切开复位内固定与经皮复位内固定的骨折患者中，经皮治疗组的伤口并发症明显减少（0∶30%），功能改善（Creighton-Nebraska Health Foundation 量表），重返工作时间稍早，但经皮治疗组的 Sanders Ⅱ型骨折较多，Sanders Ⅳ型骨折较少。Kline 等对 112 例 Sanders Ⅱ型和Ⅲ型骨折患者进行了回顾性分析，其中 79 例经外侧扩大入路治疗，33 例经跗骨窦切开复位经皮螺钉固定，据报道，外侧扩大入路组的伤口并发症发生率为 29%，而跗骨窦组为 6%，两者影像学和功能评分（FFI、SF-36 和 VAS 疼痛评分）相当，跗骨窦组需要行二次手术者较少且患者满意度提高。

最近，微创和经皮复位固定也包括钢板，通常通过跗骨窦切口或单独的后纵切口置入结节。Basile 等前瞻性地比较了一家医疗机构 20 例经外侧扩大入路的切开复位内固定患者结果与另一所医院 18 例经跗骨窦入路行钢板切开复位内固定患者结果。所有骨折均为 Sanders Ⅱ型和Ⅲ型骨折。他们报告，术后影像学 CT 扫描和临床功能结果评分（FFI、AOFAS、VAS 疼痛评分）结果相当，并发症发生率也相当。Cao 等报告，有 93% 的良好和优良结果（AOFAS），其中 2/33 的感染患者进行了经皮复位，然后通过纵向后外侧 2~3cm 切口进行锁定钢板固定。他们的平均 VAS 疼痛评分为 1.6 分，AOFAS 功能结果评分为 82 分，马里兰足部评分为 89 分。Nosewicz 等报道了 22 例骨折患者采用跗骨窦入路复位并应用 2.4mm 钢板加经皮螺钉固定治疗。综上文献所述，复位术后 CT 评定良好或优秀的为 14/22，复位 AOFAS 后足功能评分结果良好或优秀的为 16/19（平均 86.2 分）。然而，他们有 14% 的伤口并发症发生率，50% 的患者需要去除内固定。Wu 等对 329 例接受扩大 ORIF 手术治疗的患者进行了回顾性研究，与经纵向切口微创复位和钢板治疗的患者进行了对比，其中包括通过钢板加压螺栓、螺钉上的螺母穿过皮肤小切口固定。他们报告，微创组伤口并发症的发生率较低

（1.88%∶11.76%），并且有更好的功能预后（AOFAS）趋势。在随访中，对同一组患者进行前瞻性随机试验，比较了130例患者的微创后纵入路和跗骨窦入路。他们发现纵向组的伤口愈合并发症发生率较低，而Sanders Ⅱ型和Ⅲ型骨折的两组影像学CT结果和功能结果评分（AOFAS）相当，但Sanders Ⅳ型骨折的跗骨窦组的影像学CT结果和功能结果有所改善。

许多文献关注于外侧扩大入路和微创入路之间的伤口并发症发生率以及功能和放射学结果，Haugsdal等对不同入路之间报告的神经损伤并发症进行了综述。他们发现，采用外侧扩大入路和经皮技术治疗的患者神经损伤和复杂区域疼痛综合征的发生率较高，而采用跗骨窦入路治疗的患者发生率最低。

综上所述，微创治疗方案在跟骨骨折手术方面具有明显的作用，对Sanders Ⅱ型和Ⅲ型DIACF具有同等的影像学和功能结果，且伤口愈合和感染并发症发生率较低。我们发现这些技术特别适用于那些有手术并发症高风险的患者，即使是更复杂的骨折，如开放性伤口、糖尿病、神经病变、吸烟、药物滥用、血管疾病和免疫抑制性疾病，如炎症性关节病、肾病，或者那些正接受癌症治疗的患者。这些技术涉及一个学习曲线，当然开展许多外侧扩大入路将有助于外科医生了解跟骨的复杂解剖结构，以及在使用微创技术时减少常见移位类型所需的复位操作。当外科医生认为透视下复位完全后，使用跗骨窦入路检查复位情况也是过渡到微创技术的一个推荐考虑。对于更复杂的骨折（Sanders Ⅲ BC/Ⅳ，前路明显粉碎，结节明显移位），尤其是对手术风险可耐受的年轻或高需求患者，我们仍然支持采用外侧扩大入路方法，以便更好地清理并调节骨折移位，并具有更好的手术视野确保解剖复位。以下介绍微创技术细节，以飨读者。

手术规划

术前必须完善影像学检查，包括高质量的足跟侧位和轴位平片，以及矢状位和冠状位重建的轴位CT扫描。必须完善完整的术前病史和体格检查，包括损伤机制、血管和神经系统检查、伤口检查、吸烟和职业状况、既往脚踝或足部手术和受伤情况、既往病史，重点关注是否有糖尿病及其微血管并发症，如眼科、肾脏和神经病变、其他神经病变、吸烟、血管疾病和免疫抑制疾病，如炎症性关节病、肾病，或者那些正在接受癌症治疗的患者。

经皮手术最好早于外侧扩大入路手术进行，从受伤当天到伤后5天，骨折片有更多的活动性，使经皮复位成功率高。我们倾向于在受伤后3天内进行手术治疗，但不建议在出现骨折水疱的情况下进行手术，等到水疱充分愈合，然后重新评估手术需求和选择。对于骨折水疱或软组织条件差的患者，应考虑早期应用内侧外固定支架，外科医生认为这些患者将受益于骨折的手术复位和固定，但不适合采用外侧扩大入路，可能需要晚期经皮手术。内侧外固定器在胫骨远端内侧、跟骨结节内侧处用5mm Schanz钉固定，在中足处用4mm钉固定，通常穿过楔骨（图16.1）。

手术定位与准备

用腋垫、沙袋或侧方软垫［如Stulberg（Innomed, Inc., Savannah, GA）］将患者置于侧卧位，下肢垫好并支撑，手术肢体支撑于枕头、毯子或骨泡沫平台（Bone Foam, Inc., Corcoran, MN）上。如果双侧跟骨骨折并同时接受治疗，患者取俯卧位，头部和颈部保持在中立位置，避免眼睛和眼眶周围受压，在膝关节和枕下垫一个凝胶垫或泡沫斜坡，使膝关节

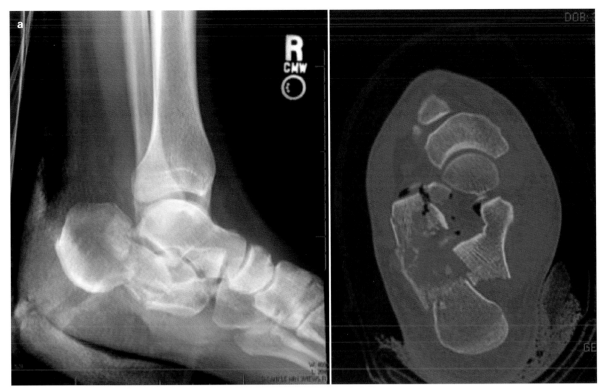

图 16.1　a. 本病例显示使用内侧外固定架对严重开放性损伤进行复位固定，使后期经皮复位和固定更容易。一名 32 岁男性从约 7.6m 高的樱桃采摘机上摔下，导致右侧关节内塌陷 Sanders ⅡA 型跟骨骨折，足底内侧 12cm 开放性伤口，对侧闭合性 Pilon 骨折。b. 开放性伤口在胫骨内侧远端、跟骨内侧结节和内侧中足楔骨处应用带销钉的内侧外固定器复位主要骨折线后行清创、冲洗和缝合。注意，与图 a 相比，CT 上的原发性骨折线复位情况有所改善。c. 初始复位和外固定允许晚期经皮小切口复位和固定，以复位残余的后关节面骨折移位。由于严重的软组织损伤，手术在损伤后 14 天进行，因此不能完全复位后关节面，因为台阶复位，但仍有一个小的侧间隙。固定器维持 6 周。尽管复位不完全，但患者的临床效果良好，伤口和切口愈合，无并发症

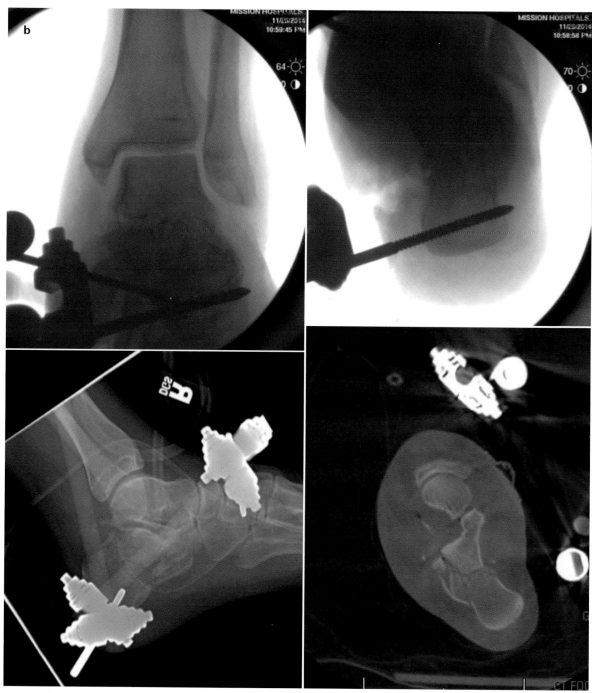

图 16.1（续）

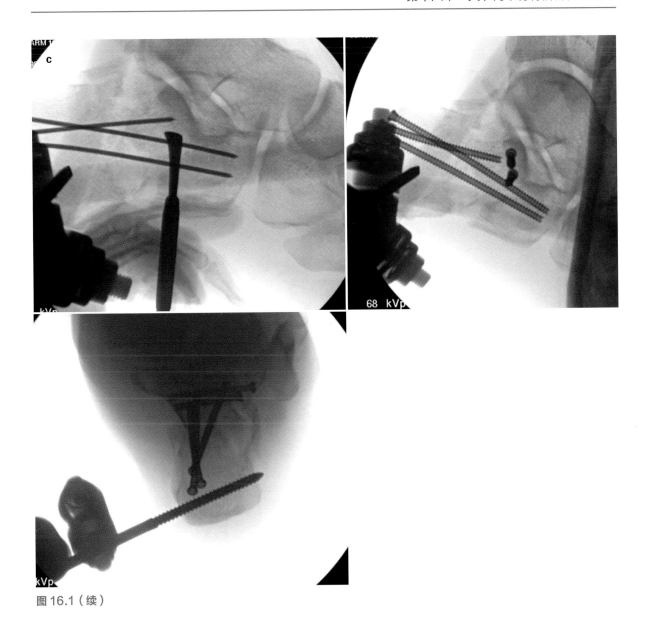

图 16.1（续）

屈曲大约 30°。撕脱性舌形骨折也可采用俯卧位，也可根据外科医生的喜好用于孤立性塌陷型关节内骨折。对于孤立性关节内塌陷型骨折，我们更倾向于侧位。应使用可透过射线的手术台，手术台底部没有支撑物，以便透视。在大腿上部上止血带。用洗必泰和异丙醇清洗肢体，然后用氯丙普消毒。首选全身麻醉，是否增加周围神经阻滞由患者与麻醉师讨论后决定。

关节内移位骨折的经皮复位技术及空心螺钉固定（图 16.2～图 16.6）

在侧位透视引导下，在跟骨后结节上做一个小切口，用 3.5mm 钻头切开跟骨结节外侧皮质。然后，手动或者电动小心地将 1 枚 5mm 的 Schanz 钉插入跟骨结节，作为操纵杆。经典复位动作是用 Schanz 钉，使结节居中，恢复外翻位置、长度和高度。长度和高度应在侧位片上判断，而外翻和中位应在 Harris 足跟轴位上进行评估，并注意主要骨折线。应在术前 CT 上评估原发性骨折线周围的内侧粉碎，因为这可能使评估更具挑战性。当达到满意的复位时，将纵向克氏针从后结节穿入前突和（或）载距突，注意不要妨碍任何可能需要的后关节面复位。根据骨折类型，这些通常位于后关节面塌陷型骨折的内侧和（或）跖侧（图 16.2b）。这些克氏针可作为空心螺钉的导针，通常这些螺钉应固定于跟骨外侧和内侧边缘的皮质下，以最大限度地增加稳定性，并作为支柱以维持长度和后足力线。从术前 CT 开始，克氏针和最终螺钉的位置应遵循个体化并仔细规划。根据骨折类型的不同，可在足底和 Gissane 角后方切开一个平行于足底平面的经皮小切口，以便经皮引入复位器，复位塌陷的后关节面。

对于骨折碎片较大的 Sanders Ⅱ 型骨折，这是最佳选择，可以很容易地在透视下进行评估和调整，以确保良好的复位。或者，如 De Vroome 等所述，可以使用小切口和复位钳来复位塌陷的骨折片。如果存在多条骨折线、较小的粉碎性骨折碎片，或需要直接检查关节复位情况，应考虑采用跗骨窦入路，如下所述。当后关节面解剖复位时，从外侧到内侧放置克氏针以固定复位的后关节面，如果需要，其可被用作空心螺钉的导针（图 16.2b）。最后一根克氏针从跟骨结节置入载距突以复位关节面，另一根克氏针可以从垂直于后关节面的跟骨结节处置入，作为支架支撑塌陷的关节面（图 16.3d）。如果需要的话，应该根据术中平片仔细透视检查，以确保在进行最后固定之前达到复位。侧位和跟骨轴位透视是关键，但 Broden 位对评估后关节面复位也很重要。当复位满意后，通过横穿后关节面的实心拉力螺钉或空心螺钉固定，达到骨折复位。这些都可以通过大约 5mm 的小切口进行，足以容纳螺钉头。然后

沿着跟骨的内侧和外侧皮质下边缘放置纵向螺钉。通常在有克氏针临时固定的情况下，不会导致内翻或过度缩短。其他螺钉通常是全螺纹螺钉，作为支撑，以保持跟骨长度和对线。最后，将螺钉从外侧置入载距突。但是螺钉的顺序和位置是由骨折类型决定的，如下例所示。

跗骨窦入路

跗骨窦入路常与上述经皮复位和空心螺钉技术一起使用（图 16.2c，图 16.4b，图 16.8c、j）。它也用于经皮钢板的应用，将在本章后面讨论。从外踝尖端向第 4 跖骨底部平行足底切开。此切口长度为 3~5cm，取决于所需的视野及通路。腓骨长肌腱和短肌腱被拉向足底，第 3 腓骨肌被拉向背侧。切开跗骨窦脂肪垫，使足底或背侧被拉开。指短伸肌可以背侧拉开，也可以沿其纤维分开，或者从脂肪垫下的起始处松解，并向远端拉开，这主要取决于所需的视野。如果需要的话，可以松解跟腓韧带，以改善内翻和关节手术视野。然后用刮匙、15 号刀片或刨刀和咬骨钳冲洗距下关节和清除软组织。如果有多条内侧骨折线，这可以切除骨间韧带直至载距突，以达到更好的手术视野。然后将关节内后关节面碎片抬高操作，以实现关节解剖复位。小骨钩、骨剥和克氏针可用于复位。然后用骨剥压住关节，用软骨下骨克氏针固定复位。在 Gissane 角前方使用椎板撑开器有助于更好地暴露后关节面。Schanz 钉也可用于施加牵引力和改善视野。跗骨窦入路很难暴露和复位移位的前突骨折线，如果感觉需要解剖复位前突，外科医生应该考虑外侧扩大入路，或者接受可以不用达到前突骨折线的解剖复位，仅达到后足对位的恢复和原发性和后关节面骨折线的复位，但相应的上述软组织并发症发生率将提高。

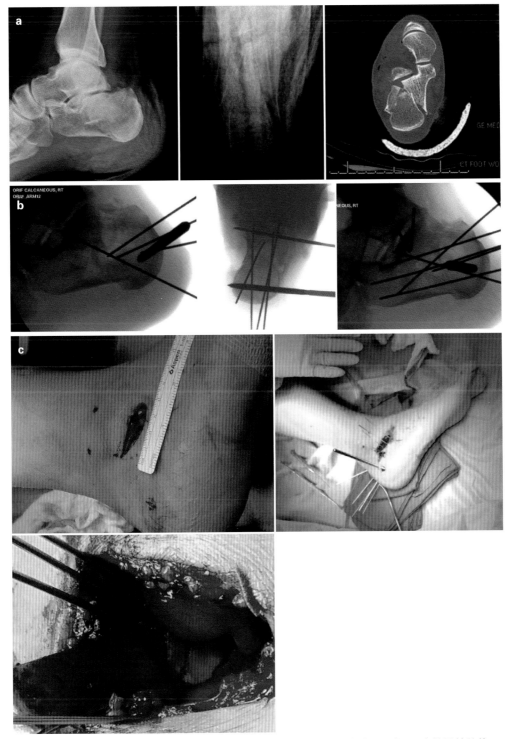

图16.2　a. 此病例所示开放性骨折中相当常见的骨折类型、复位顺序和固定方式。一名65岁的男性从约1.8m高甲板上摔了下来，内侧有一个3cm长的开放性伤口，Sanders ⅡA型移位的关节内骨折，伴有明显缩短和高度下降。b. 跟骨结节Schanz钉和内侧开放伤口可用于原始骨折线复位，并用克氏针纵向固定。然后做跗骨窦切口，用撑开器和作为操纵杆的克氏针将塌陷的外侧后关节面复位，并用两根软骨下骨克氏针固定。c. 标准的3cm跗骨窦切口、克氏针和Schanz钉位置，以及Sanders ⅡA型骨折后关节面复位的影像图（注意该骨折采用侧卧位固定，而非俯卧位）。d. 首先在软骨下骨克氏针上放置两个部分螺纹空心拉力螺钉，以加压复位的后关节面骨折。然后在内侧使用部分螺纹的纵向拉力螺钉小心地将跟骨结节主要骨折块固定到载距突/后关节突，而不会引起后足内翻。e. 固定完成后，将全螺纹螺钉从跟骨结节置入前突，在内侧和外侧起支撑作用，并支撑其长度和高度。对于内侧开放性骨折术后伤口感染患者需要行清创，使用抗生素。术后5个月的X线片显示骨折愈合，完全负重，无疼痛，无感染复发

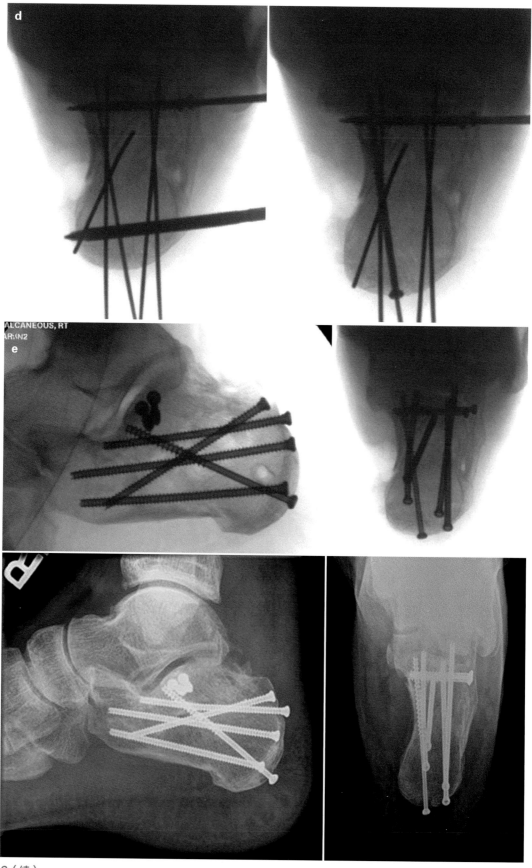

图 16.2（续）

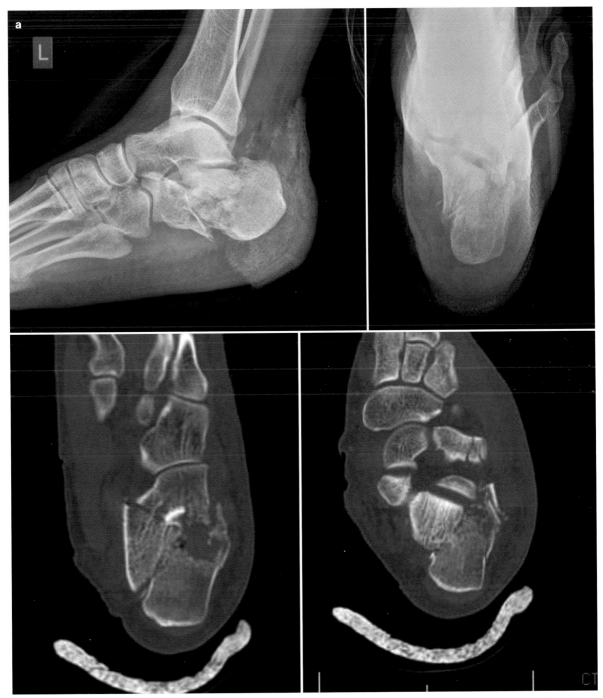

图 16.3 a. 本病例显示内侧小切口放置复位钳，并使用螺钉从载距突内侧进行固定。一名 41 岁的男性从梯子上摔下来，有一个开放性移位的 Sanders ⅡA 型关节内跟骨骨折，伴有一个 6.5cm 的内侧开放性伤口。在受伤当天，另一名医生对其开放性伤口进行了冲洗、清创和缝合，并在受伤后第 3 天进行经皮复位和固定。请注意，后关节面受累部位为横向，仅占关节的一小部分。b. 为了达到复位，在跟骨结节上打入 Schanz 钉作为操纵杆，复位主要骨折线，然后打开开放性骨折伤口的一小部分，使用球钉顶棒和关节点式复位钳，以获得良好的复位。注意这个过程临时采用克氏针固定，并将单枚螺钉从载距突的内侧置入，以固定加压次级骨折线。c. 临床照片显示使用 2.5mm 末端螺纹螺钉作为载距突内侧的操纵杆，5.0mm 外侧 Schanz 钉固定粗隆，使用大型点式复位钳通过内侧开放性骨折伤口和小的经皮外侧切口固定复位。然后将克氏针从后至前置入。d. 从跟骨结节处用螺钉支撑后关节面以保持跟骨结节的长度、中立和外翻，并使用半螺纹螺钉从跟骨结节打入以固定骨折。此螺钉的打入应在全螺纹螺钉之前。e. 内侧开放性骨折伤口愈合，无并发症。术后 18 周 X 线片显示骨折愈合良好。患者已经回电力公司清理树木了

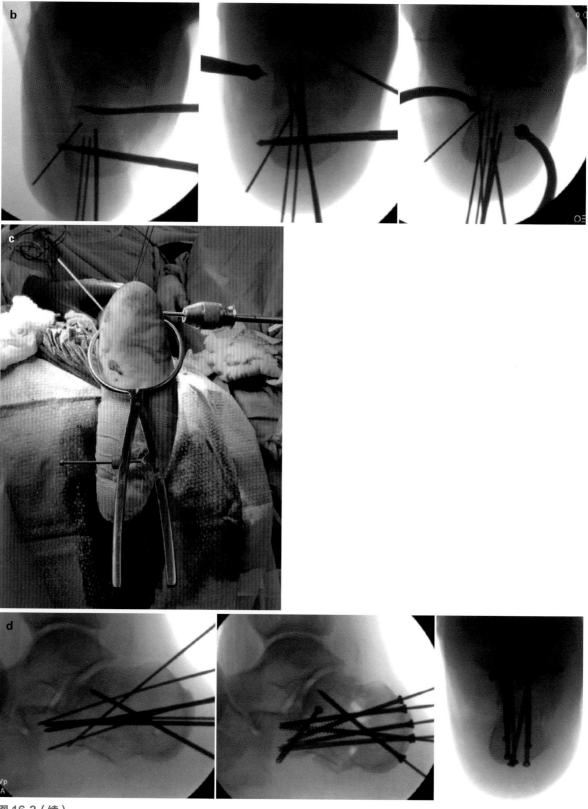

图 16.3（续）

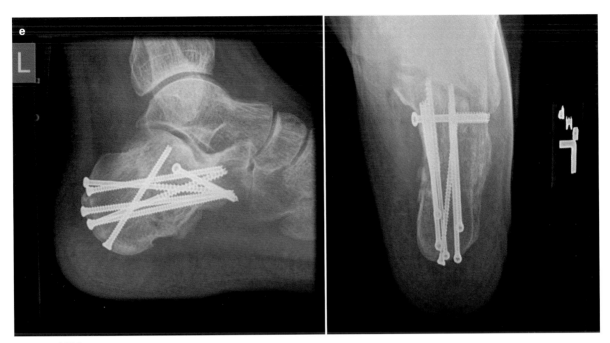

图 16.3（续）

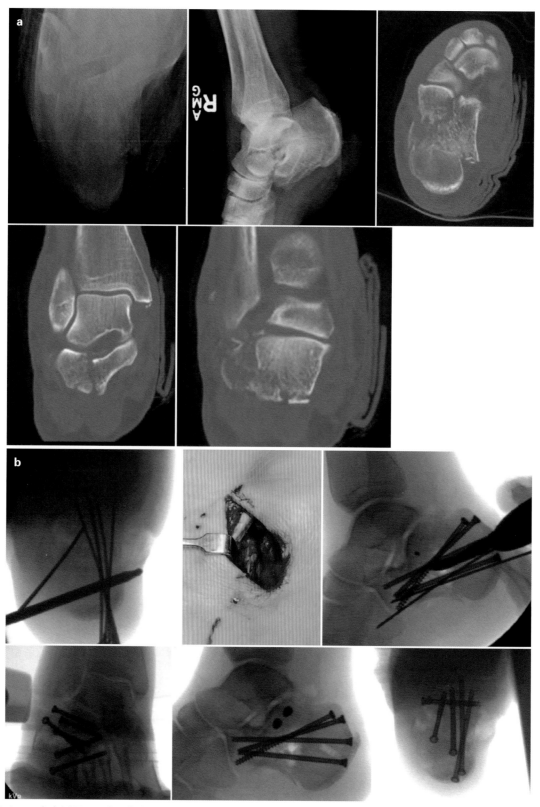

图 16.4 a. 本病例展示了在一位老年低能量骨折患者中使用常见的经皮技术。一名 69 岁的女性从一座桥上掉入一条小溪中，有一个 1cm 开放性内侧伤口，Sanders ⅡA 型关节内骨折。b. 使用跟骨结节 Schanz 钉作为操纵杆并结合骨膜剥离器复位，通过内侧开放性骨折伤口复位原发性骨折线。复位后用纵向克氏针固定，跗骨窦小切口用于复位后侧面塌陷，并用克氏针固定。用 1 枚拉力螺钉和 1 枚全螺纹螺钉加压复位关节面。用半螺纹拉力螺钉将跟骨结节加压至跟骨体，然后用全螺纹螺钉作为支撑完成固定

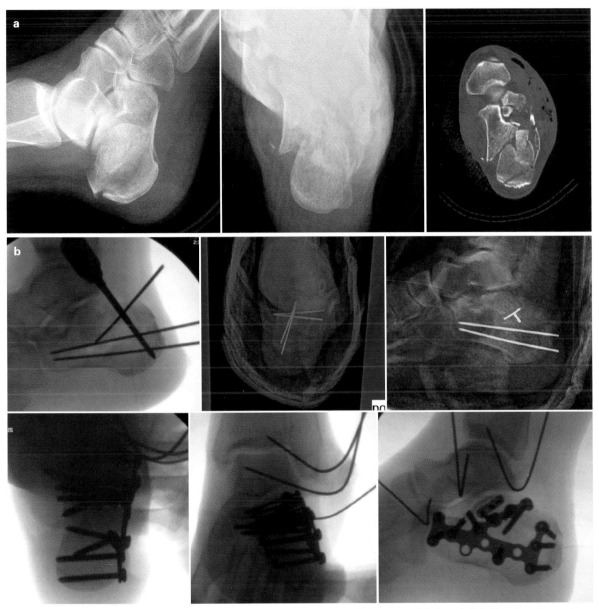

图 16.5 a. 在开放的 Sanders ⅡB 型骨折患者中使用临时经皮技术，方便以后通过扩大入路进行最终的固定。一名 30 岁的女性在一次滑板事故中，有一个 8cm 的足底开放性伤口。b. 对于这名跟骨粉碎性骨折患者，外侧扩大入路解剖复位被认为是最佳的治疗选择，风险可接受。但是，在开放性伤口手术中使用了经皮复位固定技术，从解剖学上复位原始骨折线，并用经皮克氏针将其固定，使得 2 周后的最终固定更加容易

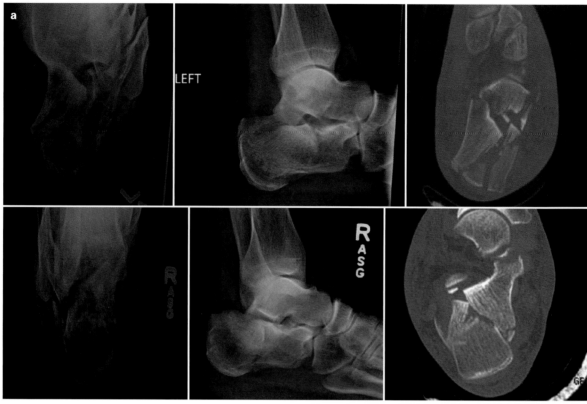

图 16.6 a. 本病例展示了微创技术治疗双侧闭合性跟骨骨折，且存在软组织高危患者中的应用。一名 60 岁重度吸烟的男性工人，从梯子上摔下，导致双侧闭合性关节内塌陷型骨折，左侧为 Sanders ⅢAC 型，右侧为ⅡB 型骨折，双侧前突粉碎性骨折。b. 双侧骨折在伤后第 3 天进行手术治疗，取俯卧位，可使两处骨折一起处理而无须重新摆体位。前 3 张图片为左跟骨，后面的图片为右跟骨。两侧采用类似的复位和固定技术。跟骨结节处使用 Schanz 钉作为操纵杆，在载距突内侧取一个小切口，并进行钝性解剖，以便使用图 b 中跗骨窦切口用于后关节面复位。注意使用拉力螺钉穿过后关节面，半螺纹螺钉从结节向下进入前突和载距突进行加压，然后使用全螺纹位置支撑螺钉。c. 术后 7 个月骨折愈合，但右侧距下退行性变。由于经皮骨折手术改善了后足力线，如果有症状，后期可以不进行截骨术直接进行距下关节融合

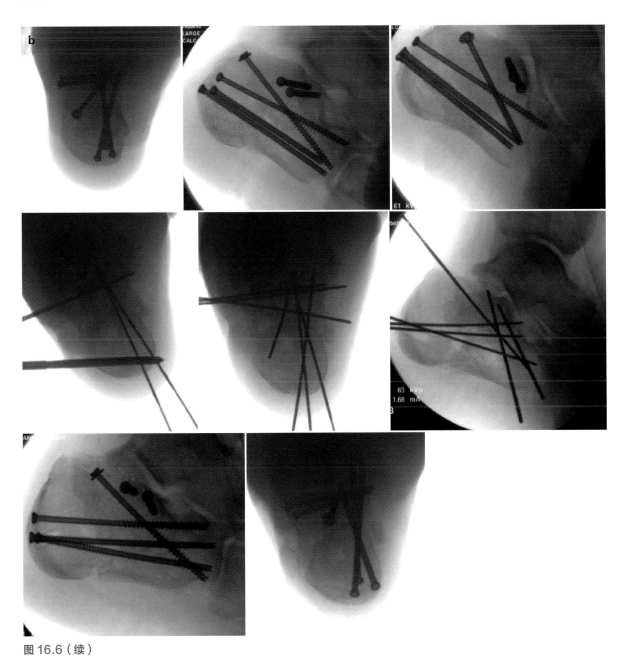

图 16.6（续）

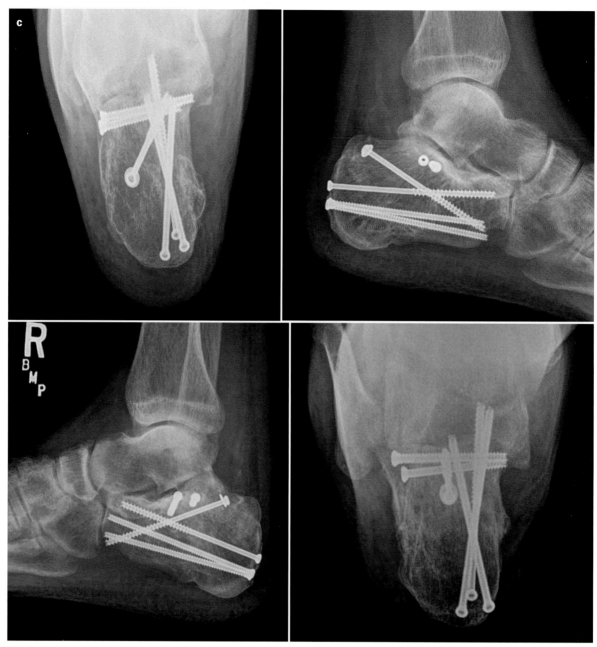

图 16.6（续）

跟骨结节撕脱性骨折和关节内舌形骨折的经皮技术（图 16.7）

这类骨折应仔细评估后方软组织损伤，并且通常需要在紧急情况下进行处理。如果没有皮肤肿胀或后方软组织损伤，这些骨折不需要紧急处理，但仍应在 3 天左右处理，以最大限度地实现经皮解剖复位。准备和定体位如上所述，更多考虑采用俯卧位，以便在需要时更容易经跟腱内侧经皮放置螺钉。

术前 CT 有助于对原发性骨折关节面有一个清晰的认识，并确保不存在相关的粉碎或其他骨折线。通常使用两个点式复位钳来实现复位，每个复位钳都通过一个小切口放置一个齿，复位钳的一个齿位于跟骨结节上缘上方，另一个正好位于跟骨结节的足底侧。如果骨折

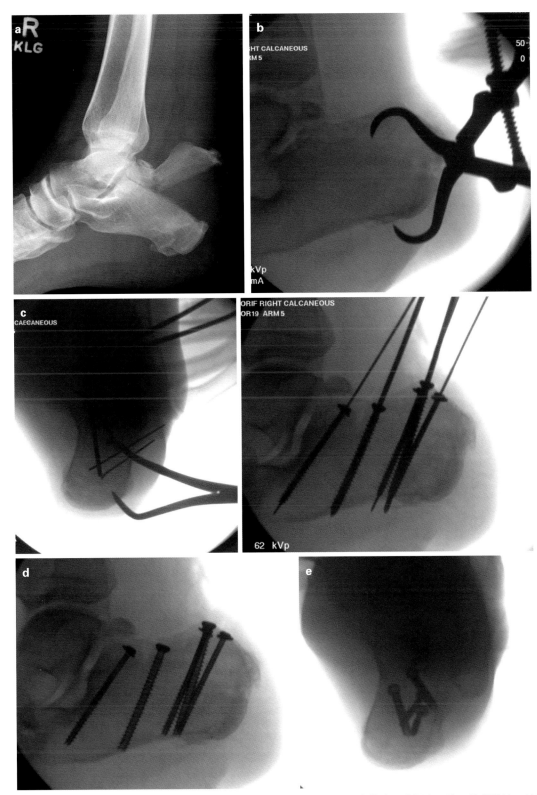

图 16.7 a. 一名 33 岁的男性摔倒导致舌形骨折，关节面轻微后移位。b. 患者俯卧于胸托上，膝下垫凝胶垫，健侧膝下垫枕，患侧放在小的三角垫上。这样可以显露跟腱的内侧和外侧。通过小的经皮足底和背外侧切口放置一个大的点式复位钳。通过外侧切口对骨进行钝性分离是降低腓肠神经风险的重要措施。将 Steinmann 导针作为操纵杆插入移位的结节骨折碎片通常也很有用。c. 空心螺钉、克氏针导针临时固定后的跟骨轴位透视确保螺钉的适当间隔。侧视片显示通过螺钉（3.5mm 半螺纹）和技术（4.5mm 全螺纹）加压骨折。垫圈用于 3.5mm 螺钉，不用于 4.5mm 螺钉。螺钉的数量和位置取决于骨折形态和骨质。d、e. 最终的侧位和轴位片可以看到解剖复位情况和安全的植入物位置

明显向上移位，应用扁桃体止血钳对骨折上缘进行钝性解剖，然后使用骨钩和点式复位钳将骨折尾端固定。在复位操作中必须屈膝和踝关节/前足跖屈。例如用 3.2mm 的 Steinmann 导针、2.5mm 的带螺纹导针或 5mm 的 Schanz 钉作为操纵手柄，对于获得初步复位非常有用，然后可以用骨钩和夹钳进行微调和加压。经典的 Essex-Lopresti 手法是将其中一个大直径操纵手柄置入舌形骨折碎片中，以便在脚踝和前足弯曲的情况下，通过牵引针复位结节和后关节面。对骨折进行解剖复位并用大型点式复位钳压紧后，将克氏针导针从骨折的上缘置于跟腱前方。导针应分布合理，我们建议至少有两根导针相互平行并垂直于骨折部位，用作拉力螺钉。或者，可以以相同的方式放置两个实心拉力螺钉。这些螺钉通过跟腱近侧和外侧或内侧的小切口放置。扁桃体止血钳行钝性剥离应在外侧进行，以尽量减少腓肠神经损伤的风险。第 3 枚或第 4 枚螺钉（空心或实心）位置，可平行于其他 2 枚螺钉或分散放置，以增强咬合力。通常采用 3.5mm 或 4.0mm 螺钉，如果担心骨质量，应使用低切迹垫圈，以增强螺钉的压缩力并避免螺钉头破入骨内。

跗骨窦入路微创复位和钢板固定（图 16.8 和图 16.9）

有限切口跗骨窦入路的基本原理是尽量减少软组织剥离，同时达到骨折复位和固定。通过一个 2~4cm 的跗骨窦小切口可以直接看到后关节面骨折，以及前外侧骨折和外侧壁。如果需要的话，可以用这种方法植入一块小钢板，从而减少腓骨肌腱的剥离和牵拉，从理论上降低了肌腱刺激和半脱位的风险。由于很大程度上避免了腓肠神经损伤，因此术后神经痛或神经瘤形成的风险降至了最低。

跗骨窦切口是一种可扩展的实用切口，可用于显示和治疗腓骨肌腱脱位；相反，以后如

果需要距下关节融合术或肌腱清创术，也可以使用该切口。此外，跗骨窦切口可根据骨折的特点，以及外科医生的把握和预期学习曲线进行修改并使其切口长度改变。因此，这种切口在某些情况下被认为是微创的，其总体目标是减少对患者的手术创伤。

在手术准备期间，如上所述，患者处于侧卧位垫沙袋或固定装置，大腿上止血带。在跟骨后下粗隆处，从外侧到内侧，通过小切口放置一个 Schanz 导针，以便控制粗隆进行牵引和复位。或者，可以使用带有牵引弓的导针，在跗骨窦上沿腓骨尖至第 4 跖骨底的线上做一个 2~4cm 的切口，暴露过程如上所述。在去除跗骨窦的纤维组织和脂肪后，用小刀或骨剥将外侧壁和后关节面骨折片进行剥离。注意避免过分牵拉腓骨肌腱。在小关节突下放置一个小骨剥或椎板撑开器，如上所述复位关节面。将克氏针穿过骨折片固定至载距突。在透视引导下，使用 Schanz 钉在手动控制下对齐跟骨、恢复其长度，并矫正内翻角。根据需要置入额外的克氏针，将跟骨结节复位固定到载距突和前突。

通过透视检查跟骨力线和长度，从跟骨结节到跟骨前突打入 2 枚空心螺钉的导针。骨折内固定构型可根据骨折情况进行选择。一般情况下，从外侧到内侧用一个或两个拉力螺钉将后关节面复位固定到载距突；此外，从后到前，经皮插入一枚或多枚大号空心螺钉。如需钢板固定，可使用骨剥从后关节面创建一个小的软组织腔隙，然后经皮插入一个小型跟骨钢板，并将其放置到位，使最后方的钉孔与 Schanz 钉切口一致。钢板内固定可稳定跟骨的高度、长度，并将 3~4 枚螺钉打入跟骨结节和载距突。其他的钢板设计允许固定跟骨前突跟骰关节。也可以在跟骨结节后外侧切口行骨膜下剥离，并经皮插入钢板。我们更倾向于跗骨窦入路，因为单切口就可进行关节和钢板固定。切口分层缝合后，用石膏夹板固定。

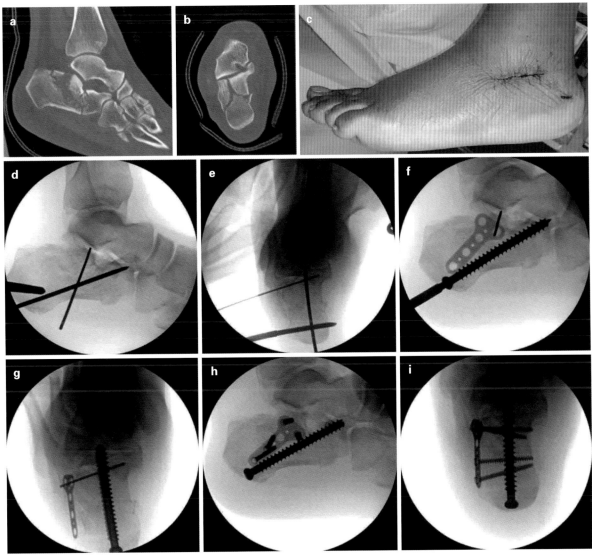

图16.8　术前矢状位（a）和冠状位（b）CT图像显示，一名33岁男性劳工，从约3m高的梯子上摔下后，Sanders ⅡB型关节内跟骨骨折移位。照片显示了跗骨窦入路的计划切口和Schanz钉插入跟骨结节的后下面（c）。术中侧位片（d）和轴位片（e）显示复位后用1.6mm克氏针将后关节面骨折片临时固定到载距突，并用大号空心螺钉从后结节置入跟骨前部。足跟侧位（f）和轴位（g）X线显示置入了7.3mm的大号螺纹空心螺钉，并临时放置了五孔T形低剖面跟骨解剖钢板（Acumed，Hillsboro，OR）。足跟侧位片（h）和轴位片（i）显示了最终的骨折固定结构，4枚螺钉经钢板打入跟骨结节和载距突。最后面和最下面的螺钉通过先前使用的Schanz钉小切口置入（j）。钢板和螺钉最终固定后透视相（k）。术后6周矢状位CT图像显示Böhler角和跟骨高度（l）。术后3个月跟骨轴位片显示骨折愈合（m）

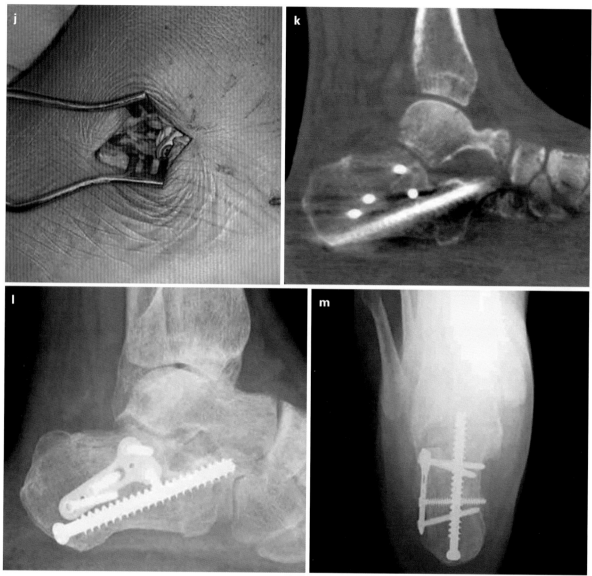

图 16.8（续）

术后管理

患者术后厚敷料包扎，夹板固定。术后约 2 周进行伤口检查和拆线。除非有其他相关的危险因素，例如血栓栓塞病史或高凝状态，否则在出院后不进行术后药物血栓栓塞预防。

2 周后开始活动，包括积极的背伸跖屈和距下运动。如果医生觉得患者难以执行自我指导的家庭运动计划，则予以患者物理治疗。8 周时开始部分负重。在行走靴达到完全负重后，换成普通的鞋子。除非存在其他足部疾病，例如高弓足或扁平足，否则不需要常规使用矫形支具。

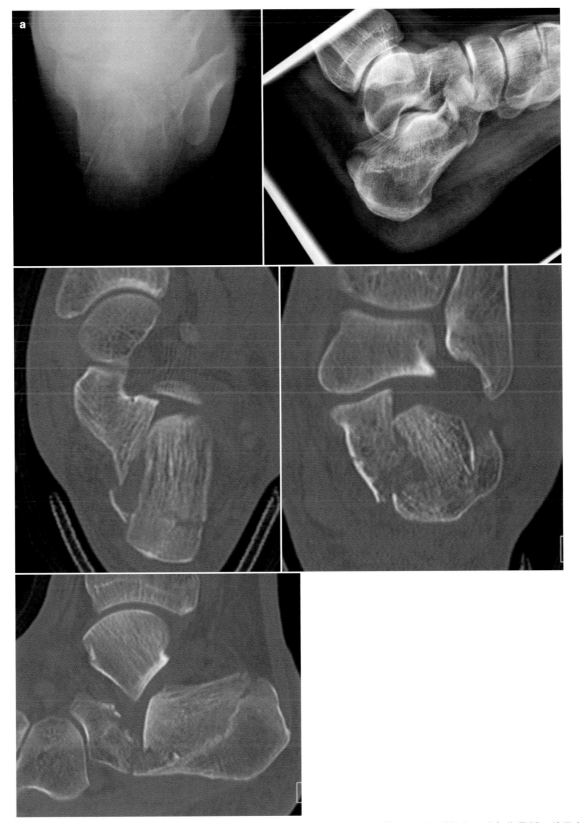

图 16.9 a. 一名 43 岁机动车祸伤男性患者，Sanders ⅡB 型骨折，关节内移位。b. 采用跗骨窦入路复位骨折，并用克氏针暂时固定后关节面，然后再用拉力螺钉固定。使用 Schanz 钉牵引，用导针和全螺纹空心螺钉恢复并稳定轴向长度。通过跗骨窦切口置入根骨解剖钢板（Acumed, Hillsboro, OR），固定在结节、载距突和前突，以达到解剖关系。通过 Schanz 钉的切口经皮置入钢板结节部分的螺钉

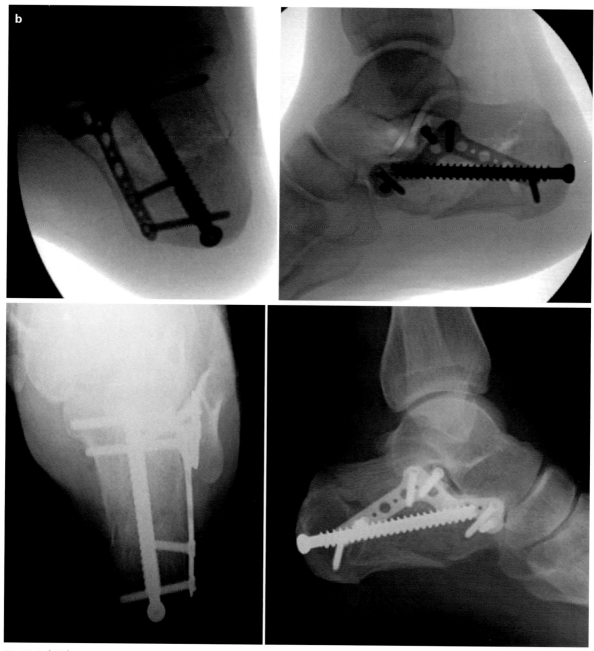

图 16.9（续）

参考文献

[1] Catani F, Benedetti MG, Simoncini L. Analysis of function after intra-articular fracture fo the os calcis. Foot Ankle Int. 1999;20(7):417–421.

[2] Crosby LA, Fitzgibbons TC. Open reduction and internal fixation of type II intra-articular calcaneus fractures. Foot Ankle Int. 1996;17(5):253–258.

[3] Kundel K, Funk E, Brutscher M, et al. Calcaneal

fractures: operative versus nonoperative treatment. J Trauma. 1996;41(5):839–845.

[4] Leung KS, Yuen KM, Chan WS. Operative treatment of displaced intra-articular fractures of the calcaneum. Medium-term results. J Bone Joint Surg Br. 1993;75(2):196–201.

[5] O'Farrell DA, O'Byrne JM, McCabe JP, et al. Fractures of the os calcis: improved results with internal fixation. Injury. 1993;24(4):263–265.

[6] Parmar HV, Triffitt PD, Gregg PJ. Intra-articular

fractures of the calcaneum treated operatively of conservatively. A prospective study. J Bone Joint Surg Br. 1993;75(6):932–937.

[7]　De Boer AS, Van Lieshout EM, Den Hartog D, et al. Functional outcome and patient satisfaction after displaced intra-articular calcaneal fractures: a comparison among open, percutaneous, and nonoperative treatment. J Foot Ankle Surg. 2015;54(3):298–305.

[8]　Agren PH, Wretenberg P, Sayed-Noor AS. Operative versus nonoperative treatment of displaced intra-articular calcaneal fractures: a prospective, randomized, controlled multicenter trial. J Bone Joint Surg Am. 2013;95(15):1351–1357.

[9]　Buckley R, Tough S, McCormack R, et al. Operative compared with nonoperative treatment of displaced intra-articular calcaneal fractures: a prospective, randomized, controlled, multicenter trial. J Bone Joint Surg Am. 2002;84(10):1733–1744.

[10]　Gougoulias N, Khanna A, McBride DJ, et al. Management of calcaneal fractures: systematic review of randomized trials. Br Med Bull. 2009;92:153–167.

[11]　Böhler L. Diagnosis, pathology, and treatment of fractures of the os calcis. J Bone Joint Surg Am. 1931;13(1):75–89.

[12]　Palmer I. The mechanism and treatment of fractures of the calcaneus. J Bone Joint Surg Am. 1948;30(1):2–8.

[13]　Essex-Lopresti P. The mechanism, reduction technique and results in fractures of the oscalcis. Br J Surg. 1952;39:395–419.

[14]　Letournel E. Open reduction and internal fixation of calcaneal fractures. In: Spiegal P, editor. Topics in orthopaedic surgery. 1st ed. Baltimore: Aspen Publishers; 1984. p. 173–192.

[15]　Letournel E. Open treatment of acute calcaneal fractures. Clin Orthop Relat Res. 1993;290:60–67.

[16]　Benirschke SK, Sangeorzan BJ. Extensive intraarticular fractures of the foot: surgical management of calcaneal fractures. Clin Orthop Relat Res. 1993;292:128–134.

[17]　Folk JW, Starr AJ, Early JS. Early wound complications of operative treatment of calcaneus fractures: analysis of 190 fractures. J Orthop Trauma. 1999;13(5):369–372.

[18]　Sanders R, Vaupel Z, Erdogan M, et al. The operative treatment of displaced intra-articular calcaneal fractures (DIACFs): long term (10–20 years) results in 108 fractures using a prognostic CT classification. J Orthop Trauma. 2014;28(10):551–563.

[19]　Zwipp H, Rammelt S, Amlang M, et al. Operative treatment of displaced intra-articular calcaneal fractures. Oper Orthop Traumatol. 2013;25(6):554–568.

[20]　Kline AJ, Anderson RB, Davis WH, et al. Minimally invasive technique versus an extensile lateral approach for intra-articular calcaneal fractures. Foot Ankle Int. 2013;3(6):773–780.

[21]　Backes M, Schep NW, Luitse JS, et al. The effect of postoperative wound infections on functional outcome following intra-articular calcaneal fractures. Arch Orthop Trauma Surg. 2015;135(8):1045–1052.

[22]　Nosewicz T, Knupp M, Barg A, et al. Mini-open sinus tarsi approach with percutaneous screw fixation of displaced calcaneal fractures: a prospective computed tomography-based study. Foot Ankle Int. 2012;33(11):925–933.

[23]　Van Hoeve S, de Vos J, Verbruggen JP, et al. Gait analysis and functional outcome after calcaneal fracture. J Bone Joint Surg Am. 2015;97(22):1879–1888.

[24]　Sanders R, Fortin P, DiPasquale T. Operative treatment of 120 displaced intraarticular calcaneal fractures: results using a prognostic computed tomography scan classification. Clin Orthop Relat Res. 1993;290:87–95.

[25]　Clark LG. Fracture of the os calcis. Lancet. 1855;65(1651):403–404.

[26]　Schepers T, Patka P. Treatment of displaced intra-articular calcaneal fractures by ligamentotaxis: current concepts' review. Arch Orthop Trauma Surg. 2009;129:1677–1683.

[27]　Cotton FJW, Louis T. Fractures of the os calcis. Boston Med Surg J. 1908;159:559–565.

[28]　McBride E. Fractures of the os calcis; tripodpin-traction apparatus. J Bone Joint Surg. 1944;26(3):578–579.

[29]　MacAusland W. The treatment of comminuted fractures of the os calcis. Surg Gynec Obst. 1941;73:671–675.

[30]　Goff C. Fresh fractures of the os calcis. Arch Surg. 1938;36:744–765.

[31]　Carraba V. Apparatus for treatment of fractured os calcis. Am J Surg. 1936;33(1):53–59.

[32]　Bohler L. New light on the treatment of calcaneal fractures. Langenbecks Arch Klin Chir Ver Dtsch Z Chir. 1957;287:698–702. McBride, Gill, and Harris described triangular distraction techniques in the mid-1940s which were later modified by Forgon and Zadravecz in 1983 and are still commonly used today (Schepers, deVroome, Tomesen etc).

[33]　Gill GG. A three pin method for treatment of severely comminuted fractures of the os calcis. Surg Gynec and Obstet. 1944;78:653–656.

[34]　Harris RI. Fractures of the os calcis; their treatment by triradiate traction and subastragalar fusion. Ann Surg. 1946;124:1082–1100.

[35]　Forgon M, Zadravecz G. Repositioning and retention

problems of calcaneus fractures. Aktuelle Traumatol. 1983;13(6):239–246.

[36] Schepers T, Schipper IB, Vogels LM, et al. Percutaneous treatment of displaced intra-articular calcaneal fractures. J Orthop Sci. 2007;12(1):22–27.

[37] Tomesen T, Biert J, Frolke JP. Treatment of displaced intra-articular calcaneal fractures with closed reduction and percutaneous screw fixation. J Bone Joint Surg Am. 2011;93(10):920–928.

[38] deVroome SW, van der Linden FM. Cohort study on the percutaneous treatment of displaced intra-articular fractures of the calcaneus. Foot Ankle Int. 2014;35(2):156–162.

[39] Westheus H. Eine neue behandlungsmethode der calcaneusfrakturen. Arch Orthop Unfallchir. 1934;35:121.

[40] Gissane W. News notes: proceedings of the British orthopedic association. J Bone Joint Surg Br. 1947;29:254–255.

[41] Essex-Lopresti P. The mechanism, reduction technique, and results in fractures of the os calcis. Br J Surg. 1952;39(157):395–419.

[42] Tornetta P. Percutaneous treatment of calcaneal fractures. Clin Orthop Relat Res. 2000;375:91–96.

[43] Pillai A, Basappa P, Ehrendorfer S. Modified Essex-Lopresti/Westhues reduction for displaced intra-articular fractures of the calcaneus. Description of surgical technique and early outcomes. Acta Orthop Belg. 2007;73:83–87.

[44] Battaglia A, Catania P, Gumina S, et al. Early minimally invasive percutaneous fixation of displaced intraarticular calcaneal fractures with a percutaneous angle stable device. J Foot Ankle Surg. 2015;54(1):51–56.

[45] Tornetta P 3rd. The Essex-Lopresti reduction for calcaneal fractures revisited. J Orthop Trauma. 1998;12(7):469–473.

[46] Walde TA, Sauer B, Degreif J, et al. Closed reduction and percutaneous kirschner wire fixation for the treatment of dislocated calcaneal fractures: surgical technique, complications, clinical and radiological results after 2–10 years. Arch Orthop Trauma Surg. 2008;128(6):585–591.

[47] Levine DS, Helfet DL. An introduction to the minimally invasive osteosynthesis of intra-articular calcaneal fractures. Injury. 2001;32(suppl 1):SA51–SA54.

[48] Carr JB. Surgical treatment of intra-articular calcaneal fractures: a review of small incision approaches. J Orthop Trauma. 2005;19(2):109–117.

[49] Magnan B, Bortolazzi R, Marangon A, et al. External fixation for displaced intra-articular fractures of the calcaneum. J Bone Joint Surg Br. 2006;88(11):1474–1479.

[50] Abdelgaid SM. Foot ankle Surg. Closed reduction and percutaneous cannulated screws fixation of displaced intra-articular calcaneus fractures. Foot Ankle Surg. 2012;18(3):164–179.

[51] Arastu M, Sheehan B, Buckley R. Minimally invasive reduction and fixation of displaced calcaneal fractures: surgical technique and radiographic analysis. Int Orthop. 2014;38(3):539–545.

[52] Rammelt S, Amlang M, Barthel S, et al. Percutaneous treatment of less severe intra-articular calcaneal fractures. Clin Orthop Relat Res. 2010;468(4):983–990.

[53] DeWall M, Henderson CE, McKinley TO, et al. Percutaneous reduction and fixation of displaced intra-articular calcaneus fractures. J Orthop Trauma. 2010;24(8):466–472.

[54] Weber M, Lehmann O, Sagesser D, et al. Limited open reduction and internal fixation of displaced intra-articular fractures of the calcaneum. J Bone Joint Surg Br. 2008;90(12):1608–1616.

[55] Basile A, Albo F, Via AG. Comparison between sinus tarsi approach and extensile lateral approach for treatment of closed displaced intra-articular calcaneal fractures: a multicenter prospective study. J Foot Ankle Surg. 2016;55(3):513–521.

[56] Wallin KJ, Cozzetto D, Russell L, et al. Evidence-based rationale for percutaneous fixation technique of displaced intra-articular calcaneal fractures: a systemic review of clinical outcomes. J Foot Ankle Surg. 2014;53(6):740–743.

[57] Chen L, Zhang G, Hong J, et al. Comparison of percutaneous screw fixation and calcium sulfate cement grafting versus open treatment of displaced intra-articular calcaneal fractures. Foot Ankle Int. 2011;32(10):979–985.

[58] Kumar V, Marimuthu K, Subramani S, et al. Prospective randomized trial comparing open reduction and internal fixation with minimally invasive reduction and percutaneous fixation in managing displaced intra-articular calcaneal fractures. Int Orthop. 2014;38(12):2505–2512.

[59] Xia S, Lu Y, Wang H, et al. Open reduction and internal fixation with conventional plate via L-shaped lateral approach versus internal fixation with percutaneous plate via a sinus tarsi approach for calcaneal fractures – a randomized controlled trial. Int J Surg. 2014;12(5):475–480.

[60] Cao L, Weng W, Song S, et al. Surgical treatment of calcaneal fractures of Sanders type II and III by a minimally invasive technique using a locking plate. J Foot Ankle Surg. 2015;54(1):76–81.

[61] Wu Z, Su Y, Chen W, et al. Functional outcome

of displaced intra-articular calcaneal fractures: a comparison between open reduction/internal fixation and a minimally invasive approach featured an anatomical plate and compression bolts. J Trauma Acute Care Surg. 2012;73(3):743–751.

[62] Zhang T, Su Y, Chen W, et al. Displaced intra-articular calcaneal fractures treated in a minimally invasive fashion: longitudinal approach versus sinus tarsi approach. J Bone Joint Surg Am. 2014;96(4): 302–309.

[63] Haugsdal J, Dawson J, Phisitkul P. Nerve injury and pain after operative repair of calcaneal fractures: a literature review. Iowa Orthop J. 2013;33:202–207.

[64] Beltran MJ, Collinge CA. Outcomes of high-grade open calcaneus fractures managed with open reduction via the medial wound and percutaneous screw fixation. J Orthop Trauma. 2012;26(11):662–670.

[65] Hammond AW, Crist BD. Percutaneous treatment of high-risk patients with intra-articular calcaneus fractures: a case series. Injury. 2013;44(11):1483–1485.

[66] Wang Q, Chen W, Su Y, et al. Minimally invasive treatment of calcaneal fractures by percutaneous leverage, anatomical plate, and compression bolts—the clinical evaluation of cohort of 156 patients. J Trauma. 2010;69(6):1515–1522.

第十七章 开放性跟骨骨折

Luke A. Lopas, Matthew M. Counihan, Derek J. Donegan

引言

跟骨骨折是一种相对常见的损伤,约占所有骨折的1%。闭合性跟骨骨折的治疗需要了解骨性解剖结构、谨慎决策和精细的手术技术。然而,开放性跟骨骨折更为罕见,占整个跟骨骨折的5%~11%。损伤的范围广泛,治疗需同时考虑到骨组织和软组织,有相应的大量治疗方案。此类损伤可能对患者造成肢体残障,对于骨科医生而言是罕见且具有挑战性的。与任何开放性骨折一样,增加感染风险、伤口愈合问题以及需要软组织覆盖对以后的骨折治疗均存在一定风险。跟骨开放性骨折给个人和社会带来了巨大的损失,表现为工资损失、生产力下降、短期和可能的长期残疾以及较长的治疗周期。

Spierings最近报道了对开放性跟骨骨折的系统回顾,包括598例患者中的616处损伤,这是对开放性跟骨骨折文献的最全面评价。在此文统计病例,平均年龄40.8岁,65.6%为男性。18.8%的损伤为Gustilo-Anderson(GA)Ⅰ型、31.1%的GAⅡ型和50.1%的损伤为GAⅢ型。在绝大多数损伤中,76.7%的损伤为内侧伤口,外侧伤口仅为8.5%,其余伤口均少见。使用的最常见的分类系统是250例损伤中的Sanders分类。SandersⅢ型和Ⅳ型损伤最常见,分别占54.8%和39.6%。在他们的

数据中,从初始损伤到最终固定的中位时间是9.8天。各种不同的治疗方案被采用;然而,最普遍和可靠的治疗方法是采用外侧扩大入路进行ORIF治疗。在本章中,我们将阐述开放性跟骨骨折的初步评估和治疗策略,并讨论各种可能的治疗方案,包括手术和非手术方面。同时,我们将讨论已知的(和预期的)并发症以及长期结果,包括感染、骨髓炎、截肢、延迟手术/重建和功能恢复。我们会剖析一些具有挑战性的决策点以及关键技术和要避免的陷阱。

损伤及相关损伤机制

造成开放性跟骨骨折的损伤机制通常涉及高能量轴向暴力。最常见的机制是机动车碰撞(MVC)和高处坠落。在MVC是损伤的主要机制的研究中,右侧骨折比左侧骨折更多。这可能与右脚撞击油门/制动踏板的风险增加有关。其他常见的损伤机制包括挤压伤、摩托车碰撞、汽车撞击行人伤害以及穿透性创伤,最常见的是枪伤。

鉴于造成开放性跟骨骨折的损伤的高能量性质,其他伴随损伤是很常见的。多项研究发现,高达91%~95%的开放性跟骨骨折患者存在至少一处额外的骨科损伤。最常见的相关损伤包括股骨骨折,股骨干是最常见的部位,股

骨颈和股骨粗隆间骨折不太常见。正如闭合性跟骨骨折中经常提到的那样，脊柱骨折与开放性跟骨骨折也有显著的相关性。其他相关骨折的主要部位包括距骨、同侧踝关节、胫骨和中足。其他不太常见的相关损伤包括骨盆和髋臼骨折及髋关节脱位。多达 1/3 的患者会有相关的上肢损伤，大多数为前臂桡骨孤立性骨折、尺骨孤立性骨折或前臂双骨折。此外，这些患者中有 50%~60% 患有其他非骨科损伤，包括胸部创伤（经常是气胸），面部创伤，肝脏和脾脏损伤以及其他腹部创伤。跟骨损伤的治疗必须考虑到患者的全部损伤负担，以免给病情不稳定的患者增加不必要的手术和炎症损伤。

查体、影像学检查和解剖学考虑

由于开放性跟骨骨折的高能量损伤性质，对其进行初步的体格检查通常需要进行全面的创伤评估。如前所述，并发损伤十分常见，应有所预判。因此，接诊者必须保持对伴随损伤的高度怀疑，不仅要进行初步检查，而且在对患者进行二级和三级检查时也应注意。开放性跟骨骨折具有一定的迷惑性，使得对侧下肢或上肢的其他闭合性损伤在初诊时遗漏的风险增加，直到住院后才被发现。

对患肢的检查需要进行彻底的评估，并要对开放性伤口、周围软组织、骨外露以及异物的位置进行全面评估并进行文字和图片记录。必须进行彻底的神经血管检查，因为开放性跟骨骨折的神经血管损伤率高达 23%。鉴于开放性伤口主要位于内侧，胫后动脉和胫神经尤其危险。所有患者都应进行初步的跟骨侧位和轴位 X 线检查评估，以及患肢的 CT 扫描。按照所有开放性骨折的标准，患者应接受全身抗生素治疗，患者应尽快在急诊科使用全身性抗生素，同时预防破伤风。

在急诊科进行初步评估时，可酌情对大

块骨折片进行初步清创，同时应用无菌敷料覆盖（如碘仿纱布），并用石膏夹板临时固定和稳定骨折。大多数开放性跟骨骨折的患者可能是多发伤。因此，内脏和其他危及生命的损伤可能经常优先于初始骨折护理。开放性跟骨骨折的创伤大多在内侧，多项研究发现 50% 或更多的患者为这种伤口类型。内侧创伤最常见的原因是后足外翻并承受轴向负荷时，载距突从皮肤破出。该类型内侧伤口有两种亚型——张力性撕裂伤和星状撕裂伤，其中一部分跟骨外露。这种亚分类是相关的，因为星状撕裂伤往往与更高的能量机制有关，可能需要更长的时间才能愈合，因此，对于这种伤口亚型的短期伤口并发症，应保持较高的警惕。开放性跟骨骨折的内侧伤口可用螺钉、克氏针或钢板行内侧固定的入口。可以在骨折的初步稳定过程中使用内侧伤口，从而最大限度地减少对软组织其余部分的切开。这样，可以保留外侧软组织，以便在肿胀消退后进行最终骨折固定时使用。

其他常见的开放性伤口分类包括外侧、后侧和复合型。侧向伤口被认为是软组织并发症预后不良的指标。有人认为，当遇到外侧伤口时，在初始的骨折治疗过程中使用胫跟骨钉或距下螺钉可以使后足马蹄内翻，这可能会降低外侧伤口坏死的风险。参考 Gustilo-Anderson 的分类，文献中描述的大部分开放性跟骨骨折被归类为 GA Ⅱ 型和 Ⅲ A 型内侧伤口。

治疗

与闭合性跟骨损伤一样，有多种治疗方法和技术可供治疗医生使用。这往往需要不同技术相结合，产生了一套新的复合型处理方案。几位作者建议分几个阶段进行治疗，从急性期治疗开始，以及随后可能的亚急性和重建阶段。根据所有开放性骨折的急诊治疗方法，应及时给予抗生素和破伤风预防性治疗。已证明及时使用抗生素可降低开放性骨折的最终感染风险。根据软组织损伤的性质,应迅速进行手术清创和冲洗伤口,但先前引用的 6h 规则似乎并不适用于所有损伤。尽管其最初是在开放性胫骨骨折分类中发展起来的,但 Gustilo-Anderson(GA)分类法仍然是描述这些损伤最常用的方法,它不仅可以延长抗生素的使用时间,而且对提高预后也是有价值的。一旦解决了软组织损伤并闭合伤口,注意力就可以回到跟骨骨折的治疗原则上来。尽管是开放性损伤,清创后和骨折固定仍然是最可靠的方法。

开放性跟骨骨折的手术固定有一些新的因素需要考虑。最终固定的适当时机是什么?或者更重要的是,开放性伤口是否可以用于复位和(或)固定?这取决于伤口的位置吗?伤口大小和位置是否为最终治疗成功提供有意义的预后信息?经皮固定是否有助于避免进一步的伤口并发症?

外侧扩大入路是手术固定跟骨骨折的主要入路;然而,各种方法包括使用开放性伤口进行复位和(或)固定、跗骨窦入路、有限经皮固定、坚强外固定、一期融合和截肢都有被提倡。这个决定在很大程度上取决于软组织条件。许多作者已经清楚地描述了软组织损伤在影响损伤预后上比骨损伤更重要。软组织损伤的严重程度(大小和污染)以及软组织损伤的位置传递了重要的预后信息,在某些情况下,尽管进行了适当的处理,但可能预示着未来仍需截肢。

Mehta 描述了 GA Ⅱ 型或 Ⅲ A 型损伤伴内侧创伤的分期治疗策略。在 14 例患者中,所有患者均接受了适当的静脉注射抗生素、破伤风预防、临时夹板固定、手术冲洗和清创。在最初的清创时,通过克氏针固定对跟骨的创伤性伤口进行闭合或开放复位,以恢复跟骨的整体几何结构,并稳定软组织。损伤后 18 天,通过外侧扩大入路进行最终固定。没有患者在创伤伤口一侧出现感染。1 例患者出现浅表手术部位感染,经口服抗生素和换药治疗。1 例患者发生了深部感染,最终需要静脉注射抗生素和移除内植物。所有患者骨折均愈合。

Beltran 和 Collinge 提出了一种在 GA Ⅱ 型或 Ⅲ 型损伤患者中使用开放性内侧伤口复位并经皮固定的替代方法。在 17 例患者中,所有患者都使用了适当的抗生素,根据需要行早期外科清创术,并根据需要重复进行清创,直到软组织被认为是干净和健康的为止。此时,内侧伤口被用于骨折的操作和复位,并将克氏针和 Schantz 导针作为操纵杆来实现对齐。用 3.5mm 螺钉和磷酸钙水泥来进行最终固定。1 例患者出现伤口裂开,另外 1 例患者出现深部感染,两者都需要手术清创、局部伤口护理和抗生素治疗。在 17 例患者中,有 7 例最终需要二次手术。Thornton 认为,长度 < 4cm 的内侧伤口最终可以通过外侧入路进行 ORIF 治疗。然而,他们警告说,长度 > 4cm 或不稳定的伤口应该采用经皮方法治疗。在 Spierings 的综述中,最常见的最终治疗是通过外侧扩大入路进行 ORIF。

除了考虑骨折固定外,治疗的一个关键部分是软组织的处理。当无法进行一次或延迟闭合时,有各种各样的软组织覆盖可选。无论选择哪种方法,都必须是耐用的软组织层,最终目标是恢复正常穿鞋。一些人主张早期积极的治疗方法,类似于手部覆盖。据报道,有几种具有挑战性的情况,包括严重的足跟垫损伤,这使得保护这一已经脆弱的软组织包膜更具挑战性。重要的是要记住,任何急性治疗都是以软组织为基础的,最终的治疗决不能损害软组织。

Levin 在 1993 年提出了跟骨损伤相关软组织问题的六型分类系统,并提出了重建每种类型的最佳治疗方案。有很多选择可以覆盖 GA Ⅲ B 型软组织损伤。咨询经验丰富的整形外科医生可以帮助每位患者确定最佳方法。

短期并发症

早期伤口并发症是治疗开放性跟骨骨折的重要考虑因素。急性伤口感染或皮肤坏死的发生率为 4.5%~25%，其中 85% 的伤口并发症需要手术干预。鉴于这些损伤的高能量和大量的软组织损伤，早期伤口并发症有可能相当严重。虽然许多病例报道指出浅表感染或坏死通过局部伤口护理和抗生素可以解决，但也有其他病例报道了需要截肢的暴发性急性感染。星状损伤、非线性损伤、部分脱套损伤、伤口长度 > 4~5cm，或那些合并神经血管损伤的伤口，与 4~5cm 的简单线性伤口相比，与急性并发症发生有更大的关联。吸烟和糖尿病是开放性跟骨骨折早期伤口并发症的危险因素。

结果

许多因素影响开放性跟骨骨折治疗后的最终结果。为了获得良好的结果，患者必须避免感染且软组织成功愈合，骨折必须精确复位并最终愈合，最后，患者必须通过治疗进展，最终恢复到可接受的功能水平，并不伴有慢性疼痛。

开放性跟骨骨折后的感染是值得关注的问题。一些包含了大量关于这些损伤感染率的文献报道，感染率和并发症非常高。Heier 等报道了他们机构治疗的 43 例开放性跟骨骨折，特别关注软组织损伤。所有患者均接受静脉注射抗生素、手术冲洗和清创、临时伤口覆盖和临时固定，并延迟最终固定，直到确定伤口清洁且软组织肿胀消退。共有 19 个内侧、5 个外侧、3 个足底、2 个后部和 14 个 "广泛" 伤口。4 例患者在最初的住院期间接受了截肢手术。其中 2 例是严重软组织和骨缺失的急性损伤，第 3 例是 GA Ⅲ B 型损伤的游离皮瓣失败后，最后 1 例是不可重建的足跟垫损伤。共有 9 例 GA Ⅰ 型损伤，无并发症。共有 8 例 GA Ⅱ 型损伤，其中 3 例感染（1 例浅表，1 例

深部，1 例骨髓炎）。12 例 GA 型 Ⅲ A 型骨折中有 3 例，13 例 GA 型 Ⅲ B 骨折中有 10 例（6 例骨髓炎需要截肢），1 例 GA 型 Ⅲ C 型骨折中有 0 例发生感染。他们还报告了基于损伤机制和伤口位置的并发症发生率。7 例患者出现穿透性损伤，其中 6 例感染，2 例早期截肢。内侧伤口比外侧、足底、后部或大面积伤口愈合得更好，而大面积伤口愈合最差。14 例大面积伤口导致 2 例深部感染，6 例骨髓炎，4 例截肢。其他报道也注意到与足底伤口相关的不良预后。最后，报告了 AOFAS 后足评分，按 GA 类别分类：Ⅰ 型损伤平均 83 分，Ⅱ 型损伤 78 分，Ⅲ 型损伤 57 分。

Benirschke 比较了 10 年来闭合性和开放性跟骨骨折的伤口愈合并发症，均采用外侧扩大入路治疗。他发现闭合性损伤的感染率为 1.8%，开放性骨折的感染率为 7.7%。与其他报道相比，报告的开放性损伤感染率相对较低，许多报告的感染率要高得多。

Berry 回顾了 30 例开放性跟骨骨折，并对 21 例患者进行了随访，平均 49 个月（25~106 个月）。他们发现，足底创伤和严重粉碎的患者功能预后较差。单关节损伤患者的功能结果最好。4 例患者因外伤后骨关节炎接受距下关节融合术，1 例患者因内翻畸形愈合接受三关节融合术。

Wiersema 回顾了 127 例开放性跟骨骨折，并特别强调了并发症的发生率。11% 的跟骨骨折是开放性的。他们观察到总的并发症发生率为 23.5%，他们将其定义为浅表感染、深部感染、骨髓炎或截肢。有 14% 的患者需要再次手术。浅表感染为 9.6%，深部感染为 12.2%。5% 的患者患有骨髓炎，而 5% 的患者最终需要截肢。Zhang 将 32 例开放性损伤中的 ORIF 与通过外侧扩大入路钢板、螺钉固定以及通过跗骨窦入路空心螺钉固定进行了比较。他们发现，尽管后关节面复位的质量以及 Böhler 和 Gissane 的角度似乎有利于外侧扩大入路组，

并且可能在患者人数较多时具有显著性，但在影像参数方面没有统计学差异。使用 AOFAS 后足评分对功能结果进行了类似的观察。

在 Spierings 的系统回顾中，有 7 篇文章报道了 AOFAS 后足评分，中位数为 73.7 分。在前瞻性文献中，观察到术后感染率为 26.2%，而在回顾性文献中为 19.6%。总的来说，GA I 型损伤的并发症发生率最低，为 11.8%，这一点毫不奇怪，这与许多软组织损伤的报道一致，软组织损伤在很大程度上决定了患者的预后。

开放性跟骨损伤的一个特定群体发生在战斗环境中。不仅伤害的性质不同于在平民中看到的伤害，而且在患者群体中也存在可能影响结果的真正差异。Bevevino 开发了一个模型来预测这一受伤人群的保肢情况。他们利用在截肢时可以评估的因素，发现美国麻醉医师协会评分、GA 类型、足底感觉、Sanders 分类、到达前的骨折治疗、血管损伤、男性和拆下的爆破装置最能预测最终截肢。Dickens 回顾了 102 例连续的战斗相关的开放性跟骨骨折，平均需要 13.7 个步骤来治疗开放性跟骨损伤。在 102 例（46%）中，有 47 例出现培养阳性的深部感染，42% 接受截肢，15% 接受延迟截肢（损伤后超过 12 周）。在他们的分析中，截肢与爆炸损伤、更严重的 GA 型和大面积足底伤口有关。足底伤口 > 40cm^2，截肢率为 100%，即使足底伤口 < 20cm^2，也有 37% 的截肢风险。有趣的是，在他们的人群中，接受截肢手术的患者比接受保肢手术的患者有更低的疼痛和更高的活动评分。必须考虑到，他们完全由能够在活跃的战区服役的现役军事人员组成，而且他们的基本职能能力可能大大超过平民。

手术病例

一名 38 岁的女性乘客，在一次机动车事故中遭受了右侧开放性距骨脱位和跟骨骨折，并伴有内侧伤口、左侧锁骨骨折和左侧气胸。她被送往一家外科医院，在那里给她放置胸腔导管并对她的右脚行紧急手术冲洗、清创与外固定（图 17.1）。她的病情一稳定就被转移到我们的机构，对她的肌肉骨骼损伤进行治疗。

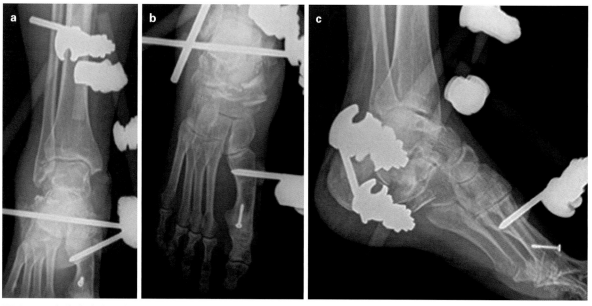

图 17.1 在外院冲洗、清创和外固定后到达本机构时进行初步成像。踝关节正位（a）、足正位（b）和足侧位（c）X线片显示足总体复位和对齐

决策要点：是否需要进一步清创伤口为进行最终的治疗做准备？

我们认为，在确定固定策略之前，明确处理损伤的外科医生应准备至少进行一次冲洗和清创，以便对软组织包膜进行个人评估。到达我们的机构后，检查了右下肢软组织包膜，并决定再次进行外科手术冲洗和清创术，调整外固定架以及固定移位的左锁骨骨折以方便患者活动。在这一手术清创过程中，将伤口完全打开并根据需要扩大以进行适当的手术探查。结果表明，载距突移位并撞击内侧神经血管结构。这一块被调整和复位，从而减轻神经血管束的张力。

进行彻底的冲洗和清创，并放置抗生素硫酸钙珠用于局部抗生素的浸润。然后重建外固定架，保持距舟关节复位和调整跟骨对齐。术后进行 CT 扫描（图 17.2）以更好地了解损伤情况，患者静脉注射抗生素，直到 4 天后返回手术室进行重复 I&D 和最终手术固定。

决策要点：软组织包膜何时准备妥当以进行最终手术治疗？

这需要根据外科医生的专业知识进行临床判断。然而，创伤伤口中不应出现明显脓液或坏死组织，计划手术切口区域的皮肤起皱，表明软组织肿胀已消退。如果有任何问题，明智的做法是重新进行冲洗和清创，并进一步让软组织恢复。

在我们的机构，我们有一个实践模式，由多名外科医生对严重污染的伤口进行清创术，以便多名外科医生对软组织进行评估。重新打开创伤的内侧伤口，去除抗生素珠，并检查伤口。发现伤口是干净的、有活性的软组织。去除全部残留的坏死组织，再次冲洗伤口，并去除外固定器。采用跗骨窦入路显露并复位骨折。后关节面高度粉碎，无软组织附着。因此，我们从伤口中取出整个后关节面，在手术台上重建后关节面，然后将后关节面重新放入术区，暂时固定在距骨上，将其作为样板重建跟骨的剩余部分。接着，注意力转向跟骨的整

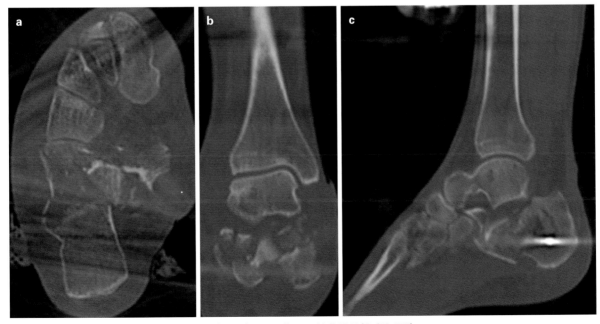

图 17.2　轴位（a）、冠状位（b）和矢状位（c）CT 图像显示关节明显粉碎和凹陷

体长度、对齐和旋转。这通常通过直接操纵和用作操纵杆的 Schantz 导针来操纵骨折片来实现。

通常情况下，第一根导针插入跟骨粗隆碎片中，第二根导针插入后下骨折片。第一根导针用于恢复长度和高度，第二根导针用于矫正内/外翻畸形（一般来说，这些损伤会造成内翻畸形）。然后在长轴上置入多个克氏针来保持对齐（图 17.3a）。接下来，重建前关节面，并用克氏针固定。此时，随着整体解剖形状和关节平面的恢复，软骨下骨中出现了较大的空隙。用 60mL 同种异体骨填充。填充后，将侧壁放回上方，并放置可变角度侧向钢板。然后用 6.5mm 空心螺钉替换保持整体对齐的大号克氏针（图 17.3b、c）。仔细透视检查，以确保后关节面复位、Böhler 角和 Gissane 角恢复、内/外翻对线恢复以及所有内植物安全（图 17.3c、d）。然后对内侧伤口进行探查，分层关闭伤口，细致地对软组织进行处理。放置切口负压吸引器以控制水肿，并在夹板放置之前进行最后 X 线检查（图 17.4）。

关键技术要点：软组织管理

作为治疗医生，您无法控制原始创伤对软组织造成的损伤。然而，你可以尽一切努力尽量减少手术治疗带来的额外创伤。应避免使用自动拉钩，因为它们可以在不知不觉中长时间对软组织施加巨大压迫。所有软组织的处理都必须轻柔细致，在剥离、固定和闭合过程中必须保持全厚度皮瓣。我们经常在最终闭合时使用伤口负压来帮助控制水肿。

术后，患肢用夹板固定，并给予适当的抗生素治疗。我们采用了标准的多模式疼痛管理方案，并保持 12 周不负重。

决策要点：何时应咨询整形外科医生进行软组织整形？

在整形外科医生随时可以介入的情况下，我们建议在一期愈合无法实现的情况下尽早介入。这使得骨和软组织损伤的协同管理能够优化最终结果。

在没有现成的整形和重建外科医生的情况下，应考虑将患者转移到三级护理中心。患者在 3 个月时达到了影像学愈合。但是，她仍然疼痛，活动范围受限。在用尽非手术治疗方法后，她选择在术后 1 年左右进行内植物取出和跟腱延长。由于持续疼痛，她最终在术后约 20 个月接受了另一位外科医生的三关节融合术。在最近的随访中，她巩固了这种融合（图 17.5）。

结论

开放性跟骨骨折仍然是一个具有挑战性的临床问题，即使最熟练的骨科医生也是如此。紧急适当的抗生素治疗结合手术冲洗和清创仍然是早期治疗的主要手段。有多种治疗方法可供选择，应根据个人情况，考虑到骨和软组织损伤、治疗医生的经验和技术熟练度，以及最终患者的偏好。GA I 型损伤和内侧损伤的并发症发生率较低，表现更类似于闭合性损伤。对于侧面和足底损伤、严重粉碎性骨折和全身情况不佳的患者，应给予高度重视和谨慎的预后。当无法行一期缝合时，建议早期与整形外科合作考虑植皮。应告知患者，需要多次手术治疗的可能性很大，而且这种损伤可能导致截肢。

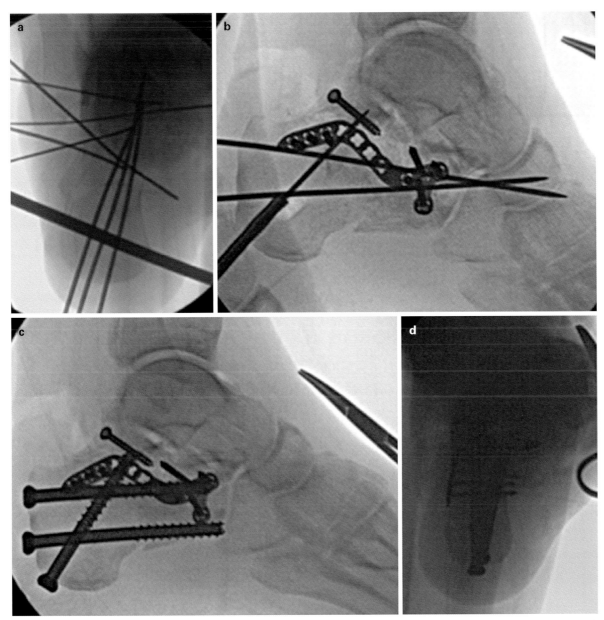

图17.3　术中透视显示复位和固定技术。a. 使用多根克氏针和 Schantz 导针操纵和控制复位并暂时保持对齐。b、c. 放置侧向钢板后，将长克氏针替换为 6.5mm 空心螺钉，以提供额外的支撑。d. Harris 足跟后面观显示后足对齐恢复

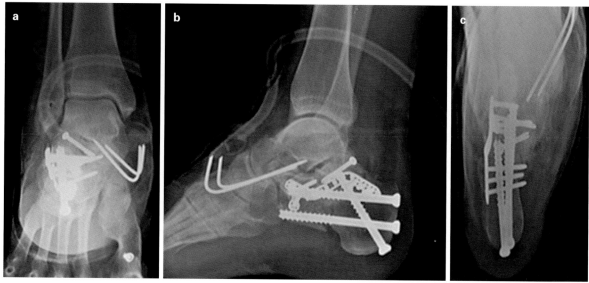

图 17.4 术后夹板固定前，即刻再进行一次 X 线检查，踝穴位（a）、外踝（b）和 Harris 足跟（c）视图以确保充分对齐，植入物安全，并作为基线来监测愈合情况

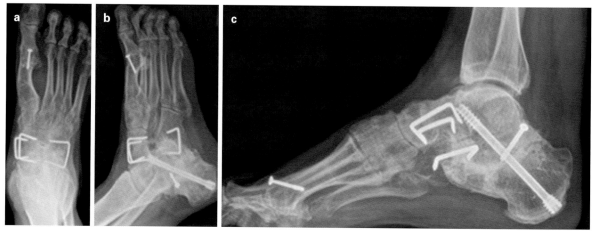

图 17.5 最近的 X 线片，足正位（a）、足斜位（b）和足侧位（c），取出内植物后的状态和随后进行了三关节融合，愈合良好

参考文献

[1] Court-Brown CM, Caesar B. Epidemiology of adult fractures: a review. Injury. 2006;37(8):691–697.

[2] Palmer I. The mechanism and treatment of fractures of the calcaneus: open reduction with the use of cancellous grafts. J Bone Joint Surg Am. 1948;30A(1):2–8.

[3] Lawrence SJ, Singhal M. Open hindfoot injuries. J Am Acad Orthop Surg. 2007;15(6):367–376.

[4] Lawrence SJ. Open calcaneal fractures. Orthopedics. 2004;27(7):737–41; quiz 742–733.

[5] Wiersema B, Brokaw D, Weber T, et al. Complications associated with open calcaneus fractures. Foot Ankle Int. 2011;32(11):1052–1057.

[6] Spierings KE, Min M, Nooijen LE, Swords MP, Schepers T. Managing the open calcaneal fracture: a systematic review. Foot Ankle Surg. 2019;25(6):707–713.

[7] Gustilo RB, Anderson JT. Prevention of infection in the treatment of one thousand and twenty-five open fractures of long bones: retrospective and prospective analyses. J Bone Joint Surg Am. 1976;58(4):453–458.

[8] Gustilo RB, Mendoza RM, Williams DN. Problems in the management of type III (severe) open fractures: a

new classification of type III open fractures. J Trauma. 1984;24(8):742–746.

[9] Aldridge JM 3rd, Easley M, Nunley JA. Open calcaneal fractures: results of operative treatment. J Orthop Trauma. 2004;18(1):7–11.

[10] Berry GK, Stevens DG, Kreder HJ, McKee M, Schemitsch E, Stephen DJ. Open fractures of the calcaneus: a review of treatment and outcome. J Orthop Trauma. 2004;18(4):202–206.

[11] Heier KA, Infante AF, Walling AK, Sanders RW. Open fractures of the calcaneus: soft-tissue injury determines outcome. J Bone Joint Surg Am. 2003;85-A(12):2276–2282.

[12] Mehta S, Mirza AJ, Dunbar RP, Barei DP, Benirschke SK. A staged treatment plan for the management of type II and type IIIA open calcaneus fractures. J Orthop Trauma. 2010;24(3):142–147.

[13] Thornton SJ, Cheleuitte D, Ptaszek AJ, Early JS. Treatment of open intra-articular calcaneal fractures: evaluation of a treatment protocol based on wound location and size. Foot Ankle Int. 2006;27(5):317–323.

[14] Worsham JR, Elliott MR, Harris AM. Open calcaneus fractures and associated injuries. J Foot Ankle Surg. 2016;55(1):68–71.

[15] Benirschke SK, Kramer PA. Wound healing complications in closed and open calcaneal fractures. J Orthop Trauma. 2004;18(1):1–6.

[16] Siebert CH, Hansen M, Wolter D. Follow-up evaluation of open intra-articular fractures of the calcaneus. Arch Orthop Trauma Surg. 1998;117(8):442–447.

[17] Lawrence SJ, Grau GF. Evaluation and treatment of open calcaneal fractures: a retrospective analysis. Orthopedics. 2003;26(6):621–626; discussion 626.

[18] Oznur A, Komurcu M, Marangoz S, Tasatan E, Alparslan M, Atesalp AS. A new perspective on management of open calcaneus fractures. Int Orthop. 2008;32(6):785–790.

[19] Beltran MJ, Collinge CA. Outcomes of highgrade open calcaneus fractures managed with open reduction via the medial wound and percutaneous screw fixation. J Orthop Trauma. 2012;26(11): 662–670.

[20] Pape HC, Webb LX. History of open wound and fracture treatment. J Orthop Trauma. 2008;22(10 Suppl):S133–S134.

[21] Schenker ML, Yannascoli S, Baldwin KD, Ahn J, Mehta S. Does timing to operative debridement affect infectious complications in open long-bone fractures? A systematic review. J Bone Joint Surg Am. 2012;94(12):1057–1064.

[22] Benirschke SK, Sangeorzan BJ. Extensive intraarticular fractures of the foot. Surgical management of calcaneal fractures. Clin Orthop Relat Res. 1993;292:128–134.

[23] Gould N. Lateral approach to the os calcis. Foot Ankle. 1984;4(4):218–220.

[24] Besch L, Waldschmidt JS, Daniels-Wredenhagen M, et al. The treatment of intra-articular calcaneus frac-tures with severe soft tissue damage with a hinged external fixator or internal stabilization: long-term results. J Foot Ankle Surg. 2010;49(1):8–15.

[25] Dickens JF, Kilcoyne KG, Kluk MW, Gordon WT, Shawen SB, Potter BK. Risk factors for infection and amputation following open, combat-related calcaneal fractures. J Bone Joint Surg Am. 2013;95(5):e24.

[26] Bevevino AJ, Dickens JF, Potter BK, Dworak T, Gordon W, Forsberg JA. A model to predict limb salvage in severe combat-related open calcaneus fractures. Clin Orthop Relat Res. 2014;472(10):3002–3009.

[27] Brenner P, Rammelt S, Gavlik JM, Zwipp H. Early soft tissue coverage after complex foot trauma. World J Surg. 2001;25(5):603–609.

[28] Ahmed S, Ifthekar S, Ahmed Khan RPR, Ranjan R. Partial heel pad avulsion with open calcaneal tuberosity fracture with Tendo-achilles rupture: a case report. J Orthop Case Rep. 2016;6(4):44–48.

[29] Levin LS, Nunley JA. The management of soft-tissue problems associated with calcaneal fractures. Clin Orthop Relat Res. 1993;290:151–156.

[30] Ulusal AE, Lin CH, Lin YT, Ulusal BG, Yazar S. The use of free flaps in the management of type IIIB open calcaneal fractures. Plast Reconstr Surg. 2008;121(6):2010–2019.

[31] Christy MR, Lipschitz A, Rodriguez E, Chopra K, Yuan N. Early postoperative outcomes associated with the anterolateral thigh flap in Gustilo IIIB fractures of the lower extremity. Ann Plast Surg. 2014;72(1): 80–83.

[32] Firoozabadi R, Kramer PA, Benirschke SK. Plantar medial wounds associated with calcaneal fractures. Foot Ankle Int. 2013;34(7):941–948.

[33] Loutzenhiser L, Lawrence SJ, Donegan RP. Treatment of select open calcaneus fractures with reduction and internal fixation: an intermediate-term review. Foot Ankle Int. 2008;29(8):825–830.

[34] Zhang T, Yan Y, Xie X, Mu W. Minimally invasive sinus tarsi approach with cannulated screw fixation combined with vacuum-assisted closure for treatment of severe open calcaneal fractures with medial wounds. J Foot Ankle Surg. 2016;55(1):112–116.

[35] Zhang X, Liu Y, Peng A, Wang H, Zhang Y. Clinical efficacy and prognosis factors of open calcaneal fracture: a retrospective study. Int J Clin Exp Med. 2015;8(3):3841–3847.

第十八章　单纯跟骨前突骨折

Brad J. Yoo

引言

　　骨科医生在临床上会遇到跟骨前突骨折的患者。通常情况下，跟骨前突骨折是由于关节塌陷或舌形骨折时产生的骨折线所造成的二次骨折。在矢状面上，这类骨折通常延伸到跟骰关节。随着骨折移位程度的增加，跟骰关节会对位不佳。这些累及前突关节面的继发性骨折将在讲述跟骨关节内骨折的章节中讨论。

　　单纯跟骨前突骨折并不常见。一般来说，跟骨前突骨折可分为两大类。其中一类可能是分歧韧带或趾短伸肌附着点的撕脱性骨折。另一类前突骨折是复杂中足骨折 – 脱位的一部分。单纯前突骨折的真实发生率很难确定，因为这类骨折经常漏诊。单纯跟骨前突骨折的症状可能与距腓前韧带损伤的症状几乎相同，因为两者都可能是由相同的受伤机制引起的。一些报道显示漏诊率高达 7%。

解剖

　　跟骨前突是跟骨呈鞍形的末端部分，通过一个分泌滑液的关节与骰骨相连。跟骰关节配合距舟关节的活动使得距下关节得以活动。其运动是以距跟骨间韧带为中心，顺时针或逆时针呈螺旋状运动。生理上的距下关节活动主要有两个目的。首先，它使脚能够适应不平坦的地形，同时保持直立的姿势。其次，距下关节的活动使得分别在脚尖离地及脚跟着地时前足锁定复杂机制得以实现。这使得足部可以有序且高效地向前推进并分散轴向施加的载荷。

　　跟骨前突与分歧韧带的关系密切。分歧韧带起源于前突的上外侧。它由两部分组成：跟舟韧带（附着于外侧舟骨）和跟骰韧带（附着于骰骨中部）（图 18.1）。此外，趾短伸肌（EDB）的一部分可能广泛附着于跟骨前突的上缘。

撕脱 / 剪切性骨折

损伤机制

　　内翻和跖屈是单纯性前突撕脱性骨折的受伤机制。其中一类假设认为是在足跖屈位时小腿后部遭受撞击，使得发生足过度跖屈和旋后。这个力矩使分歧韧带和 EDB 紧张，使得它们的骨性止点撕脱（图 18.2）。

　　另一种假设的机制是过度前足外展和后足背伸。在这种情况下，由于骰骨与前突的非生理性接触，前突被骰骨撞击致剪切性骨折。因此，造成前突剪切性骨折的机制基本上与产生撕脱性骨折的机制相反（图 18.3）。

图 18.1　跟骨前突的
韧带结构

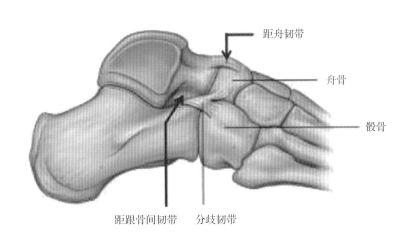

距舟韧带

舟骨

骰骨

距跟骨间韧带　　分歧韧带

撕脱性骨折

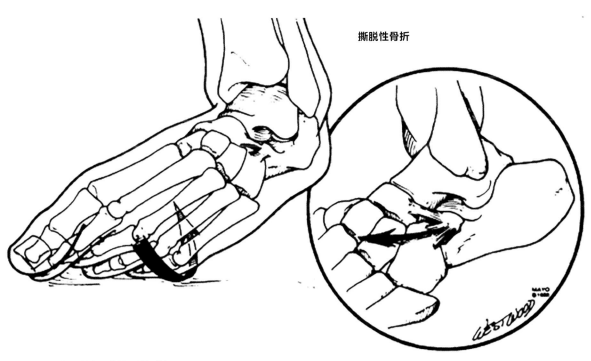

图 18.2　单纯前突骨折撕脱机制

诊断

高度怀疑骨折是精确诊断和防止漏诊的第一步。对骨折的评估要从患者受伤的详细病史开始。对受伤的机制、程度、持续时间和位置的了解都将进一步增加对前突骨折的考虑，使检查人员进一步询问病史，最终有助于诊断。系统而全面的病史了解应包括可能影响治疗的其他因素。辨别糖尿病血管病变、既往骨或软

组织损伤或现有关节炎状况对病情诊断是有帮助的。同时应该记录患者的活动状态。目前或既往尼古丁使用的情况不应忽视，因为阳性病史可能会影响手术计划的制订。职业状况和患者期望是额外的重要信息。

必须要进行详细的神经血管检查。粗略的检查是不够的，因为即使患者诉有"感觉正常"，其实仍经常出现轻微的感觉障碍。即使感觉不完整，这些感觉障碍也常常会导致受伤

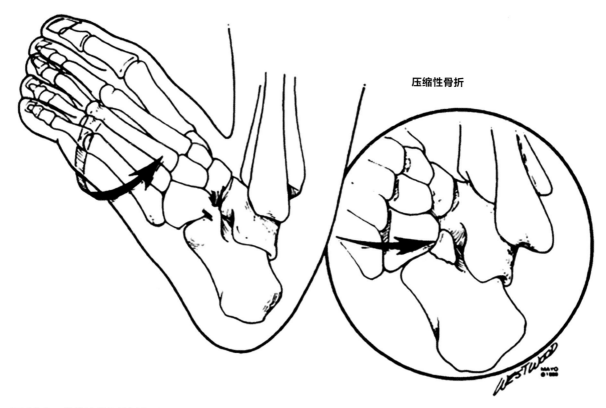

压缩性骨折

图 18.3 单纯性前突骨折的剪切机制

后的神经病理性疼痛。同时应该检查脚部的所有感觉神经，包括腓深神经、腓浅神经、足底内侧神经、足底外侧神经、腓肠神经和隐神经。足部运动功能同样需要检查。医生应触诊足背动脉和胫后动脉，记录脉搏的质量、节律和幅度。

协助患者确定最大压痛点是十分有帮助的。最大压痛点是一个关联诊断点，因为在踝关节扭伤距腓前韧带损伤时的疼痛部位同样也在腓骨远端及下方。这种疼痛在反复查体中是可重复出现的，特别是在直接触诊前突时，同时后足内翻和踝关节屈曲会加剧这种疼痛。如果这一区域持续疼痛的"脚踝扭伤"患者没有好转，应该进行高质量的足和踝 X 线检查。足部 X 线片应包括前突的视图，以便评估前突及跟骰关节。

虽然移位的跟骨前突骨块在侧位 X 线片上最明显，但它经常被忽略（特别是患者强调受伤是踝关节扭伤）。计算机断层扫描（CT）会比普通 X 线检查更有效地确定骨折的存在、移位和形态，但必须临床怀疑存在骨折时才会考虑 CT 检查。由于 CT 图像的分辨率更好，故可以将急性撕脱性骨折与解剖变异（如次级跟骨）区分开来。跗骨联合，特别是跟舟联合，也可以用这种方式有效地诊断。骨闪烁显像也可用于在生物惰性较强的状况（如跟骨）中确定是否存在急性病程，但一般不用于诊断。磁共振成像在前突骨折的急性诊断中同样作用有限。如果需要明确相关韧带损伤，那么磁共振就十分有必要。

撕脱骨块可能在影像学上表现出一定的大小和移位程度，骨折治疗的重要性与骨折的大小及移位程度相关。为了制定治疗指南，Degan 和 Morrey 提出了 3 种骨折类型的分类方法。Ⅰ型骨折不会移位，通常只累及前突的尖端；Ⅱ型骨折存在移位，但不累及跟骰关节；

Ⅲ型骨折表现为累及关节面的移位骨折。

治疗

跟骨前突撕脱性骨折的合适治疗方案众说纷纭。使用立即负重的软石膏或更正式的非负重硬石膏固定都是有效的。无论骨折是否愈合，患者通常症状消失。医生应该谨记，可能需要1年的时间症状才能消失，或者说骨折可能需要1年时间才能完全恢复。

如果长时间观察仍有持续症状，可以考虑切除小的不愈合骨块。术前诊断性跗骨窦注射可能有助于确定骨块切除后疼痛是否会有所改善。根据外科医生的经验程度，可以选择开放伤口或者是在关节镜下将骨块取出。

较大的骨折，特别是有关节软骨附着部分的Ⅲ型骨折，可采用切开复位内固定治疗。可以选择跗骨窦外侧入路，该Olier式切口在上方避开腓浅神经和趾长伸肌，在下方避开腓骨肌腱和腓肠神经。患者在切除或固定骨块后仍可能表现出疼痛。术后仍出现持续性症状可能反映了跟骰关节的不稳定或骨性关节炎。跟骰关节内的诊断性注射可能有助于区分这两类情况，但通常很难诊断，因为这两种情况下都会出现负重疼痛。

病例

一名45岁的女性从台阶上滑倒。患者诉其脚踝受伤时发生内翻，外踝上存在疼痛和肿胀。初级保健医生对她进行了检查，并治疗了6周。但是患者在外踝远端持续存在肿胀和疼痛，遂转诊到骨科医院进行进一步诊疗。

体格检查显示，患者的跟骨前突水平上表现压痛阳性。踝关节前抽屉试验中没有表现出明显的松弛。她的外踝上出现细小的皮肤皱纹，肿胀程度很轻。对患者完善了CT检查，明确了前突骨折片的大小。考虑到骨块大小和

关节内受累，建议患者手术治疗。典型影像学图像见图18.4a~c。

术前准备：

- 小骨块锁定L形钢板。
- 克氏针。
- 配备有可透视的足垫手术台。
- 12in的透视设备。

围术期应与患者沟通坐骨神经阻滞技术。这种止痛技术已经被证实可以显著减少术后镇痛所需的麻醉剂量，并且被认为是安全的，因为这样术后的骨筋膜室综合征发生率很低。

患者体位选择侧卧位，目的是行侧方伸展入路。如果需要控制出血，可以随时选择使用无菌止血带。前方放置无影灯可照亮术野。

采用外侧L形伸展入路，降支位于腓后肌腱和跟腱之间的中点后方。使用手术刀进行锐性解剖及分离骨膜以显露跟骨外侧。行内固定前，确保腓肠神经、腓骨肌腱和跟骨外侧动脉都在皮瓣内保护。对跟骨外侧皮瓣上的软组织进行轻微处理是十分必要的。把皮瓣抬高时，跟骨前突的背侧就会显露出来。清除骨折组织中的血肿组织，同时暴露骨折的骨皮质边缘。使用刮匙或钩板将骨块复位，并用2.0mm克氏针临时固定。使用锁定L形钢板是因为前突的尺寸过小以及其本身骨量偏少。采用足部前后位透视以确保适当的螺钉长度，并减少螺钉置入跟骰关节的情况。然后用标准螺钉将钢板固定在跟骨上。术中采取Harris轴位透视以确定适当的螺钉长度。

伤口缝合是手术治疗的关键，需要加强跟骨骨膜及皮瓣。准确缝合十分重要，在打结之前要确保缝线在位。然后使用改良的Allgower褥式缝合法行减张缝合。术后夹板固定，并抬高患肢防止肿胀。

患者开始接受物理康复治疗，保持踝关节、距下关节、跖趾关节和趾间关节的活动。8周内严格避免负重。8周后允许患者负重，继续物理锻炼加强足内外肌肉及调整步态。该

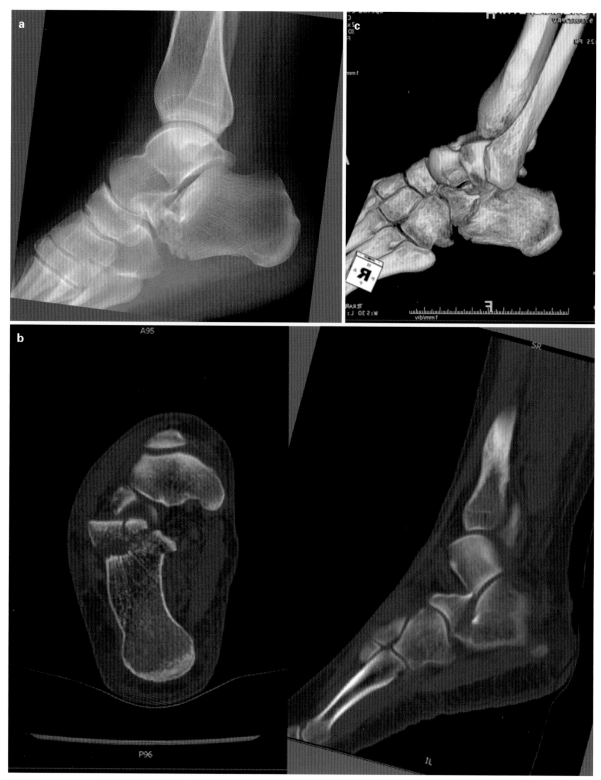

图 18.4　a~d. Ⅲ型跟骨前突骨块的切开复位内固定过程

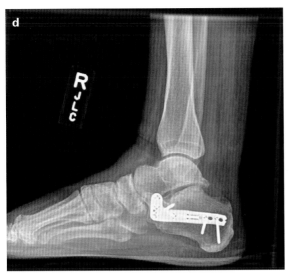

图 18.4（续）

患者术后 6 个月最后一次的负重侧位 X 线片见图 18.4d。

跗中关节骨折－脱位

跟骨前突骨折与更严重的足中段创伤同样罕见，尤其是跗横关节（Chopart 关节）的骨折脱位。Main 和 Jowett 根据暴力方向、产生的畸形情况和可能的力学机制提出了 5 种类型的跗骨间骨折脱位分型：轴向暴力、内向暴力、外向暴力、跖向暴力和挤压损伤。轴向暴力损伤是最常见的，占所有跗中骨折、脱位总数的 41%。这种严重的高暴力损伤机制是施加在跖屈足距骨头上的轴向力，从而导致矢状位上的舟骨或楔骨损伤。而在最初的论文里，跟骨前突骨折并未提及。

第二常见的跗中骨折－脱位是内向骨折－脱位，发病率为 30%。其受伤机制为前足向中间移位，使得距舟关节和跟骰关节受伤。由于这类创伤通常为高暴力损伤，且由此产生的关节不稳定，所以这些损伤经常需要用克氏针固定或切开复位内固定。

外向暴力损伤发生率较低，在 Main 和 Jowett 的病例报道中发生率为 17%。其受伤机制为外展力导致距舟关节外侧半脱位，同时伴有舟状结节撕脱性骨折、外侧柱塌陷及潜在的跟骨前突或骰骨粉碎性骨折。半脱位或脱位可以通过克氏针固定来解决，而骰骨骨折可能需要切开复位和植骨。外侧柱高度可通过使用外固定架来维持。

跖向暴力损伤虽然很罕见，但对患者来说很可能是毁灭性损伤。跟骨前突骨折可能是在足严重跖屈时距骨撞击到跟骨前部造成的。影像学常提示舟骨相较于距骨背侧的脱位，伴或不伴脱位至跟骨后部。开放性骨折后果很严重，其与胫后动脉破裂、慢性骨髓炎、较低的马里兰足部评分（Maryland Foot Scores）、较低的 AOFAS 评分及需要截肢的相关性很高。这种高能量伴严重功能破坏的损伤类型与不太严重的撕脱性骨折之间的预后结果显而易见。

挤压损伤包括跗中关节完全塌陷，伴有不同形式的粉碎和移位。根据骨折类型，粉碎性骨折可以用克氏针或内固定物来固定，同时使用内侧和（或）外侧固定架来维持长度。

诊断

临床病史和体格检查、影像学检查

正如前文对跟骨前突撕脱性骨折所讲，正确识别跗中关节骨折脱位始于对其高度怀疑。同样地，向患者询问损伤机制、疼痛部位、神经血管状态和社会经济方面是十分重要的。在成像前应重新对准怀疑严重脱位的部位。如前所述，跗中关节骨折－脱位的体格检查和影像学检查是必需的。由于这些损伤都是高能量损伤，所以详细的神经血管检查更为重要。踝肱指数是客观的测量方法，用于评价上臂与身体对侧之间的血管情况。X 线片和更高等的影像学指征是确诊单纯性前突骨折的可靠证据。

治疗

不稳定性的跗横关节常常需要手术内固

定来达到稳定。选择手术治疗是基于骨折类型或者是持续性的半脱位－脱位。应该迅速且轻柔地纠正严重错位。如果计划切开手术治疗方案，手术应该推迟到肿胀消退，并且没有感染。显著特征是跟骨外侧软组织肿胀消失，并出现细小的皮肤褶皱。皮肤水疱与创伤时软组织的损伤有关。这些症状可能会立即出现，也可能在几小时甚至几天后出现。根据真皮－表皮损伤的深度，可以确定两种主要的骨折水疱类型（浆液性或出血性）。目前已有研究证实清除水疱或外用银离子软膏在患者预后中没有统计学上的差异。手术应该推迟到水疱床重新上皮化，避免切口穿过未上皮化的水疱或出血性水疱床。

跟骰关节的半脱位或脱位可以通过克氏针或螺钉固定跟骰关节来稳定。这种经关节固定方式必要时需要辅以外固定。由于跟骰关节对活动十分重要，所以一旦伤势愈合，就需要阶段性拆除外固定以活动。压缩损伤需要通过内固定以恢复及维持被压缩的长度。例如，在外向暴力损伤的情况下，由于前突或骰骨的粉碎性骨折，导致外侧柱变短。在这种情况下，侧柱长度可以用基于外向的外固定器来恢复及保持，例如将克氏针插入跟骨结节和第 5 跖骨干骺端处来维持。并发的前突或骰骨骨折可用内固定来固定，手术复位时造成骨空洞则需要植骨。挤压损伤时可能需要双柱外固定，足部内侧柱和外侧柱都需要固定支撑。对于方向较简单的骨折，例如前突的单独矢状位骨折，可以单独使用拉力螺钉固定，也可以通过钢板固定，这样可以分散载荷，防止单个螺钉在骨块中移位。

术后，根据损伤的严重程度，指导患者保持患肢抬高以减少肿胀，并保持非负重状态 6~12 周。理疗应该及早开始，要注意活动足部的所有重要关节，包括跖趾关节和胫距关节。如果距下关节或跗中关节没有进行关节内固定，那么也需要早期活动。佩戴有衬垫的可拆卸支具有助于术后频繁的运动练习，通常来说，要避免长腿石膏固定。

病例

一名 53 岁的女性与一辆机动车迎头相撞，现场有人员死亡。该女性有一只脚严重脱位，与中足骨折－脱位方向相一致（图 18.5a）。

患肢以轻柔手法复位，并完善相关影像学检查。典型影像学见图 18.5b。患者影像学表现为跟骨前突粉碎性骨折、矢状位舟骨骨折，楔骨多处基底部骨折并伴随 Lisfranc 损伤。

患肢用夹板固定并抬高，直到软组织消肿。软组织消肿的特点表现为脚上出现了细小的皮肤皱纹，表面皮肤活动性变大。计划行手术治疗 Lisfranc 损伤、舟骨骨折及跟骰关节的骨折－脱位。

术前准备：

· 小骨块有限接触动力加压接骨板（LCDCP）。
· 克氏针。
· 带 4.0mm Schanz 钉的外固定架。
· 配备有可透视的足垫手术台。
· 12in 的透视设备，透视设备应放置在手术肢体的对侧，垂直于手术台，以便在术中透视侧位和正位。

围术期应与患者沟通坐骨神经阻滞技术。这种止痛技术已经被证实可以显著减少术后镇痛所需的麻醉剂量，并且被认为是安全的，因为这样术后骨筋膜室综合征发生率很低。

患者仰卧位。同侧的臀部垫高，这样可以在不移动手术肢体的情况下看到患足侧方。在手术过程中，膝关节屈曲在一个填充良好的不显影的三角体上，使得脚处于平面状态。如果需要控制出血，术中可以随时使用无菌止血带。前方放置无影灯可照亮术野。

手术首先要解决的是中足骨折。术中共有两个切口。第一个切口是背侧切口，纵向切开中间楔骨。切开前使用术中透视确认。切开皮肤和真皮层后，行更深层次的解剖时应寻找并保留腓浅神经的分支，全层掀起皮瓣，并使用 Langenbeck 牵引器轻轻牵拉保护。软组织剥离越多，楔骨上的损伤就显现得越明显。在这种情况下，可以手动复位和观察到第 1、第 2 和

第 3 跖趾关节。术中第 1 跖趾关节角度减小，但在手压下可以自由活动，并用两根克氏针固定在适当的位置。1 根克氏针不能防旋转，至少需要 2 根才能防旋转。病理性移位累及背侧的第 2 跖趾关节基底部。将其复位，并且使用 2 根克氏针固定。楔骨间关节虽然是静态复位

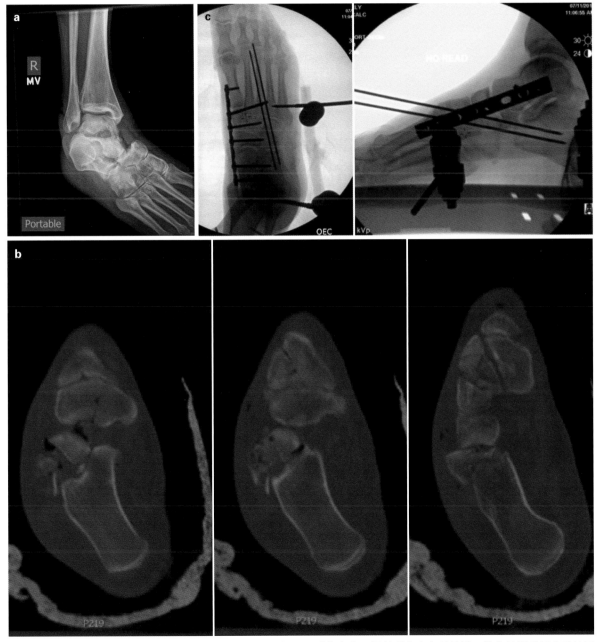

图 18.5　a~e. 中足开放性骨折 – 脱位伴孤立性前突骨折。同时伴有中足骨折脱位和舟骨骨折。前突骨折采用克氏针固定，楔骨和舟骨骨折采用内侧柱锁定钢板固定，外加足外侧外固定架防止中足外展。术后 6 周取出外固定架和克氏针。在 3 个月时取出钢板，使患者能够进行距下活动，之后允许患肢负重

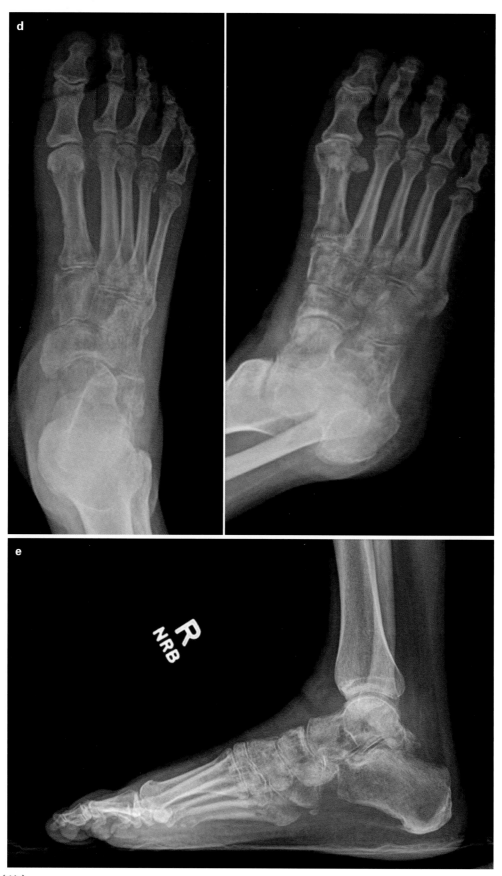

图 18.5（续）

的，但仍要通过拉钩牵拉关节以识别隐匿性不稳定。术中发现楔骨间关节存在一些轻微的动态不稳定，也要使用克氏针固定。Lisfranc 损伤现在已经复位，并基本稳定。

在近端，切开距舟关节囊以暴露关节内。用 Hintermann 克氏针牵开器牵开距骨头和外侧楔骨，打开距舟关节。清除骨折处血肿和纤维的组织，然后用 Weber 棒进行解剖复位。关节复位只能在关节牵张的情况下直视下评估。复位后初步使用克氏针固定。

根据足部侧位透视，在第一序列的内侧纵向标记一个计划切口。切开皮肤，电凝止血。全层皮瓣使用 Langenbeck 牵引器轻轻牵拉保护。复位距舟关节，在侧位透视上恢复 Meary 线。距舟关节的病理性跖屈可以通过拉钩牵拉关节两边来复位。此外，还需要轻度的前足旋后才能完全缩小距舟关节。复位到位后，暂时以 2.0mm 克氏针经关节定位以维持复位。然后，在内侧楔骨内侧确定胫前肌腱的附着点，并沿足部内侧柱放置一个八孔锁定接骨板。通过相应的螺丝孔，在舟骨骨折处横向置入 1 枚 3.5mm 拉力螺钉。2 枚螺钉通过钢板的近端插入距骨，以固定距舟复位。其中 1 枚螺钉穿过楔骨，以消除楔骨间的不稳定性。另外 1 枚螺钉从楔骨内侧穿过第 2 及第 3 跖骨基底，以稳定 Lisfranc 关节复位。将接骨板剩余的螺钉固定到第 1 跖骨干上即可完成固定。

随着旋后的复位和中足解剖的稳定，前突骨折接近于一个解剖位置。由于粉碎性骨折的程度，计划采用经皮固定的方法。两根克氏针经皮从骰骨穿过关节，穿过前突骨折，进入跟骨体内。同样，使用 2 根克氏针来维持前足外翻以控制跟骰关节骨折倾向。为了进一步支撑复位，使用带有 4.0mm Schanz 钉的侧向外固定架来加强外侧的稳定性（图 18.5c）。

反复冲洗伤口，然后使用 3-0 尼龙线以改良 Allgower 垂直褥式缝合方法闭合伤口。外科免缝胶带覆盖伤口，在中立背屈位用夹板固定踝关节。术后 48h 持续坐骨神经阻滞。嘱患者卧床休息，患肢抬高直到坐骨神经阻滞导管拔出。

患者开始接受物理康复治疗，以保持踝关节、跖趾关节和趾间关节的活动。由于距下关节已暂时固定，因此距下关节暂时不能活动。12 周内严格非负重下地。术后 6 周可拆除外侧外固定架和跟骰关节克氏针。12 周后送手术室麻醉下取出内侧柱锁定接骨板。最后一次手术后，允许患肢负重，并增加距下关节的运动练习。图 18.5d、e 显示的是术后 6 个月的负重位 X 线片。

参考文献

[1]　Bachman S, Johnson SR. Torsion of the foot causing fracture of the anterior calcaneal process. Acta Chir Scandinavica. 1953;105:406–466.

[2]　Chapman MW. Fractures and dislocations in the foot. In: Mann RA, editor. Du Vries' surgery of the foot. 4th ed. St. Lluis: CV Mosby; 1978. p. 142–204.

[3]　Cooper J, Benirschke S, Sangeorzan B, Bernards C, Edwards W. Sciatic nerve blockade improves early postoperative analgesia after open repair of calcaneal fracture. J Orthop Trauma. 2004;18:197–201.

[4]　Dachtler HW. Fractures of the anterior superior portion of the os calcis due to indirect violence. Am J Roentgenol. 1931;25:926–931.

[5]　Degan TJ, Morrey BF, Braun DP. Surgical excision for anterior-process fractures of the calcaneus. J Bone Joint Surg Am. 1982;64-A(4):519–525.

[6]　Dewar FP, Evans DC. Occult fracture-subluxation of the mid tarsal joint. J Bone Joint Surg (Br). 1968;50:386–388.

[7]　Ebraheim NA, Savolaine ER, Plaey K, Jackson WT. Comminuted fracture of the calcaneus associated with subluxation of the talus. Foot Ankle. 1993;14:380–384.

[8]　Gellman M. Fracture of the anterior process of the calcaneus. J Bone Joint Surg Am. 1952;33-A:382–386.

[9]　Giordano CP, Scott D, Koval KJ, Kummer F, Atik T, Desai P. Fracture blister formation: a laboratory study. J Trauma. 1995;38:907–909.

[10]　Kleiger B. Injuries of the talus and its joints. Clin Orthop. 1976;121:243–262.

[11]　Main BJ, Jowett RL. Injuries of the midtarsal joint. J Bone Joint Surg Br. 1975;57:89–97.

[12]　Myers MS, Fadale PD, Trafton PG. Fracture of the

anterior process of the calcaneus as a cause of lateral foot pain. Contemp Orthop. 1989;18:445–449.

[13] Ricci WM, Bellabarba C, Sanders R. Transcalcaneal talonavicular dislocation. J Bone Joint Surg Am. 2002;84-A:557–561.

[14] Robbins MI, Wilson MG, Sella EJ. MR imaging of anterosuperior calcaneal process fractures. Am J Roentgenol. 1999;172(2):475–479.

[15] Sanders R, Vaupel ZM, Erdogan M, Downes K. Operative treatment of displaced itnraarticular calcaneal fractures: long-term (10-20 years) results in 108 fractures using a prognostic CT classification. J

Orthop Trauma. 2014;28(10):51–63.

[16] Strauss EJ, Petrucelli G, Bong M, Koval KJ, Egol KA. Blisters associated with lower-extremity fracture: results of a prospective treatment protocol. J Orthop Trauma. 2006;20:618–622.

[17] Trnka HJ, Zettl R, Ritschl P. Fracture of the anterior superior process of the calcaneus; an often misdiagnosed fracture. Arch Orthop Trauma Surg. 1998;117:300–302.

[18] Zwipp H. Biomechanics of the ankle joint. Unfallchirurg. 1989;92(3):98–102.

第十九章　跟骨后结节骨折

Matthew C. Avery, Michael J. Gardner

引言

跟骨结节骨折，也称为跟骨结节撕脱性骨折，是跟骨损伤的一种罕见而独特的变种，仅占跟骨骨折的 1%~3%。虽然大多数关节内的跟骨骨折通常是由于跌倒或机动车碰撞过程中对后足的高轴向能量负荷造成的，但腓肠肌－比目鱼肌复合体牵拉过强使得跟骨结节上部撕脱，从而导致跟骨结节骨折。最常见的受伤机制是踝关节被迫背屈，通常发生在从站立状态跌落的过程中。然而，有报道指出在蹬地和钝器伤时腓肠肌复合体向心性收缩也能导致跟骨结节骨折。不同于年轻人和健康患者的通常由高能量创伤引起的跟骨关节内骨折，跟骨结节骨折通常发生于那些合并疾病较多和骨质发生病理性改变的老年患者，且通常为低能量损伤。

在矢状面上，其骨折线通常从跟腱附着处的远侧向后，斜向后关节面上方，形成三角形骨块。更加横向的骨折线则会进入后关节面，或在后关节面的前方，Essex-Lopresti 最初将其定义为舌形骨折变异。与单纯的关节外撕脱型的后结节骨折不同，舌形骨折通常是由非病理性骨质中的高能量创伤引起的。舌形骨折会产生类似的三角形骨折，会累及跟骨结节，与孤立性跟骨结节关节外骨折相比，治疗原则相类似。

无论是单纯的跟骨结节损伤还是舌形变异，跟腱在断端上的形变力最大，导致断端在其前矢状面发生旋转。这种旋转位移使骨块的长轴垂直于肢体的长轴，并由此对后足薄弱的软组织产生巨大的压力。如果这种压力得不到缓解，损伤后数小时内血管功能不全可能导致软组织的全层坏死。与能暂时以夹板固定的跟骨关节内骨折不同，跟骨结节骨折需要适当的评估和治疗才能将这种并发症的发生率降至最低。

初步体格检查／评估

发现有移位的跟骨结节骨折的患者应该紧急评估。详细了解患者的病史，了解损伤机制和受伤时间。检查者还应确定患者是否存在相关的合并疾病，包括骨质疏松症、糖尿病、周围神经病变或正在免疫抑制治疗，所有这些都与骨质病理化改变及跟骨撕脱性骨折的风险增加有关。此外，还需要了解患者吸烟史。

体格检查应该对后足的软组织进行详细查体分析。撕脱移位的跟骨结节上的皮肤苍白且不褪色，可作为早期软组织血管功能不全的征兆。软组织损害的晚期表现包括皮肤变暗、表皮松弛或暴露跟骨结节的全层皮肤缺损。对侧肢体的检查可能提示有相关的腓肠肌挛缩，这可能导致损伤，并有助于制订有效的治疗方案。

X 线检查应包括患足的正位和侧位。跟骨结节骨折碎片的大小和移位程度在侧位片上最为明显。在没有关节内受累的情况下，CT 对制订或执行治疗方案的意义不大，因此通常不需要完善 CT。

治疗

治疗目标

跟骨结节骨折的治疗目标是：
- 恢复跟骨的解剖形态。
- 恢复腓肠肌复合体的功能。
- 坚强固定，使得踝关节和后足早期恢复活动度。
- 尽量减少软组织的并发症。

急性期治疗

在了解完病史和初步查体后，应注意及时对后足的软组织进行减压。足踝应保持下垂，以减少腓肠肌复合体的张力。夹板应避免与后方软组织接触。踝关节前方的石膏夹板既可以限制踝关节背屈，又可以避免背部皮肤相接触。类似地，在跖屈位时固定石膏，并在足后跟处开窗，就可以实现这些目标。在患侧膝关节下垫高几个枕头可以放松腓肠肌，进一步减少伴发腓肠肌挛缩患者的跟骨结节的移位程度。

非手术治疗

跟骨结节骨折的非手术治疗适用于移位较小的骨折，同时适用于只有低活动需求和（或）不能活动的患者，以及排除了并发症或无法耐受全身或静脉麻醉的患者。此外，非手术治疗应适合没有跟后软组织条件不良的患者。

对于适合非手术治疗的患者，可以进行一段时间的非负重保守治疗，并将踝关节固定在下垂位。石膏或前方夹板均可有效固定患肢。在损伤后立即抬高患肢是非常有必要的，以减少肿胀和随后软组织受损的风险。需要频繁关注患足皮肤情况，以了解骨折块的间隔移位和避免随后的软组织损害。在 8~12 周时，在有影像学证据提示骨折逐渐愈合的情况下可以让患足逐渐过渡到中立位。

手术治疗

对于所有移位 > 1cm 的骨折和急性软组织损伤的病例，应考虑手术治疗。外科手术治疗的目标包括稳定、解剖地重建跟骨和腓肠肌复合体，并立即解除后足软组织的过大压力。这些治疗目标可以通过经皮和开放两种方法来进行手术。手术固定的方法因骨块移位程度而异。

通常情况下，患者取俯卧位，这样手术操作可以完全接触到后足和小腿。另外，侧卧位还有利于透视和骨折复位。如果是开放手术，可以在大腿根部使用非无菌止血带。肌松药物松弛肌肉可以减少骨块复位所需的牵拉力量，是复位骨折的必要条件，可以将医源性损伤的风险降至最低。

在跟骨结节骨折复位固定前，检查伴发的腓肠肌挛缩对治疗是有利的。虽然固定后再检查受伤肢体也是可行的，但是踝关节强制背伸位可能会影响跟骨结节的固定。或者，可以检查对侧未受伤的腓肠肌。膝关节在屈曲和伸展时踝关节背屈减少表明腓肠肌复合体挛缩。如果踝关节背屈随着膝关节的屈曲而改善，则可确定为单纯性腓肠肌挛缩。任何怀疑有腓肠肌挛缩的病例都应该手术治疗，以减少跟骨结节固定过程中腓肠肌的紧张。单纯性腓肠肌挛缩可以通过肌腱交界处的单独切口进行松解。跟腱延长后将解决腓肠肌复合体的挛缩情况。

缝合固定

通常情况下，跟骨结节小的撕脱片因为

太小而不能进行螺钉固定。较小的撕脱骨折片不太会造成后部软组织损害，无论是手术还是非手术治疗，其处理方法与单纯性跟腱断裂类似。潜在的软组织损伤需要通过手术治疗，通常需要跟腱缝合固定，以减少和固定已经移位的骨折片。目前已经有多种固定方案，包括使用跟骨隧道、张力带钢丝、带线锚钉和Suture–Button。

经皮复位固定

当骨折块大小足以使用螺钉固定时，可以考虑采用经皮跟骨结节固定的方法。此外，经皮固定为患者在后部组织受损的情况下提供了一种紧急手术治疗的手段，并避免因开放手术剥离过多的软组织。

先利用透视，放置一个大的点状复位钳横跨移位的碎片和完好的跟骨足底区域。或者也可以放置两个复位钳，每个复位钳都放置在跟腱的外侧，其作用是更好地分散骨折复位所需的钳夹力。可以取小切口来微创放置复位钳。

跖屈以减少腓肠肌复合体的张力。拧紧尖头复位钳以复位骨折碎片。透视下检查确认复位成功。如果复位不理想，可以设计一个经皮小切口，以插入骨膜剥离子或类似的器械，从而直接撬拨骨块。如果复位成功，则用多枚螺钉完成骨折的最终固定。微创方案失败时可以更改为开放手术切口。

由骨折片大小决定螺钉大小。实心螺纹钉和空心螺钉都可以使用。使用垫片是有帮助的，因为在跟骨结节处的皮质骨很薄，同时该类受伤患者骨质量较差。使用半螺纹螺钉、非平行置钉技术，以及使螺钉在矢状面上与跟腱成角是防止骨折固定后失效的有效方法。

切开复位内固定

经皮穿刺治疗失败则需要开放手术的方式来恢复骨折的解剖复位。目前报道有横向、纵向中线和纵向跟腱旁入路。理想的手术入路可

以避免对受损软组织的进一步损伤，并且有利于清创和复位骨折片。用点状复位钳初步复位后，用多枚螺钉固定骨折块。

MC：69 岁伴跟痛症女性

病例

MC 是一名 69 岁的女性，她从站立位跌倒后诉右脚跟疼痛，来到急诊科就诊。受伤后当时患者就抬不起右腿。患者诉在来院前大约 8h 坐在椅子上时绊倒，并否认失去知觉或其他四肢受伤。在初步查体中，她意识清楚，呼吸通畅，末梢循环正常。再次查体证实患者为单纯右足外伤。

既往病史包括高血压、甲状腺功能减退和糖尿病。她的甲状腺功能减退之前有过很规律的控制。患者最近的糖化血红蛋白为 8.1%，表明她的糖尿病控制不佳。她没有服用其他相关药物，否认吸烟或饮酒史，也否认药物过敏史。

体格检查提示患肢肿胀和瘀斑局限于后足后方。瘀斑的近端可触及骨性隆起。皮肤完好无皮损；然而，覆盖在骨性隆起上的皮肤是苍白的，并且周围有 $1cm^2$ 的表皮凹陷。患者对该区域内的触诊非常敏感，前足和中足均无触痛。患足和小腿各间室触诊柔软张力不高。被动活动踝关节会加剧足跟疼痛，导致查体配合欠佳。轻触患足表面，患者感觉完好无损。足部皮肤温暖，可触及足背动脉和胫后动脉搏动。右踝关节近端的查体均无明显异常。

完善右足的 X 线片，显示跟骨结节关节外骨折伴移位。由于在最初就诊的医院没有骨科会诊，所以患者被转移到三级医疗中心进一步治疗。患者的体格检查（图 19.1）和 X 线片（图 19.2）检查均符合跟骨结节关节骨折伴移位，并存在早期血管功能不全和骨折表面皮瓣即将坏死的迹象。不幸的是，在坏死迹象出

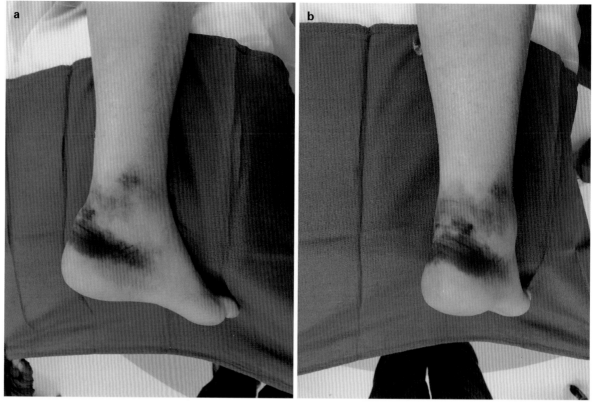

图 19.1 患足外侧（a）和后侧（b）的临床照片

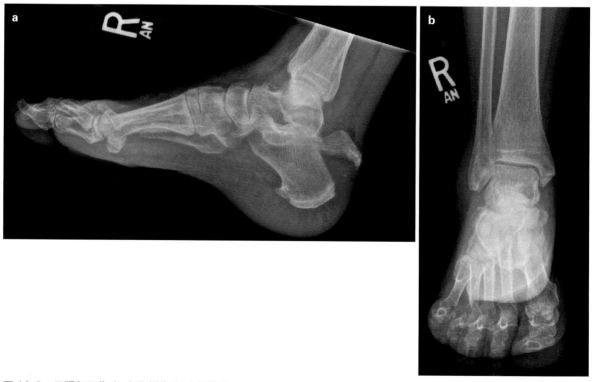

图 19.2 足踝部正位（a）和侧位（b）X线片

现前和在转运至上级医疗机构期间的延误导致了后足软组织的早期缺血性改变。转移时将患者固定在水平位置上，进一步加重了软组织损伤。如果不采取紧急治疗措施，患者将面临不可逆的全层软组织坏死的风险。最终，患者进行急诊手术治疗。

患者被送至手术室，取俯卧位。手术肢体放置在泡沫斜坡腿架上，以便于侧位透视。同侧髋关节垫高，以消除患肢的外旋。麻醉下检查健侧肢体无腓肠肌挛缩的迹象（图19.3）。

先尝试经皮复位，以避免进一步的软组织损伤。取小切口，以便放置两个点状复位钳。足掌屈曲，复位钳依次闭合，使跟骨结节骨折复位。通过透视确认骨折复位（图19.4）。选择6.5mm部分螺纹空心螺钉进行最终固定。骨折块上放置导针并进行长度测量。再放置螺钉，利用衬垫来分散6.5mm螺纹空心螺钉产生的压缩力。最终透视显示骨折充分复位和内固定在位。跟腱附着处有一小块粉碎的骨碎片仍有移位，然而它并没有对后方软组织造成过大的压力。但切开处理这一小块骨折需要进一步切开软组织，这不是必要的，所以未做处理（图19.5）。

患者术后进行背侧石膏固定在垂足位（图19.6）。不允许负重，建议患者术后一直抬高患肢，并避免对后足后部施加任何压力。术后10天检查皮肤情况，发现一些表皮脱落和起水疱，但没有发现全层软组织坏死。为了保护内固定和后部软组织，患足继续固定在石膏中。

术后6周时，患足瘀斑消失，切口愈合，

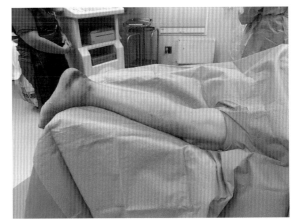

图19.3　患肢定位及铺单后的临床照片

先前的水疱表现为进行性上皮化（图19.7a）。X线片显示跟骨结节主要的骨折块复位良好，后方粉碎性骨折部分移位（图19.7b）。患者没有负重，同时穿着一只可拆卸的行走靴将患踝调整为中立位。要求患者每日脱下靴子几次，并开始踝关节活动度的康复练习，重点是踝关节主动和被动地背屈到中立。既不允许背屈超过中立位，也不允许主动跖屈。

术后12周时，可见软组织恢复良好（图19.7c）。在接下来的2周里，她可以在物理训练治疗的指导下慢慢恢复到完全负重状态。同时对患踝关节的活动度不再做要求。16周时，患者完全负重，不受限制，可以在没有辅助的情况下行走。

另一例闭合性关节外跟骨结节骨折需要急诊治疗（图19.8）。可观察到大结节骨折块的移位和后部软组织缺损影。由于软组织严重破坏，患者接受了急诊闭合复位和经皮螺钉置入术。

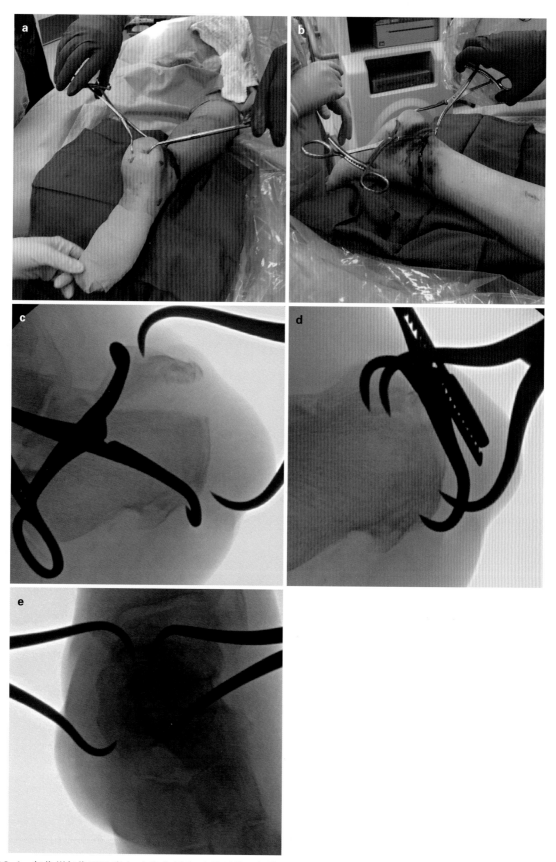

图 19.4 复位钳复位后远端（a）和外侧（b）的受伤足部临床照片。侧位（c、d）和正位（e）透视显示跟骨结节骨折复位

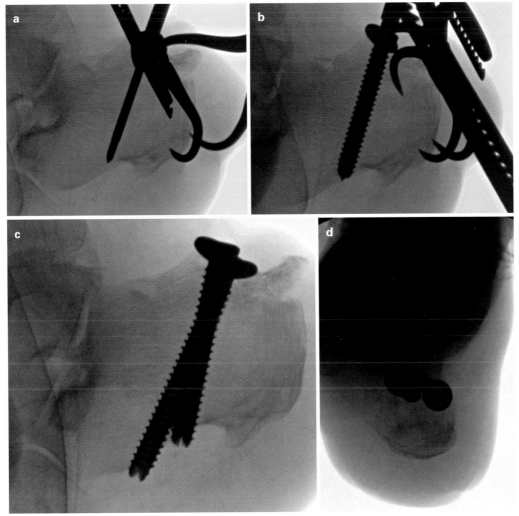

图 19.5　侧位 X 线片显示置入导针（a）和置入螺钉（b）。最终侧位（c）和 Harris 位（d）透视图像

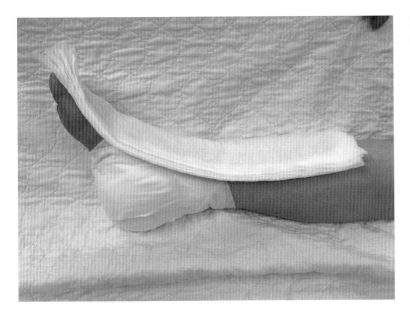

图 19.6　在用弹力绷带轻轻包扎之前，先进行背侧石膏固定。这样可以限制踝关节的背屈，并在术后保护手术复位

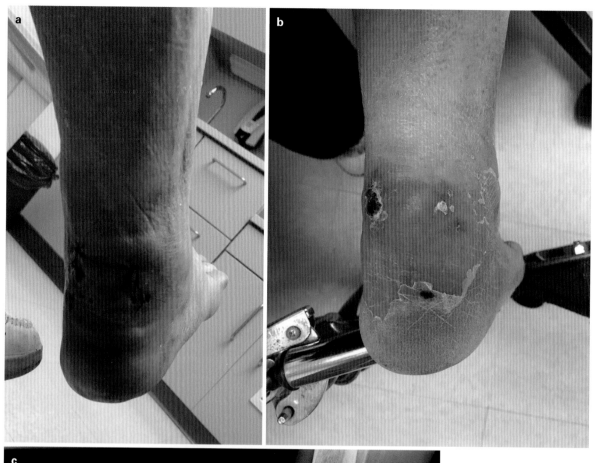

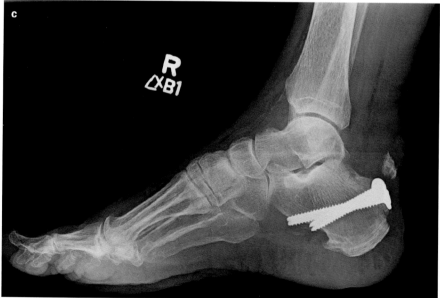

图 19.7　术后 6 周患肢情况（a）。临床照片（b）和术后 12 周的侧位 X 线片（c）

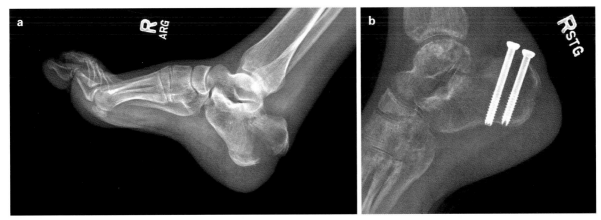

图 19.8　需要急诊治疗的闭合性关节外跟骨结节骨折。术前（a）和术后 12 周（b）的足踝部侧位 X 线片

参考文献

[1]　Lee S, Huh S, Chung J, Kim D-W, Kim Y-J, Rhee S-K. Avulsion fracture of the calcaneal tuberosity: classifi cation and its characteristics. Clin Orthop Surg. 2012;4:134–138.

[2]　Beavis RC, Rourke K, Court-Brown C. Avulsion fracture of the calcaneal tuberosity: a case report and literature review. Foot Ankle Int/Am Orthop Foot Ankle Soc [and] Swiss Foot Ankle Soc. 2008;29(8):863–866.

[3]　Lowy M. Avulsion fractures of the calcaneus. Surgery. 1987;69(2):309–311.

[4]　Gitajn L. Calcaneal avulsion fractures: a case series of 33 patients describing prognostic factors and outcomes. Foot Ankle Spec. 2016;8(1):10–17.

[5]　Rothberg A. Avulsion fracture of the os calcis. J Bone Joint Surg Am. 1939;21A:218–220.

[6]　Rijal L, Sagar G, Adhikari D, Joshi KN. Calcaneal tuberosity avulsion fracture: an unusual variant. J Foot Ankle Surg [Internet]. 2012;51(5):666–668. Elsevier Ltd; Available from: https://doi.org/10.1053/j.jfas.2012.05.004.

[7]　Essex-Lopresti P. The mechanism, reduction technique, and results in fractures of the OS calcis. Clin Orthop Relat Res. 1993;290:3–16.

[8]　Hess M, Booth B, Laughlin RT. Calcaneal avulsion fractures: complications from delayed treatment. Am J Emerg Med. 2008;26(2):1–4.

[9]　Gardner MJ, Nork SE, Barei DP, Kramer PA, Sangeorzan BJ, Benirschke SK. Secondary soft tissue compromise in tongue-type calcaneus fractures. J Orthop Trauma. 2008;22(7):439–445.

[10]　Banerjee R, Chao J, Sadeghi C, Taylor R, Nickisch F. Fractures of the calcaneal tuberosity treated with suture fixation through bone tunnels. J Orthop Trauma [Internet]. 2011;25(11):685–690. Available from: http://www.ncbi.nlm.nih.gov/pubmed/21654526.

[11]　DiGiovanini CW, Kuo R, Tejwani N, Price R, Hansen ST Jr, Cziernecki J, et al. Isolated gastrocnemius tightness. J Bone Joint Surg Am [Internet]. 2002;84–A(6):962–970. Available from: http://www.ncbi.nlm.nih.gov/pubmed/12063330.

[12]　Heckman J. Fractures and dislocations of the foot. Rockwood and Green's fractures in adults, vol 2. 4th ed. 1996. p. 2332–2333.

[13]　Sanders R, Hansen S, McReynolds I. Trauma to the calcaneus and it's tendon. Fractures of the calcaneus. Disorders of the foot and ankle, vol 1. 2nd ed. 1991. p. 2338–2339.

[14]　Abdulmassih S, Phisitkul P, Femino JE, Amendola A. Triceps Surae contracture: implications for foot and ankle surgery. J Am Acad Orthop Surg [Internet]. 2013;21:398–407. Available from: http://www.jaaos.org/content/21/7/398.abstract.

[15]　Harb Z, Dachepalli S, Mani G. An alternative method of fixation of calcaneal tuberosity fractures using the tightrope® technique. J Foot Ankle Surg [Internet]. 2013;52(6):762–765. Elsevier Ltd; Available from: https://doi.org/10.1053/j.jfas.2013.08.005.

[16]　Wakatsuki T, Imade S, Uchio Y. Avulsion fracture of the calcaneal tuberosity treated using a side-locking loop suture (SLLS) technique through bone tunnels. J Orthop Sci [Internet]. 2016;21(5):690–693. Available from: http://linkinghub.elsevier.com/retrieve/pii/S0949265815000135.

[17]　Lui TH. Fixation of tendo Achilles avulsion fracture. Foot Ankle Surg. 2009;15(2):58–61.

[18]　Levi N, Garde L, Kofoed H. Avulsion fracture of the calcaneus: report of a case using a new tension band technique. J Orthop Trauma. 1997;11(1):61–62.

[19] Greenhagen RM, Highlander PD, Burns PR. Double row anchor fixation: a novel technique for a diabetic calanceal insufficiency avulsion fracture. J Foot Ankle Surg [Internet]. 2012;51(1):123–127. Elsevier Ltd; Available from: https://doi.org/10.1053/j.jfas.2011.09.006.

[20] Squires B, Allen PE, Livingstone J, Atkins RM. Fractures of the tuberosity of the calcaneus. J Bone Joint Surg Br. 2001;83(January):55–61.

[21] Nagura I, Fujioka H, Kurosaka M, Mori H, Mitani M, Ozaki A, et al. Modified tension band wiring fixation for avulsion fractures of the calcaneus in osteoporotic bone: a review of three patients. J Foot Ankle Surg [Internet]. 2012;51(3):330–333. Elsevier Ltd; Available from: https://doi.org/10.1053/j. jfas.2011.10.049.

[22] Banerjee R, Chao JC, Taylor R, Siddiqui A. Management of calcaneal tuberosity fractures. J Am Acad Orthop Surg. 2012;20(4):253 258.

[23] Eren A, Cift H, Özkan K, Söylemez S. Transverse incision for calcaneal tuberosity avulsion fractures. J Foot Ankle Surg. 2012;51(1):133–134.

第二十章 关节外跟骨体骨折

John W. Munz, Stephen J. Warner

引言

虽然绝大多数关于跟骨骨折的文献都在研究关节内损伤，但大约 25% 的跟骨骨折属于关节外骨折。关节外跟骨骨折可包括前突骨折、后结节骨折、载距突骨折和跟骨体骨折。而在这些骨折中，对于关节外跟骨体骨折研究得更少。关节外跟骨体有几个解剖特征，这些解剖特征对维持正常足踝部功能至关重要，伴有这些跟骨体结构的骨折可能会导致患者严重的病情。了解跟骨体的固有解剖结构，以及关于这种解剖结构的改变如何导致足踝部功能障碍，对于改善患者的预后十分重要。

跟骨体的关节外部分对于保持跟骨的长度、高度、宽度和力线至关重要。其中每个参数对维持足踝部正常的生物力学功能都起着十分重要的作用。跟骨的长度提供了向骰骨方向的侧柱支撑，以帮助维持足部后内侧弓。跟骨的高度保持腓肠肌 – 比目鱼肌复合体的适当长度 – 张力关系，同时跟腱附着在跟骨后结节上。腓肠肌 – 比目鱼肌复合体在步态周期的站立中期和站立末期对跟骨施加强大的牵拉力量，这些力量通过足底筋膜和足部固有肌肉传递到中足和前足，是起步阶段所必需的，这也表明了跟骨高度对维持正常步态的重要性。此外，跟骨高度保持适当的距骨倾斜度，而距骨倾斜度是完整的胫距关节所必需的，同时也是保持四肢长度所必需的。跟骨宽度保持正常腓骨肌腱的解剖位置，并确保腓骨肌腱在其鞘内适当滑动，维持这些肌肉在外翻和屈足时的功能。跟骨的力线决定了周围踝关节、距下关节和跗横关节的功能关系。距下关节与跟骨紧密相连，允许适当的后足外翻和内翻。后足的这些动作使得脚在站立中期保持灵活性以适应地面，同时也可以在起步过程中使足部坚强，以利行走。

跟骨体的骨性结构对其损伤的模式有很大的影响。皮质壳厚度各处不一致，最薄的部分分布在跟骨体的侧壁。而在跟骨前部周围，更厚的皮质骨形成 Gissane 角支撑着该区域。同样，致密的松质骨位于 Gissane 角周围，支撑着跟骨后关节面。相比之下，跟骨体后部和足底其他部位的骨小梁密度相对较疏松。这对于优化内植物的位置以获得最大固定把持力具有重要意义。

评估

单纯跟骨体骨折的轴向负荷和扭转机制与关节内跟骨骨折相似，但暴力能量通常较低。这些损伤也会发生在跟骨受到直接击打时（图20.1）。跟骨体骨折的患者在行走和负重时会出现疼痛。同时沿着后足的内侧和外侧还会伴有肿胀及触痛。

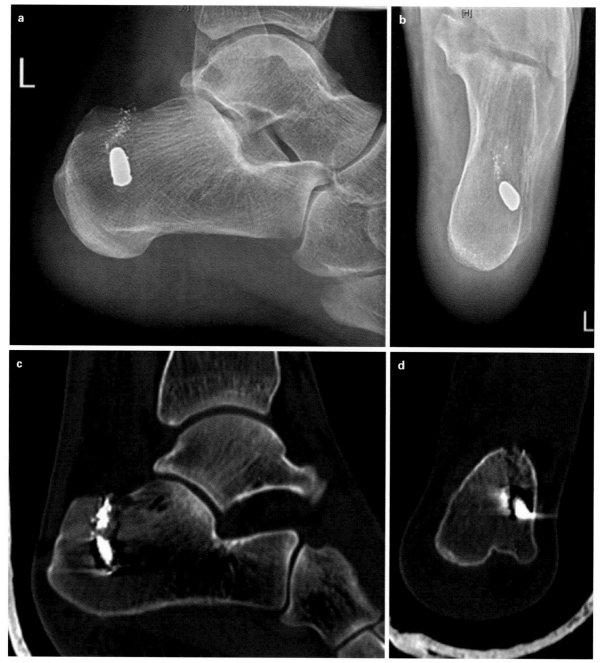

图 20.1 关节外跟骨骨折的侧位（a）和 Harris 跟骨轴位（b）X 线片，在矢状位（c）和横断位（d）CT 上更清晰

大多数跟骨骨折可以通过传统的跟骨 X 线片进行诊断，包括足部正斜位、后足侧位和 Harris 跟骨轴位。这些层面可以显示出跟骨体破坏的位置和程度。跟骨正位和足斜位 X 线片可显示足部侧柱的短缩。在跟骨体侧位 X 线片上可以测量 Gissane 角（正常 120° ~145°）。跟骨宽度和力线最好用 Harris 跟骨轴位片来进行评估。踝关节的正位片对于评估潜在的跟腓撞击是有用的。

与其他类型的跟骨骨折一样，完善计算机断层扫描（CT）是必需的。在损伤机制和体格检查提示跟骨骨折但 X 线片未显示的情况下，

CT 成像可显示极小移位的关节外骨折（图 20.2）。当跟骨骨折累及关节面时，应进行 CT 检查。累及关节面但不伴移位的跟骨体骨折在 CT 上可以更准确地评估，并且有助于制定治疗方案（图 20.3）。此外，CT 可以更准确地确定关节外骨折移位程度，这对决定是否需要手术治疗很重要。

治疗

　　大多数关节外跟骨骨折可以通过非手术外固定、早期恢复关节活动度和避免负重来治疗。如果出现明显的后足软组织肿胀，那么在最初固定时应该额外垫用一块夹板使踝关节维持在中立背屈位，以保护软组织。在最初受伤软组织肿胀较轻时，可以使用骨折靴来固定。关节活动训练应该在治疗早期就进行，并且重点在于保持踝关节和距下关节活动的灵活。根据损伤程度和骨折初始移位的不同，患者应该在 6~10 周内避免患肢负重。

　　手术治疗的适应证取决于骨折移位的程度以及骨折引起的跟骨长度、高度、宽度和力线的改变。目前没有证据规定需要手术治疗的骨折移位程度。建议手术治疗的情况包括出现跟骨内翻 > 10° 或跟骨结节内侧移位 > 1cm，以及外翻 15° 或跟骨结节向外侧移位 > 1cm。然而，目前缺乏与这些放射学测量的临床相关性研究。

　　与其他跟骨骨折一样，患者的一般情况对确定是否手术治疗十分重要。糖尿病、外周血管疾病和吸烟等可能导致伤口愈合不良，并常常不允许患者手术。

　　跟骨关节外骨折的手术治疗目标应该集中在恢复跟骨形态，以防止解剖改变的畸形带来的功能受限。其骨折的复位技术与固定原则与关节内跟骨骨折一致。

结果

　　目前仅有有限的文献报道了关节外跟骨骨

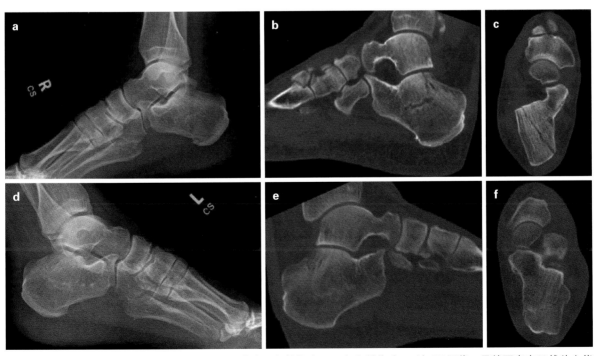

图 20.2 双侧跟骨骨折患者的侧位（a、d）X 线片、矢状位（b、e）和轴位（c、f）CT 图像。虽然两者在 X 线片上似乎都是关节外骨折，但 CT 显示右侧跟骨有一条骨折线延伸到后关节面（b、c），而左侧跟骨骨折是关节外骨折（e、f）

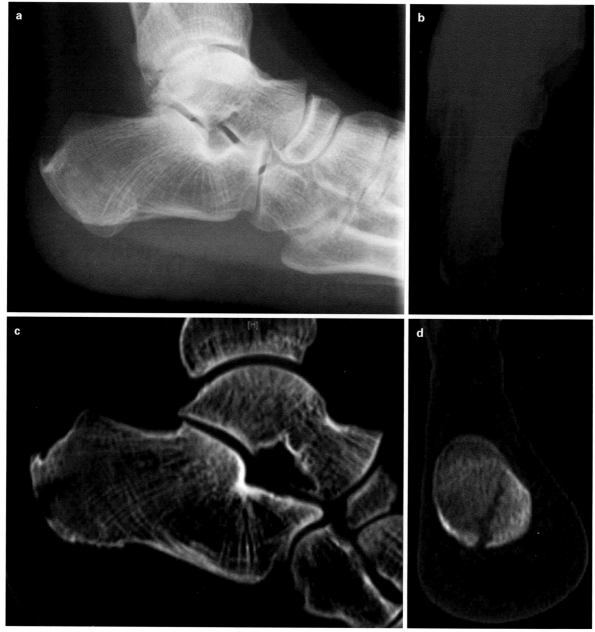

图 20.3 有后足损伤临床体征和症状的患者的侧位（a）和跟骨轴位（b）X 线片。虽然 X 线片不能很明显地显示跟骨骨折，但矢状位（c）和横断位（d）CT 成像显示此跟骨体骨折是关节外骨折

折患者的预后。然而，可以从评估跟骨体畸形愈合效果的研究中推断出跟骨体形态的改变是如何影响到患者的预后的。这些研究强调，如跟骨体解剖结构未能恢复至近正常状态，则可能导致严重的功能缺陷，并对患者的生活质量产生不利影响。

跟骨体特殊解剖结构的改变会导致特定的病理情况。跟骨长度的丢失会导致外侧柱支撑不良，从而导致异常的足外展和胫后肌腱负荷。此外，偏短的跟骨可能会导致力臂的短缩，从而使腓肠肌 – 比目鱼肌复合体的功能不佳。跟骨体变宽会导致腓骨肌腱激惹或脱位、跟骨外侧和腓骨远端之间撞击，以及穿鞋困难。跟骨高度的丢失减少了距骨倾斜度，造

成与踝关节前部撞击，并且减少胫距关节活动
度。内翻畸形会导致踝关节力学异常和限制距
下关节功能，其他异常情况包括步态异常和邻
近关节的关节炎发生。

结论

治疗关节外跟骨骨折需要了解跟骨体的重
要解剖学特征，以及当这种解剖结构改变时可
能导致的功能改变。对这类患者的治疗需要评
估他们在功能状态和治疗状态下的损伤类型和
移位。总体来说，治疗目标应该是恢复跟骨形
态，以恢复后足活动、稳定负重、无痛步态和
正常穿鞋。

参考文献

[1] Cave EF. Fracture of the os calcis – the problem in general. Clin Orthop Relat Res. 1963;30:64–66. http://www.ncbi.nlm.nih.gov/pubmed/4385198.

[2] Warrick CK, Bremner AE. Fractures of the calcaneum, with an atlas illustrating the various types of fracture. J Bone Joint Surg Br. 1953;35-B(1):33–45. http://www.ncbi.nlm.nih.gov/pubmed/13034868.

[3] Richter M, Kwon JY, Digiovanni CW. Foot injuries. In: Browner BD, Jupiter JB, Krettek C, Anderson PA, editors. Skeletal trauma. 5th ed. Philadelphia: Saunders; 2015. p. 2284–2323.

[4] Hetsroni I, Nyska M, Ben-Sira D, et al. Analysis of foot and ankle kinematics after operative reduction of high-grade intra-articular fractures of the calcaneus. J Trauma. 2011;70(5):1234–1240. https://doi.org/10.1097/TA.0b013e3181dbe5f7.

[5] Magnan B, Samaila E, Regis D, Merlini M, Bartolozzi P. Association between CT imaging at follow-up and clinical outcomes in heel fractures. Musculoskelet Surg. 2010;94(3):113–117. https://doi.org/10.1007/s12306-010-0081-8.

[6] Rammelt S, Zwipp H. Calcaneus fractures: facts, controversies and recent developments. Injury. 2004;35(5):443–461. https://doi.org/10.1016/j.injury.2003.10.006.

[7] Haskell A, Mann R. Biomechanics of the foot and ankle. In: Coughlin M, Saltzman CL, Anderson R, editors. Mann's surgery of the foot and ankle. 9th ed. Philadelphia: Saunders; 2014. p. 3–36.

[8] Paul M, Peter R, Hoffmeyer P. Fractures of the calcaneum. J Bone Joint Surg Am. 2004;86(8):1142–1145. https://doi.org/10.1302/0301-620X.86B8.15219.

[9] Thermann H, Krettek C, Hüfner T, Schratt HE, Albrecht K, Tscherne H. Management of calcaneal fractures in adults. Conservative versus operative treatment. Clin Orthop Relat Res. 1998;353: 107–124.

[10] Gotha HE, Zide JR. Current controversies in management of calcaneus fractures. Orthop Clin North Am. 2017;48(1):91–103. https://doi.org/10.1016/j.ocl.2016.08.005.

[11] Sanders RW, Rammelt S. Fractures of the calcaneus. In: Coughlin MJ, Saltzman CL, Anderson RB, editors. Mann's surgery of the foot and ankle. 9th ed. Philadelphia: Saunders; 2014. p. 2041–2100.

[12] Agren P-H, Mukka S, Tullberg T, Wretenberg P, Sayed-Noor AS. Factors affecting long-term treatment results of displaced intraarticular calcaneal fractures: a post hoc analysis of a prospective, randomized, controlled multicenter trial. J Orthop Trauma. 2014;28(10):564–568. https://doi.org/10.1097/BOT.0000000000000149.

[13] Agren P-H, Wretenberg P, Sayed-Noor AS. Operative versus nonoperative treatment of displaced intra-articular calcaneal fractures: a prospective, randomized, controlled multicenter trial. J Bone Joint Surg Am. 2013;95(15):1351–1357. https://doi.org/10.2106/JBJS.L.00759.

[14] van Hoeve S, de Vos J, Verbruggen JPAM, Willems P, Meijer K, Poeze M. Gait analysis and functional outcome after calcaneal fracture. J Bone Joint Surg Am. 2015;97(22):1879–1888. https://doi.org/10.2106/JBJS.N.01279.

[15] Besch L, Radke B, Mueller M, et al. Dynamic and functional gait analysis of severely displaced intra-articular calcaneus fractures treated with a hinged external fixator or internal stabilization. J Foot Ankle Surg. 2008;47(1):19–25. https://doi.org/10.1053/j.jfas.2007.10.013.

[16] Myerson M, Quill GE. Late complications of fractures of the calcaneus. J Bone Joint Surg Am. 1993;75(3):331–341. http://www.ncbi.nlm.nih.gov/pubmed/8444911.

[17] Yu G-R, Hu S-J, Yang Y-F, Zhao H-M, Zhang S-M. Reconstruction of calcaneal fracture malunion with osteotomy and subtalar joint salvage: technique and outcomes. Foot Ankle Int. 2013;34(5):726–733. https://doi.org/10.1177/1071100713479766.

[18] Clare MP, Lee WE, Sanders RW. Intermediate to long-term results of a treatment protocol for calcaneal fracture malunions. J Bone Joint Surg Am. 2005;87(5):963–973. https://doi.org/10.2106/JBJS.C.01603.

[19] Stephens HM, Sanders R. Calcaneal malunions: results of a prognostic computed tomography classification system. Foot Ankle Int. 1996;17(7):395–401. https://doi.org/10.1177/107110079601700707.

[20] Hirschmüller A, Konstantinidis L, Baur H, et al. Do changes in dynamic plantar pressure distribution, strength capacity and postural control after intra-articular calcaneal fracture correlate with clinical and radiological outcome? Injury. 2011;42(10):1135–1143. https://doi.org/10.1016/j.injury.2010.09.040.

第二十一章　跟骨载距突骨折

Jerad D. AllenMichael F. Githens

引言

载距突是后足内侧柱的重要支撑结构。正如它的拉丁文名称所言，载距突是一个名副其实的距骨"支架"。载距突是姆长屈肌的支点，也是三角肌和弹簧韧带的附着点。单纯载距突骨折虽然罕见，但被认为是关节内损伤，如果不治疗，可能会导致距下关节炎或跗管综合征。

载距突骨折最初由 Abel 在 1878 年描述为由直接撞击损伤引起，最常发生在高处跌落伴随后足内翻时。载距突在 X 线片上很难显示（图 21.1）；由于跟骨骨折的发生率接近 1%，载距突的损伤经常被误诊或直接漏诊。还没有一种分类能全面且系统地描述载距突骨折的类型。许多载距突骨折延伸到前小关节和中间小关节之间的间隙，因此被认为是关节外骨折。除了有文献报道的关节内变体外，所有的关节外骨折与距下关节活动不协调有关，表现为关节内骨折。因此，有必要进行手术治疗以恢复关节面的平整，这同样也适用于其他关

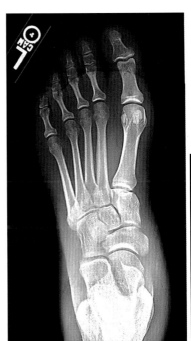
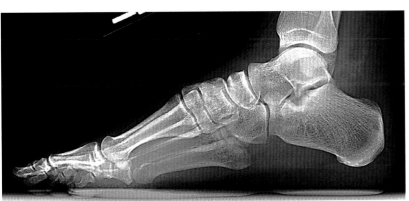

图 21.1 在 X 线平片上可以发现细微的、容易漏诊的载距突骨折。正位和足部侧位 X 线片可显示单纯载距突骨折

节内骨折。

解剖

载距突位于内踝远端约 2.5cm 处。形态学上，载距突是内侧跟骨的三角形投影，由致密的小梁和皮质骨组成，这里与跟骨其余部分主要由松质骨构成不同。局部骨结构的不同是单纯载距突骨折发生率较低的原因。Olexa 等进行大体研究，进一步描述了载距突的形状和位置为平均 22mm × 14mm 的椭圆形或三角形骨性结构。通过跟骨的中点与地面平行线进行测量时，头部和前方夹角为 25°。

跟骨的中关节面是由载距突支撑的前上方结构。有趣的是，近 2/3 的患者前、中关节是融合在一起的，而 1/3 的患者被骨嵴隔开。这一解剖学特征进一步证实了载距突骨折本质上是关节内骨折的观点。

载距突与屈肌支持带和足踇展肌一起构成跗管的边界。这个解剖间隙内的软组织及其与载距突的关系，在计划手术固定时是至关重要的。紧邻的肌腱结构包括踇长屈肌和趾长屈肌。踇长屈肌腱在载距突下表面的骨道中穿过，在载距突骨折时可能受到撞击。趾长屈肌位于载距突的正上方。胫后肌腱是后足内侧 3 条肌腱中的最后一条，位于趾长屈肌上方。

两个重要的韧带在载距突上共享一个附着点。也就是说，三角韧带的胫跟部分和内跟舟韧带，或称"弹簧"韧带，分别为胫距内侧和足内侧弓提供支撑。若位于载距突的非解剖部位，后者随着时间的推移可能导致外翻平足。

胫后内侧神经血管束由胫后动脉、胫后静脉和胫神经组成，穿过载距突的下部和后部。更具体地说，胫后神经分支到载距突上方的足底内侧和外侧神经，然后在载距突后平均 8mm 和 16mm 处走行，为足底的肌肉结构提供神经支配。

在生物力学上，载距突通过其对中间小

关节的支撑作用成为距下内侧关节的"支点"，后侧跟骨的旋转轴与载距突成近 90° 的夹角。这一点尤其重要，因为在一个步态周期的足趾离地期（Toe Off），跟骨处于内翻位。这些结构在位置上的改变可能不仅会对距下关节的稳定性产生影响，还会对内侧纵弓和跗管的稳定性产生影响。Wagner 等对距下关节进行了生物力学研究，记录了内翻和外翻不同阶段的接触面积和压力。他们发现，与后关节面相比，前 / 中关节面占接触面积的 31%，但承担了 63% 的压力。

诊断

载距突骨折很难诊断，部分原因是它们在平片上难以显示。由于载距突骨折通常是从高处坠落而发生的，因此患者很有可能伴有其他危及生命的损伤。根据高级创伤生命支持（ATLS）方案，应对所有创伤患者进行快捷和系统的初步检查，以诊断和治疗呼吸及心血管系统的严重损伤。直到临床和影像学检查都清楚之前，脊柱都应该保护好。第 2 次和第 3 次检查应该是彻底且仔细的，以便能够发现提示损伤的细微证据。

对于任何内踝远端有压痛和（或）瘀斑的患者，医生的脑海中都应该想到载距突骨折的可能，因为这些往往是唯一的外在损伤的征象。由于肌腱位于载距突的下表面，踇长屈肌的被动运动也可能引起骨折部位的压痛。使用 X 线片进行诊断也可能不准确，因为载距突的区域有重叠影。具体地说，跟骨后关节面的前部可能在侧位面上阻挡载距突的显像。然而，在所有平片中，跟骨的轴位（Harris）片能最大限度地不受周围结构的干扰来显示载距突（图 21.2）。如果怀疑或在 X 线片上看到损伤的征象，是有必要进行计算机断层扫描（CT）以全面确定载距突骨折的范围的。此外，轴位和冠状位的 CT 可以明确骨折的范围、受影响的骨块和关节受累的程度（图 21.3）。

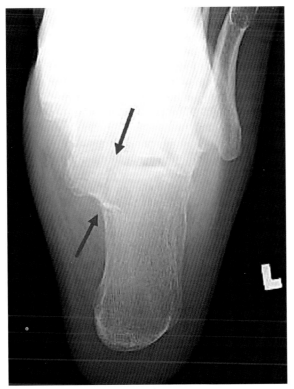

图 21.2 跟骨轴位 X 线片有助于诊断载距突骨折（红色箭头）

复合伤

单纯载距突骨折很少发生，现有文献包括个案报告和病例系列报道。然而，当存在载距突骨折时，通常也存在足部其他骨折以及跟骨周围脱位。既往将伴有移位的跟骨骨折时的载距突称为"恒定骨折"，用作螺钉固定的锚点。这一命名是由于在后足内侧有强韧的韧带附着，这些结构使载距突相对稳定。在跟骨丢失的粉碎性骨折中，Rammelt 等提出了一种治疗方法，即在传统的外侧入路之前，采用直接的内侧入路来复位和固定载距突。

治疗

对于载距突骨折的治疗还没有得到广泛的

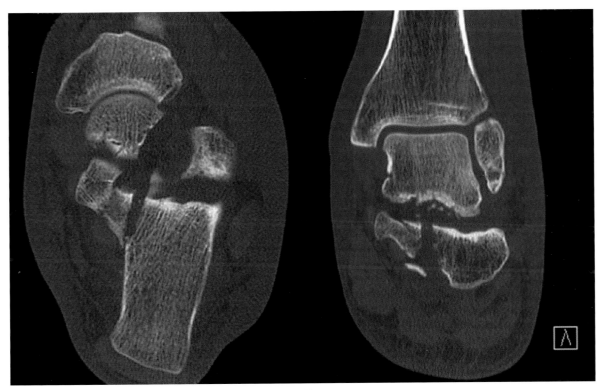

图 21.3 后足的轴位和冠状位 CT 检查用于进一步明确骨折情况

认可，这主要是因为其罕见发生。在过去，成人的载距突损伤在一段时间内采用石膏固定和有限 / 非负重治疗。特别是对于无法耐受手术、不能行走的患者、下肢血管损伤和无法固定的骨折患者仍采用非手术治疗。

手术治疗越来越受到青睐，其目标是恢复距下关节的关节一致性，减轻跗管压力，并去除对肌腱结构的撞击。推荐的适应证有：关节面塌陷 ≥ 2mm、多个肢体需手术的多重创伤患者、跟骨中关节面塌陷 / 撞击、骨折延伸至跟骨后关节面，以及踇长屈肌、趾长屈肌和（或）胫后肌腱撞击的患者。

最后，在延迟愈合或骨不连的情况下，有成功切除骨碎片的个案报道。

已经有学者提出了两种主要的载距突入路既能复位又能稳定骨折。McReynolds 等以及 Burdeaux 等将内侧入路定义为纵向并平行于胫后肌腱的切口。将胫后肌腱向背侧牵拉、趾长屈肌向足底牵拉，就能将载距突骨折显露出来。这种方法的一个优点在于它的可扩展性。Zwipp 等提出在载距突的正上方做一个 3~5cm 的横向切口。趾长屈肌和胫后肌腱向背侧牵拉，而踇长屈肌向足底牵拉。该入路的支持者指出，更近端的切口可以降低医源性神经血管损伤的风险。

无论采用哪种入路完全取决于骨折的性质。内侧到侧方拉力螺钉、空心拉力螺钉和支撑钢板都有报道。而无论何种固定均应遵守 AO/ASIF 原则。

结果

有关结果的文献仅限于个案报道和病例系列报道。据我们所知，目前还没有进行前瞻性研究。既往载距突骨折后出现延迟愈合的患者几乎一致地抱怨其后足畸形、僵硬、疼痛和失去工作等情况。有趣的是，1907 年总结的治疗方法是在受伤急性期时最大背屈和内收位的石膏固定，以减少骨折块移位。Carey 等（1965）报道了非手术治疗的结果，在 8 例载距突骨折患者中有 5 例患者在非手术治疗后被认为具有"令人满意"的结果，其中 1 例患者距下活动度降低，另外 1 例患者后来诊断为（经放射学诊断）距下关节炎。

在未愈合或延迟愈合的情况下，骨折片切除被认为是良好的治疗方案，尽管只是主观的结果。1 例成人跗管综合征患者因载距突骨不连在 3 个月内参加了体育运动，1 例儿童患者在从墙上坠落后 1 个月出现距下疼痛，在术后 3 个月同样无痛且拥有运动能力。

切开复位内固定的预后已在一系列病例中被报道，结果是有效的。Della Rocca 等报道了 15 例患者，其中 12 例在 3 个月内获得随访 X 线片，显示骨折愈合。12 例患者中只有 6 例在 1 年后获得随访。这 6 例患者中有 1 例患者存在距下关节炎的影像学表现。Dürr 等对经 31 例手术治疗的载距突骨折中的 18 例进行随访，其中 4 例为单纯载距突骨折。所有患者都通过了美国足踝外科协会（AOFAS）踝与后足量表进行评分，这是一项衡量疼痛、功能和对位程度的结果指标，满分为 100 分，表示无残疾。孤立的、手术治疗的载距突骨折的 AOFAS 评分为 100 分。其余患者的 AOFAS 评分平均为 83.6 分，这些患者还合并了更多的足部骨折。Al-Ashhab 等报道了 10 例载距突骨折患者的手术治疗结果，其中 7 例为单纯性损伤。所有患者在 6~8 周内 X 线片提示愈合。对于单纯载距突损伤患者，AOFAS 评分为 100 分，对于那些合并有足部骨折 - 脱位的患者，AOFAS 评分平均为 90 分。

手术技巧及病例展示

首选方法是由 McReynolds、Burdeaux 和 Benirschke 报道的载距突骨折的纵向入路。患者仰卧在悬臂式可透视手术台上。同侧的髋关节不固定，以便对后足内侧进行操作。非无菌止血带在铺单前绑好。术前抗生素在切开前 1h 内给药。

切口沿着胫后肌腱的纵向走行。一旦确定胫后肌腱走行，将胫后肌腱鞘与皮肤切口一致切开，将肌腱移开。将肌腱沿足底牵拉可以进入骨折的顶部，并能够放置一些内植物。将肌腱向后牵拉，然后在趾长屈肌和神经血管束之间形成间隙，可以暴露大部分骨折部位。如有需要，同样可以将蹬长屈肌向足底牵拉。神经

血管束也是如此。良好的显露有助于操作。

载距突骨折形态是多种多样的。最简单和最容易处理的类型是单个碎片剪切应力性骨折，关节外骨折延伸到载距突本身（图 21.4）。基于关节外碎片很少影响到关节面。通常，可以使用顶棒来操作以减少骨折间隙。固定采用 2.0mm T 形钢板作为支撑（图 21.5）。使用支撑钢板固定后，在主骨折线上放置 2.0mm 拉力螺钉，以进行骨折块间加压（图 21.6）。跟骨轴位透视以确保安全放置拉力螺钉是十分重要的

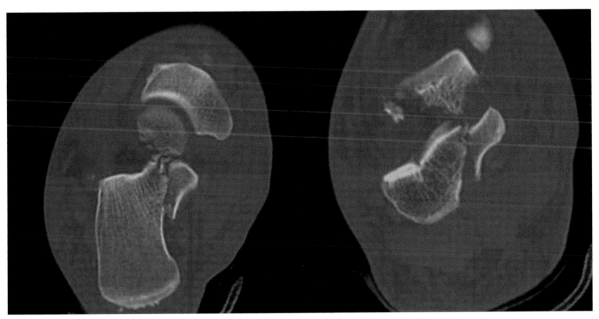

图 21.4　轴位和冠状位 CT 显示了一个完整的单纯关节外剪切应力骨折

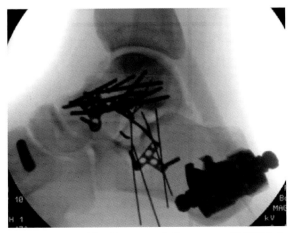

图 21.5　术中侧位透视，显示应用 2.0mm T 形钢板作为支撑的初步固定

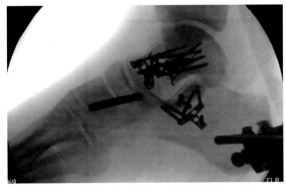

图 21.6　使用支撑钢板固定后，在主骨折线上放置 2.0mm 拉力螺钉，以进行骨折块间加压

（图 21.7）。

当关节外骨折是从足底延伸至载距突的粉碎性骨折时，精确的关节复位将变得更加困难（图 21.8）。难度在于无法直接看到骨折的关节内部分。在这种情况下，外科医生必须在很大程度上依赖于术中透视，特别是通过完美的跟骨轴位（Harris）片来判断复位情况。应用基于内侧的牵张器可以帮助减少这种情况的发生。如果牵张器应用后出现骨折间隙，而顶棒或尖头推进器不能复位间隙，则可以使用点状复位钳来实现复位和骨折块的压缩（图 21.9）。

由于从内侧入路对载距突的关节内骨折的观察有限，所以对关节粉碎或压缩的处理尤其具有挑战性。同样，外科医生必须依靠高质量的术中透视进行复位。对已塌陷关节面的处理通常是通过使用小的骨剥逆行经过打入，撬

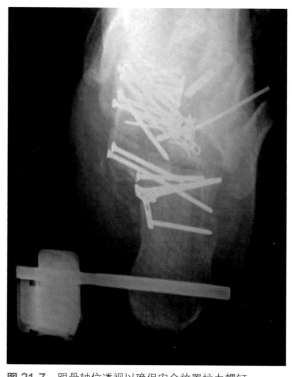

图 21.7 跟骨轴位透视以确保安全放置拉力螺钉

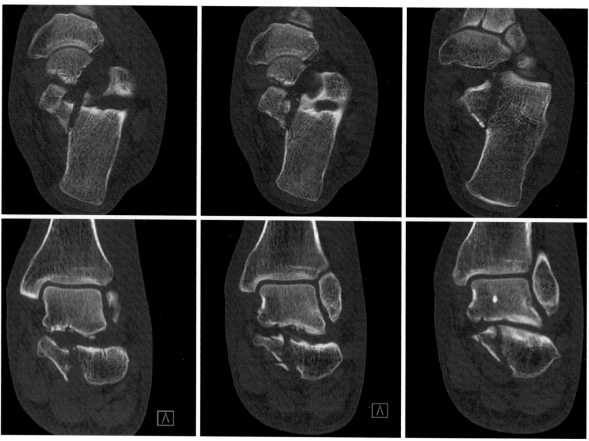

图 21.8 轴位和冠状位 CT 提示关节外粉碎性骨折和关节塌陷

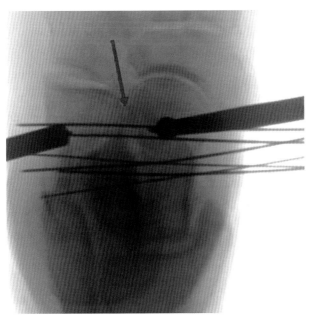
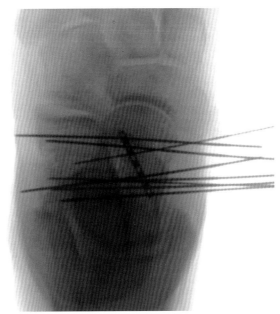

图 21.9　使用尖头推进器来复位前部骨折的间隙（红色箭头）

拨骨折来实现复位的。这样操作时需要小心以防止关节面骨折片移位到距下关节。预置的0.035in 克氏针在复位后穿过软骨下表面进行临时固定（图 21.10）。当最终植入物不能固定或支撑小的关节碎片时，临时放置的克氏针可以弯曲、剪断并打压至适当的深度，以实现对小的的骨碎片的固定。考虑到克氏针有松动移位的风险，不建议剪断克氏针与骨面齐平。粉碎性骨折可能需要多块钢板和单独的小螺钉来固定（图 21.11）。术后 3 个月保持非负重状态，术后 2 周开始早期主动活动踝关节和距下关节。遵循这些康复原则可以获得预期良好的功能效果（图 21.12）。

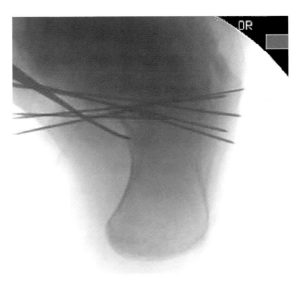

图 21.10　预置的克氏针在复位后用于排筏固定关节碎片

结论

载距突骨折是跟骨少见的损伤，常合并有其他更为常见的骨折和脱位。疑诊和对细节的关注在诊断中至关重要，因为足跟的其他结构叠加在平片上后很容易导致漏诊。跟骨轴位（Harris）X 线片和 CT 扫描是确诊的关键。载

距突的功能是维持跟骨中关节面的功能，在骨折后受损，会导致关节不稳。基于这个原因，载距突骨折被认为是关节内骨折，并且手术稳定固定是有保证的。载距突骨折的固定方式因骨折性质不同而不同，在样本量较小的回顾性研究中，采用以胫后肌腱为基础的内侧纵向入路在术后报告了积极的结果。

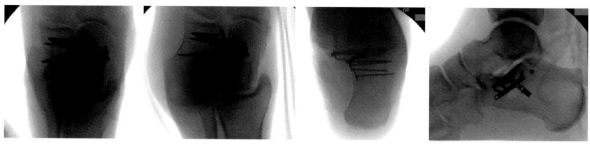

图21.11　在粉碎性骨折中，使用微型接骨板和螺钉来对特定骨块进行固定

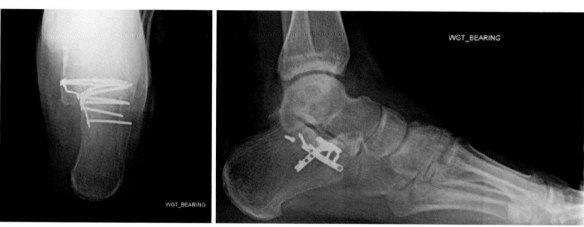

图21.12　术后6个月的负重X线片显示后足对位良好，载距突骨折愈合

参考文献

[1] Ely LW. Old fracture of the tarsus: with a report of seventeen cases. Ann Surg. 1907;45(1):69–89.

[2] Rammelt S, Zwipp H. Calcaneus fractures: facts, controversies and recent developments. Injury. 2004;35(5):443–461.

[3] Al-Ashhab ME, Elgazzar AS. Treatment for displaced sustentaculum tali fractures. Foot (Edinb). 2017;35:70–74.

[4] Pfeifer R, Pape HC. Missed injuries in trauma patients: a literature review. Patient Saf Surg. 2008;2:20.

[5] Della Rocca GJ, Nork SE, Barei DP, Taitsman LA, Benirschke SK. Fractures of the sustentaculum tali: injury characteristics and surgical technique for reduction. Foot Ankle Int. 2009;30(11):1037–1041.

[6] Schepers T, Ginai AZ, Van Lieshout EM, Patka P. Demographics of extra-articular calcaneal fractures: including a review of the literature on treatment and outcome. Arch Orthop Trauma Surg. 2008;128(10):1099–1106.

[7] Dürr C, Zwipp H, Rammelt S. Fractures of the sustentaculum tali. Oper Orthop Traumatol. 2013;25(6):569–578.

[8] Hall RL, Shereff MJ. Anatomy of the calcaneus. Clin Orthop Relat Res. 1993;290:27–35.

[9] Olexa TA, Ebraheim NA, Haman SP. The sustentaculum tali: anatomic, radiographic, and surgical considerations. Foot Ankle Int. 2000;21(5):400–403.

[10] Sora MC, Jilavu R, Grübl A, Genser-Strobl B, Staykov D, Seicean A. The posteromedial neurovascular bundle of the ankle: an anatomic study using plastinated cross sections. Arthroscopy. 2008;24(3):258–263. e251.

[11] Sarrafian SK. Biomechanics of the subtalar joint complex. Clin Orthop Relat Res. 1993;290:17–26.

[12] Myerson MS, Berger BI. Nonunion of a fracture of the sustentaculum tali causing a tarsal tunnel syndrome: a case report. Foot Ankle Int. 1995;16(11):740–742.

[13] Wagner UA, Sangeorzan BJ, Harrington RM, Tencer AF. Contact characteristics of the subtalar joint: load distribution between the anterior and posterior facets. J Orthop Res. 1992;10(4):535–543.

[14] Daftary A, Haims AH, Baumgaertner MR. Fractures of the calcaneus: a review with emphasis on CT. Radiographics. 2005;25(5):1215–1226.

[15] Huri G, Atay AO, Leblebicioğlu GA, Doral MN.

Fracture of the sustentaculum tali of the calcaneus in pediatric age: a case report. J Pediatr Orthop B. 2009;18(6):354–356.

[16] Rammelt S, Zwipp H. Fractures of the calcaneus: current treatment strategies. Acta Chir Orthop Traumatol Cechoslov. 2014;81(3):177–196.

[17] Carey DJ, Lance EM, Wade PA. Extra-articular fractures of the os calcis – a follow-up study. J Trauma. 1965;5:362–372.

[18] Burdeaux BD. The medical approach for calcaneal fractures. Clin Orthop Relat Res. 1993;290:96–107.

[19] Zwipp H, Rammelt S, Barthel S. Calcaneal fractures–open reduction and internal fixation (ORIF). Injury. 2004;35(Suppl 2):SB46–SB54.

第二十二章 同侧距骨和跟骨骨折

Michael F. Githens, Reza Firoozabadi

引言

虽然距骨骨折合并跟骨骨折并不常见，但在多达 10% 的距骨骨折患者中发现了同侧跟骨骨折。因此，许多骨科医生将遇到这种复合创伤。认识到这些损伤模式和制定治疗策略的能力是很重要的。这些损伤中的每一个都预示着长期功能结果的不良预后。因此，当出现合并损伤时，由于大多数病例损伤的高能量性质，预后进一步变差。在同一肢体中，这些损伤通常伴有额外的骨与软组织损伤。尽管迄今为止规模最大的研究对这些损伤的预期结果并不乐观，但由于此类损伤相对罕见，对这些损伤后的结果进行描述的研究很少，包括软组织状况、骨折类型和受累肢体其他骨损伤的处理指导手术策略。

诊断

结合受伤史、仔细的体格检查和适当的 X 线检查通常足以诊断距骨和跟骨骨折。当怀疑跟骨或距骨骨折时，在后足平面重新进行 CT 扫描，以避免漏掉骨折细节，并指导治疗。

根据 ATLS 流程进行分类和治疗。受伤史应尽可能直接从患者那里获得，当患者不能做出反应时，可以通过急救人员或其他陪同者获得。根据损伤的机制和相关能量有助于做出诊断。这些是典型的高能量损伤，为轴向负荷或足部遭受旋前暴力。高处坠落和机动车事故是导致这些合并骨折的最常见机制。偶尔，低能量机制包括低能量的跌倒和运动相关的伤害，可能导致联合后脚受伤。患者的脚"扭曲"的方向或患者"着陆"的位置可以有助于理解损伤。相关医学问题的病史，包括糖尿病、周围神经病变、周围血管疾病、骨质疏松症和免疫功能低下的情况应该仔细收集，因为这些因素会影响治疗决定。同样，服用药物史和包括吸烟在内的社会习惯可以指导治疗策略。

在多发伤患者中，根据 ATLS 流程进行初步调查和救生措施，然后进行彻底的二级骨骼检查。在二次检查中，应特别注意足部和踝关节的检查，因为足部骨折是多创伤患者中最常见的漏失骨骼损伤。任何开放性伤口的位置、大小和状况都应仔细记录。开放性伤口应用无菌生理盐水冲洗，并用无菌敷料包扎。如果诊断为开放性骨折，患者应接受适当的破伤风治疗和早期静脉注射抗生素（第一代头孢菌素，是否用庆大霉素和青霉素取决于污染程度和类型）。

应该注意肿胀的程度、存在的情况、位置和水疱的类型。足部相对于踝关节的严重畸形提示检查者可能是距下关节骨折脱位。检查软组织后，尽可能记录感觉和运动功能。距下关节骨折脱位、距骨后内侧骨折、关节面塌陷型跟骨骨折伴明显外侧壁膨出的患者，胫骨神经内侧和外侧足底分支的感觉功能往往减弱。

影像学检查应该从患者踝和足的平片开始。这应该包括正位（AP）、踝穴位、踝关节的侧位和足正斜位、侧位，以及 Harris 跟骨轴位。一旦在这些 X 线上证实了距骨和（或）跟骨骨折的诊断，或者如果在 X 线片上怀疑有一个，则在后足平面上进行 CT 扫描。CT 扫描可以深入了解骨折类型，对于指导治疗至关重要。

没有设计用于描述合并距骨和跟骨骨折的分类系统。每个距骨和跟骨骨折特有的分类系统可用于描述骨折模式。应用 Howkins 分类治疗距骨颈骨折脱位关节内跟骨骨折的 Sanders 分型为诊断增加了预后价值，但这两种分类仅限于特定的骨折模式。距骨和跟骨中观察到的许多骨折模式不能很好地适应任何特定的分类；因此，骨折可以根据所累及的解剖范围来描述（作者的偏好）。

复合型骨折类型

迄今为止，还没有研究准确地描述距骨和跟骨合并骨折的分布或损伤的原因机制。在迄今为止最大的病例报告中，随访模式的不同限制了对骨折预后的准确分析，距骨颈骨折与关节面塌陷型跟骨骨折是最常见的复合类型。骨外侧突骨折常与这些损伤有关。在对我们的机构数据库进行的一次未发表的研究中，我们观察到以下组合模式：

- 距骨颈 + 载距突骨折。
- 距骨颈部和外侧突骨折 + 载距突骨折。
- 内侧距下关节脱位伴距骨头剪切骨折 + 载距突骨折。
- 内侧距下脱位伴距骨头剪切骨折 + 跟骨前突骨折（常合并骰骨压缩性骨折）。

较少见的类型包括距下脱位伴距骨头骨折合并跟骨舌形骨折、距骨体后内侧骨折伴跟骨前突骨折、距骨颈和跟骨后内侧结节骨折和各

种高能量模式、完全或部分距骨体压缩性骨折和严重粉碎性跟骨骨折。

治疗

一般来说，分次处理的距骨和跟骨骨折的手术技术可能是成功治疗这些合并损伤。通常情况下，分期管理与紧急复位和外固定或临时经皮克氏针固定，二期切开手术治疗是有必要的，这样可以优先解决软组织覆盖问题。本章后面将详细讨论急诊手术复位和外固定的适应证和技术。

距骨颈骨折采用标准双切口入路治疗。内侧入路在足背内侧做纵向切口，利用胫前肌腱和胫后肌腱之间的间隙，可以很好地进入距颈内侧和距舟关节。应保留三角韧带，从而限制深暴露的近端范围。外侧切口是位于足背外侧，以胫骨和腓骨为中心，在踝关节水平，并与第 4 距骨一致的纵向切口，从踝关节水平延伸至舟骨。如果伴有距骨外侧突骨折，需要将骨折片单独复位和固定，则切口近端向腓骨尖侧偏。根据骨折位置，从其中一个或两个切口入路治疗距骨头骨折。

距骨体后方骨折和明显累及后关节面骨折通常采用后内侧入路，患者取俯卧位。首先应用一种内侧的踝关节跨外固定器进行胫距关节牵引，这样可使得手术医生获得良好的胫距关节视野。在深层切开后确认骨折后再进行牵张。在跟腱内侧做一个纵向皮肤切口，但不侵犯腱鞘。随后，打开 FHL（蹬长屈肌）腱鞘，将后间室深处的全部结构向内侧牵拉，同时将跟腱向外侧牵拉。这样可以很好地显露距骨后突。然后通过外固定架进行牵引，改善距骨后后方的视野。

一般情况下，通过后内侧入路无法处理距骨体骨折，需要内踝或外踝截骨以准确复位和固定骨折。目前还没有明确的指征确定什么时候需要截骨。手术医生需要对什么时候需要截

骨做出最佳判断。一般情况下，矢状位 CT 上距骨体骨折并延伸至中线前时，从后侧入路无法进入，需要截骨（根据骨折形态，采用内侧或外侧截骨）。累及距骨头、颈和距骨体的损伤可能需要背侧和后侧入路。在第一阶段，外科医生必须小心地定位螺钉，以免在第二阶段影响碎片复位。

鉴于典型的高度粉碎和关节移位，关节面塌陷和跟骨舌形骨折最常采用外侧扩大入路。在实施此入路之前，应用多普勒超声确认腓动脉完好无损，因为这是外侧足后皮瓣的唯一血液供应。标准 L 形骨膜下皮瓣，纵肢沿跟腱远端外侧缘，远肢沿外侧足无毛缘，指向第 5 跖骨基底，延伸至骰骨。

在某些情况下，如单纯载距突骨折和关节外舌形骨折，可采用有限切开或经皮复位内固定。不常见的跟骨骨折类型包括载距突骨折、足底内侧结节骨折和前突骨折，需要特定的手术入路，在本章后面会详细介绍。

当后关节面被认为不能重建时，可以进行一期距下关节融合。在严重软组织损伤的情况

下，可能需要在膝下截肢（BKA）。

这些损伤的治疗策略取决于每个骨折的手术指征。非移位骨折可能适合保守治疗，虽然距骨骨折手术固定的适应证已经很明确，但跟骨骨折手术固定的适应证仍然存在争议。尽管存在这些争议，但有证据支持在特定患者人群中对移位的跟骨骨折进行手术治疗。手术治疗这些骨折的首要目标是恢复跟骨形态和解剖复位关节面并稳定固定，以允许早期踝关节和距下关节活动。在需要二次手术治疗跟骨骨折后遗症的患者中，最初采用切开复位内固定治疗的患者比最初保守治疗的患者有更好的功能结果和较少的并发症，因为跟骨形态早期恢复。当需要多个切口时，必须注意规划它们，以避免狭窄的皮桥和锐角切口。对足部血管的深入了解将使外科医生能够在高能量损伤中安全地规划多个切口，分期手术通常是必要的。通常，这需要闭合复位和外固定架（图 22.1）。有时使用闭合技术无法复位距下关节骨折脱位，需要经皮撬拨或有限的切开复位（图 22.2）。如果因不可复位骨折脱位需要紧急切

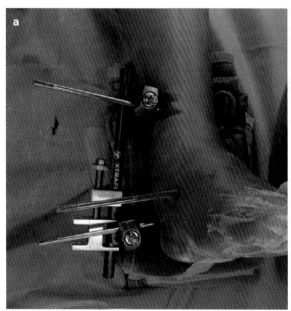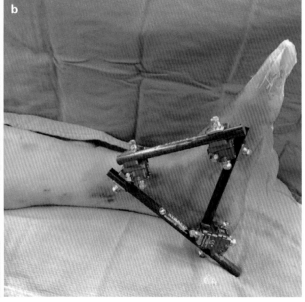

图 22.1　内侧撑开器（a）用于闭合手法复位距下脱位，注意撑开器位于内侧以恢复跟骨高度。在闭合性手法复位后，将足内侧外固定架留在原位（b），直到二期手术可以安全地进行

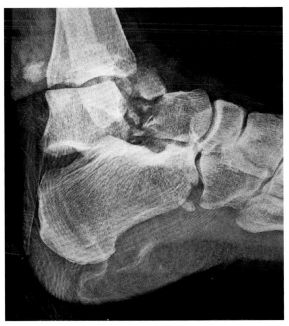

图 22.2　由于胫骨后肌腱和趾屈肌腱包裹，距下关节骨折脱位需要有限的切开复位

开复位术，在确定手术切口之前，应该仔细考虑手术切口在某些情况下，单独使用经皮克氏针或联合使用外固定架维持临时复位（图22.3a~c）。当严重的软组织损伤影响开放手术时，最终的治疗方法可能是使用埋置经皮克氏针的外固定架。在采用这一策略时，外科医生接受早期或晚期复位丢失、畸形愈合或不愈合的风险高于解剖复位和稳定固定以保存软组织的治疗（图22.4）。外固定架保留时间由外科医生决定，但通常目标在6~12周，而外固定针道问题可能需要外固定架翻修或早期移除外固定。

距骨骨折或跟骨骨折高度粉碎，这时，内固定很困难。在这种情况下，或者当仍不稳定存在时，可在术后保留外固定架或克氏针，此时，保留外固定或克氏针的时间为6周。当必须采用外固定时，外科医生需要面对接受踝关节和距下关节僵硬的风险。可在取出外固定架时，手法推拿松解这些关节。解剖重建关节面以保存足生理功能和力学稳定是外科治疗的主要目标，这可能并不总能实现。当关节面难以

重建时（图22.5），进行急性距下关节融合的决定是基于足踝外科医生或创伤学家的意见。当进行急性关节融合术时，目标是重建正常的后足结构，以优化足部力学，并避免随着时间的推移邻近的关节发生退变。跟骨高度的恢复可在一定程度上纠正距骨倾斜。如果跟骨是扁平的，距骨在一个水平位置，则可能导致步态的改变，由于距骨力学的改变以及蹬地力量的减小而改变。距骨水平位置不良也可能导致胫距前撞击疼痛。应恢复跟骨宽度，以避免腓骨下撞击和腓骨肌腱病的症状。如果跟骨结节内翻不纠正，横跗关节将保持锁定，改变相邻的中足和踝关节的力量，从而导致进行性关节退变。故恢复良好的中后足力线并尽量减少邻近关节退变，切开复位内固定（ORIF）加关节融合是必要的。

术后方案取决于治疗策略。只要有可能，早期主动和被动踝关节和距下关节活动应尽可能开始。我们的术后方案包括夹板制动2~4周。之后更换为可拆卸的后夹板，保持踝关节在中立位。夹板每天取下3次，进行踝关节和足部运动。患者被要求12周不负重。口服药物6周，以预防血栓栓塞。

结果

鉴于这些损伤较为罕见，距骨合并跟骨骨折治疗后公布的结果仅限于病例报告、小病例系列和少量回顾性研究。1996年，Gregory等发表了9例同侧距骨和跟骨骨折患者的治疗结果，这些患者为一组治疗4年的78例距骨和338例跟骨骨折患者。所有的合并损伤都是高能量损伤，4例患者接受了一期距下关节融合术，1例患者接受了急诊膝关节下截肢。距骨和跟骨的骨折形态变化很大。对每种损伤都进行了标准的手术策略，没有出现手术入路相关的并发症。Maryland足部评分报告了5例患者，其中4例接受距下关节融合术治疗，平均

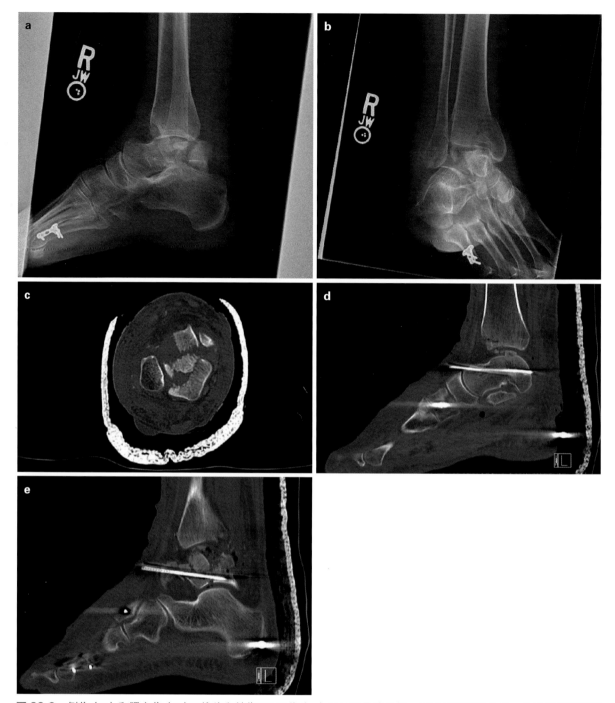

图 22.3 侧位（a）和踝穴位（b）X 线片和轴位 CT 图像（c）显示距骨体骨折、后内侧粉碎性骨折。这种损伤需要紧急有限的切开复位、外固定和临时经皮克氏针固定。术后矢状位 CT 图像（d、e）显示经皮克氏针固定、外固定、临时复位和固定

评分为 86 分，平均随访时间为 39 个月。所有这些患者都成功地回到了以前的工作岗位。这是第一个报告这些合并损伤的病例，突出了这些损伤的严重程度及其预后。

10 多年后，Seybold 等报道了 11 例合并损伤的患者，并注意到与 Gregory 等的研究相比，由于能量机制较低，他们的队列主要为跟骨关节外骨折合并距骨骨折。跟骨骨折的主要类型

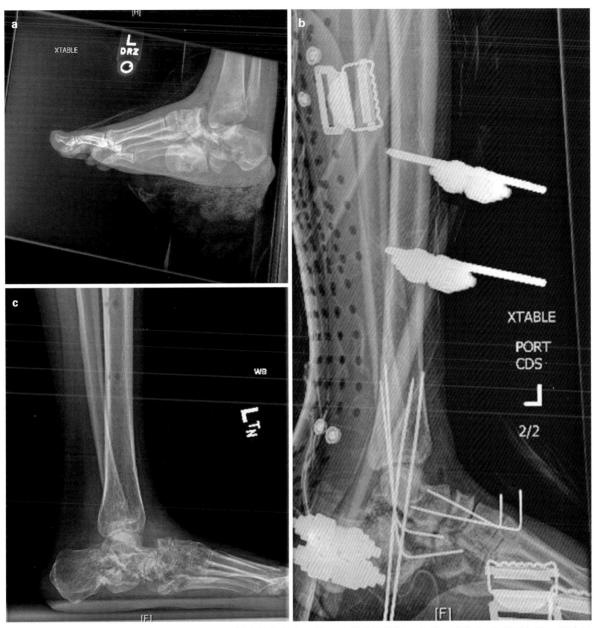

图22.4 损伤时的X线片（a）显示足底距骨粉碎性骨折和跟骨严重粉碎性骨折。术后X线片（b）显示复位、经皮针固定和外固定。软组织损伤的严重程度阻碍了对这些损伤的开放手术治疗。术后6个月足侧位X线显示中足塌陷（c）

为前突骨折（5例）和载距突骨折（4例），只有2例患者为关节内骨折。所有病例均伴有距颈骨折（7例）或距骨体骨折（4例）。平均随访6年，AOFAS评分为79分（50~100分）。所有跟骨关节外骨折患者均取得良好的疗效，恢复伤前工作和运动。相比之下，2例跟骨关节内骨折患者的AOFAS评分分别为50分和64分，其中1例发生距骨体缺血性坏死和距骨

颈不愈合。根据研究结果，作者认为距骨骨折合并载距突或前突骨折可能是低能量机制导致的，远期预后与跟骨骨折的严重程度和关节受累直接相关。

迄今为止发表的最大宗的研究报告表明，高能量损伤机制、严重的软组织损伤和关节面粉碎均提示预后不良。在2009年发表的这一系列文章中，所有患者都因高能量机制而受

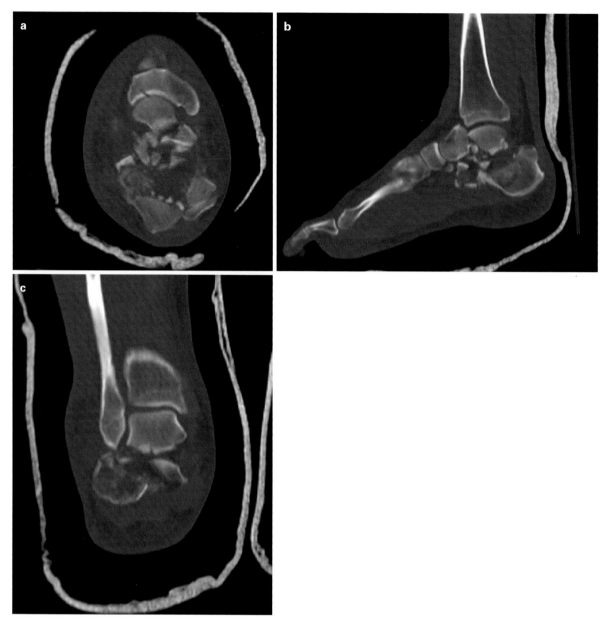

图 22.5 轴位（a）、矢状位（b）和冠状位（c）联合损伤的 CT 图像，其中跟骨后关节面粉碎，难以重建。在影像学基础上，规划了距下关节融合术

伤，40% 的患者有同侧下肢损伤，包括 Pilon、踝关节、中足和前足骨折。在 29% 的患者中，距骨或跟骨发生开放性骨折，在开放性骨折患者中，62% 的患者需要急诊或行二期膝关节下截肢，5 例患者因关节面广泛粉碎而行关节融合术。在那些一期未接受距下关节融合或 BKA 治疗的患者中，80% 发展为距下关节炎，17% 需要继续行二期距下关节融合以治疗症状性距下关节炎。2/3 的患者因并发症需要至少再进行一次手术。

结论

同侧距骨和跟骨骨折很少见，但它是一种需要加深认识的重要的复合伤。该损伤通常是高能量损伤，常合并较为严重的软组织损伤。治疗取决于软组织情况和跟骨、距骨各自的骨折特点。采用手法复位和外固定的分阶段治疗，然后待软组织条件好转后进行二期最终手术是常用的策略。仔细的切口规划对于避免医源性伤口并发症很重要。发表的结果是有限的，但描绘了一个严峻的画面：大多数患者发展为距下关节炎，需要再次手术，最严重的情况需要膝关节下截肢。

病例

病例 1、病例 2 和病例 3：直接轴向载荷

高能量直接轴向载荷和轴向载荷与中足背伸导致距骨颈 + 关节面塌陷型跟骨骨折如图 22.6 所示。这些损伤往往并发严重的软组织损伤和患侧其他骨性损伤，需要分期处理。图 22.7~ 图 22.9 和图 22.10b 显示了图中所示损伤控制治疗。图 22.6 采用内固定和外固定来恢复跟骨和距骨形态以利软组织恢复（图 22.7）。为便于最终手术内固定，应谨慎计划外固定针的位置，以避免对计划的切口造成问题。特别需要强调的是，如果计划采用跟骨外侧扩大入路，那么跟骨内侧外固定钉应该是双皮质的，而不是外侧经皮的（图 22.8）。跟骨复位、固定及关节塌陷等治疗策略见第十五章至第十七章和第二十章。当软组织条件允许时，如第四章所述，采用标准双切口技术复位和固定距颈骨折（图 22.9）。如果距骨骨折合并外侧突骨折，应如第八章所述，扩大外侧切口以允许对外侧突进行操作。根据骨折的复杂性，跟骨骨折可以同期治疗或分期治疗。如果软组织条件允许，跟骨骨折可如第十五章所述，通过外侧扩大入路进行切开复位内固定（图 22.10）。

轴向载荷可能导致距骨外侧突骨折与关节面塌陷型跟骨骨折。这些患者偶尔也可能合并同侧 Pilon 骨折。在这些情况下，距骨外侧突骨折不应忽视，如果发生移位，应与之一起固定跟骨（图 22.11）。

许多最严重的组合模式是由极高能量的轴向负荷造成的。表现形式通常是距骨经足跖内

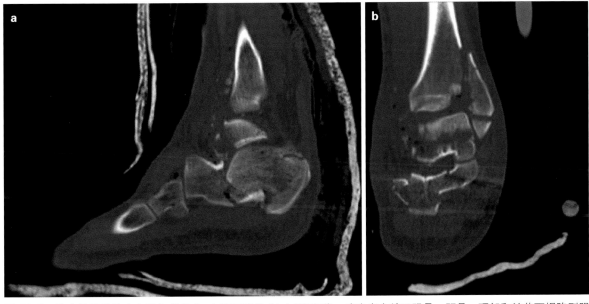

图 22.6　从高处跌落的患者的矢状位（a）和冠状位（b）CT 图像，该患者合并了跟骨、距骨、颈部和关节面塌陷型跟骨骨折

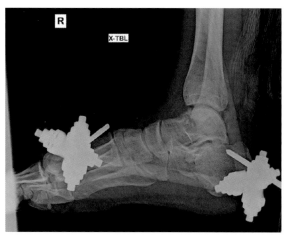

图 22.7　侧位 X 线片表现为临时复位和内踝跨越外固定的 Pilon、距骨、颈部和关节面塌陷型跟骨骨折（图 22.6）

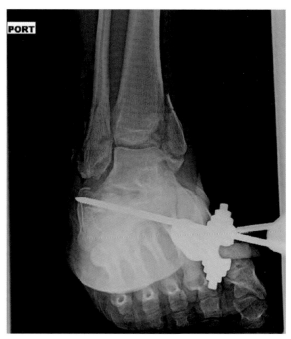

图 22.8　在复位和外固定术后的正位 X 线片显示，内侧跟骨针是双皮质的，而非经皮的（图 22.6）

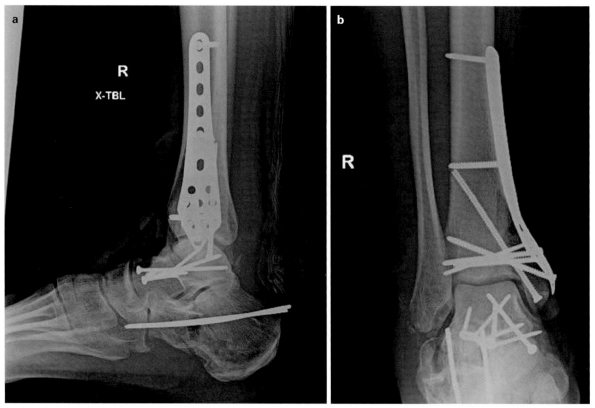

图 22.9　侧位（a）和正位（b）X 线片显示在图 22.6 中的损伤中有分期固定。Pilon 和距骨颈骨折采用切开复位内固定，同时对跟骨骨折进行临时穿针固定，并取出外固定

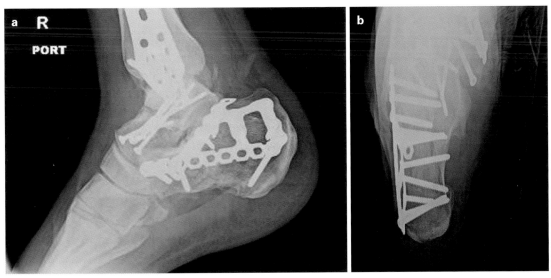

图 22.10　侧位（a）和正位（b）X 线片显示图 22.6 中所示的 Pilon、距骨和跟骨骨折的最终固定

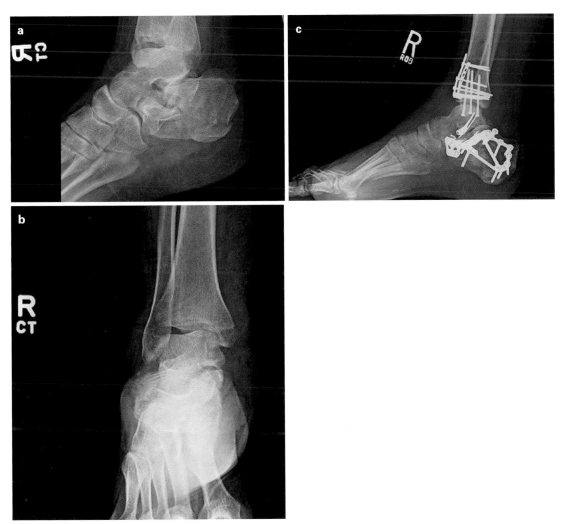

图 22.11　一名从高处跌落的闭合性 Pilon、距骨外侧突和跟骨骨折患者的侧位（a）和正位（b）X 线片。这种合并损伤明确固定后的侧位（c）X 线片

侧表面的开放性伤口脱出。此类开放性伤口需要较长的时间来愈合，并有较高的并发症发生率，包括相对较高的截肢率。有时，由于严重的骨缺损和关节面粉碎，这些损伤无法重建。在这种情况下，切开复位以恢复后足形态和距下关节融合术是一种常见的补救策略。这种技术在第二十四章、第二十五章（图 22.12）中有详细描述。关节融合术的时机取决于软组织的情况，必要时可以延迟。如果损伤无骨性结构重建或关节融合术可能，强烈建议膝关节下截

肢。在进行截肢手术之前，尽可能与患者沟通，讨论截肢后的益处、风险和预期的功能结果。

案例 4：内旋损伤

旋前机制可导致各种距骨合并跟骨骨折类型。最常见的是距骨颈伴载距突骨折（图22.13）。距骨外侧突也经常发生骨折和移位。这些类型如果可能，应尽早内固定，但通常需要一段时间待软组织恢复。通过前内侧和前外

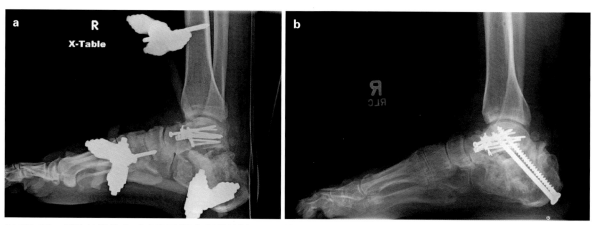

图 22.12　侧位 X 线片（a）显示距骨和跟骨骨折，后关节面严重粉碎。切开复位以恢复距骨和跟骨形态，然后进行急性距下关节融合术。术后 1 年的侧位 X 线片（b）显示距骨骨折愈合，距下关节融合

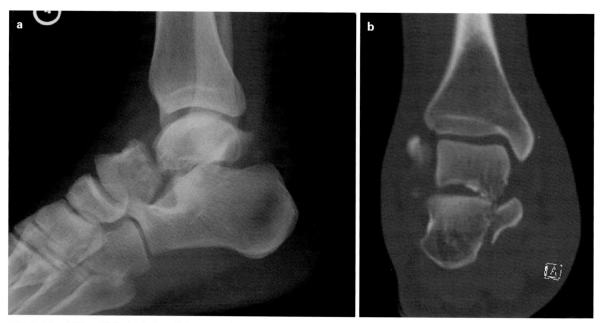

图 22.13　侧位 X 线片（a）和冠状位 CT 图像（b）显示距骨颈、距骨侧突和髁上骨折

侧入路固定距骨颈和外侧突，再考虑到单独固定载距突。当载距突发生移位时，建议手术固定以防止晚期后脚塌陷和距下关节损伤。载距突骨折切开复位内固定的适应证和治疗方法在第二十一章中有详细介绍。

在治疗距骨颈合并载距突骨折时，必须仔细计划在足部内侧的切口。距骨颈的内侧切口

利用胫前和胫后肌腱之间的间隔，应比通常略有背偏。载距突的切口为内踝尖跖侧，平行于胫后肌腱下缘。胫骨后肌腱可在术中牵拉帮助前路，并根据需要在肌腱上方和下方进行复位和固定。趾屈肌腱也可适当牵拉，以显露载距突骨折的跖侧，如果方便，可以放置一个小的支撑钢板（图22.14）。

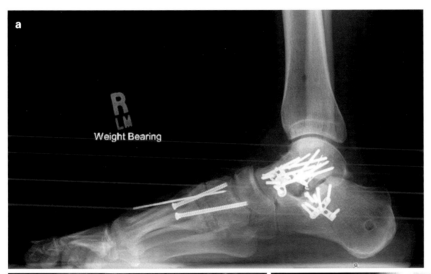
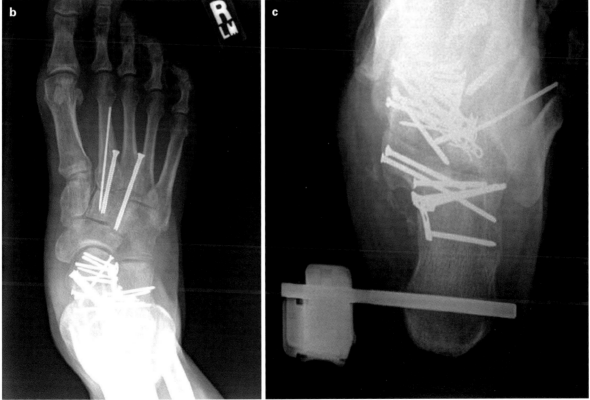

图 22.14　侧位（a）、正位（b）和轴位（c）X 线片显示距骨颈外侧突骨折（图 22.13）

病例 5、病例 6 和病例 7

内侧距下关节骨折脱位类型。当前足脱位时，在剪切应力作用下的距骨头骨折可能会被嵌顿在舟骨的外侧角上。当这种情况发生时，跟骨的前突和骰骨在压缩载荷下出现骨折（图22.15）。结果通常需要在全麻下闭合手法复位，或需要经皮或切开技术复位距骨周围脱位。距骨头骨折采用双切口入路埋置拉力螺钉固定。

跟骨前突骨折的固定是由移位和关节受累情况决定的，目的是恢复前突形态、跟骰（CC）关节对位和外侧柱长度。跟骨前突骨折固定术在第十八章详细讨论。如果骨折涉及近端累及Gissane角，或者前突严重移位，需要广泛暴露复位，则采用扩大的外侧入路。如果骨折主要涉及跟骰关节，则使用直接在跟骰关节上的纵向切口。通常采用小螺钉和直的或 T 形钢板进行固定（图22.16）。如果患者同时存在骰骨

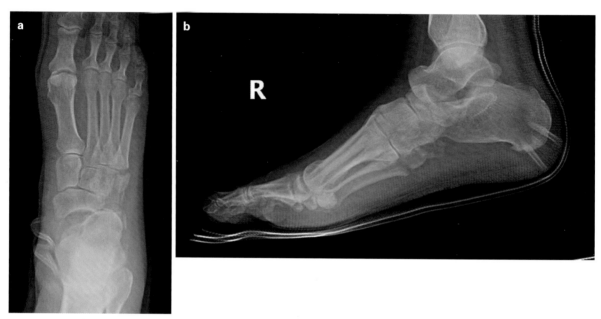

图 22.15 正位（a）和侧位（b）X 线片表现为距下内侧脱位，距骨头剪切骨折、跟骨前突、骰骨和第 5 跖骨骨折

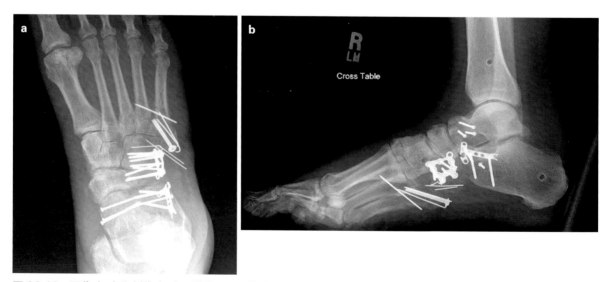

图 22.16 正位（a）和侧位（b）X 线片显示距骨头和外侧柱损伤的最终固定（图 22.15）

骨折，则通过相同的切口处理。使用外侧牵开器有助于关节复位和正常外侧柱长度的恢复。在高度粉碎性外侧柱骨折的情况下，术后可保留外侧柱外固定架，以维持高度粉碎性外侧柱骨折的内固定。

另外，内侧距下骨折脱位可能导致载距突骨折，而不是外侧柱受压损伤（图 22.17）。如上所述治疗这些损伤见图 22.18。

距下骨折脱位导致距体后内侧骨折的情况较少见，并同时伴有各种类型的跟骨骨折。治疗距骨体后内侧骨折（第七章描述）需要后侧入路，患者俯卧位或仰卧位，腿部呈四体位。

俯卧位是观察骨折和固定骨折的理想体位，但需要仰卧位或侧卧位来处理相关跟骨骨折。内侧牵引器对距骨骨折的显露、固定和评估胫距关节面非常有用。

一个少见类型是与距下关节骨折脱位合并跟骨舌形骨折（图 22.19）。这些损伤可能是由旋前和背伸联合机制造成的，或因腓肠肌强力收缩导致跟骨舌形骨折。舌形骨折的治疗策略取决于后关节面受累的程度。手术时机取决于足跟后方皮肤是否存在开放性损伤或软组织损伤风险。舌形骨折应紧急治疗，以减少皮肤坏死的风险。关节外舌形骨折可采用经皮复位

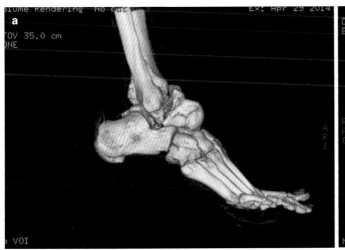
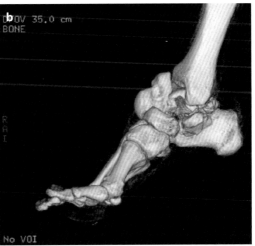
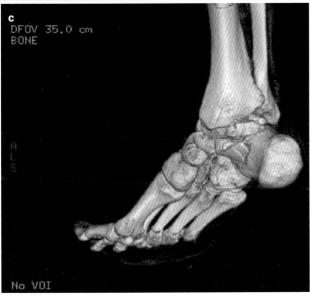

图 22.17　a~c. 三维 CT 重建显示距骨体和颈部骨折，伴有距骨脱位和载距突骨折

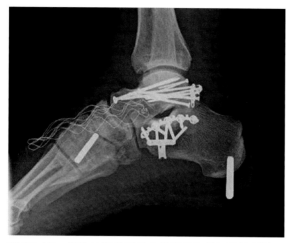

图 22.18　侧位 X 线片显示合并距骨和载距突骨折的最终固定（图 22.17a、c）

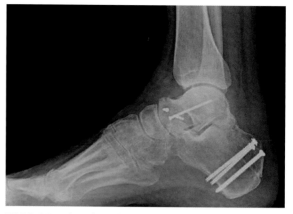

图 22.20　在 6 个月随访时的侧位 X 线片，显示距骨头和跟骨舌形骨折愈合（图 22.19）

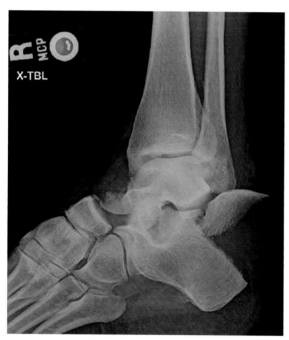

图 22.19　X 线片表现为距骨头剪切骨折和跟骨舌形骨折

螺钉固定。明显累及关节面的骨折应采用扩大入路治疗，以确保准确的关节复位，如果患者适合手术，但由于跟骨的骨质相对较差，腓肠肌复合体作用在骨折片上的致畸力极强，则所有固定螺钉应采用双皮质的，以防止固定失败（图 22.20）。可预防性增加腓肠肌滑移手术以保护内固定的稳定性。

许多其他组合模式发生在各种机制中。与上述例子一致的是，在大多数情况下，每个孤立损伤的手术适应证和技术都可以结合相关模式。

参考文献

[1]　Vallier HA, et al. Talar neck fractures: results and outcomes. J Bone Joint Surg Am. 2004;86-A(8):1616–1624. ISSN 0021–9355. Disponível em: https://www. ncbi.nlm.nih.gov/pubmed/15292407.

[2]　Gregory P, et al. Ipsilateral fractures of the talus and calcaneus. Foot Ankle Int. 1996;17(11):701–5. ISSN 1071–1007. Disponível em: https://www.ncbi.nlm. nih. gov/pubmed/8946186.

[3]　Seybold D, Schildhauer TA, Muhr G. Combined ipsilateral fractures of talus and calcaneus. Foot Ankle Int. 2008;29(3):318–324. ISSN 1071–1007. Disponível em: https://www.ncbi.nlm.nih.gov/pubmed/18348829.

[4]　Aminian A, et al. Ipsilateral talar and calcaneal fractures: a retrospective review of complications and sequelae. Injury. 2009;40(2):139–145. ISSN 1879–0267. Disponível em: https://www.ncbi.nlm.nih. gov/ pubmed/19200538.

[5]　Buckley R, et al. Operative compared with nonoperative treatment of displaced intra-articular calcaneal fractures: a prospective, randomized, controlled multicenter trial. J Bone Joint Surg Am. 2002;84-A(10):1733–1744. ISSN 0021–9355. Disponível em: https://www.ncbi.nlm.nih.gov/ pubmed/12377902.

[6]　Benirschke SK, Sangeorzan BJ. Extensive intraarticular fractures of the foot. Surgical

management of calcaneal fractures. Clin Orthop Relat Res. 1993;292:128–134. ISSN 0009-921X. Disponível em: https://www.ncbi.nlm.nih.gov/pubmed/8519099.

[7] Benirschke SK, Kramer PA. Wound healing complications in closed and open calcaneal fractures. J Orthop Trauma. 2004;18(1):1–6. ISSN 0890–5339. Disponível em: https://www.ncbi.nlm.nih.gov/pubmed/14676549.

[8] Pfeifer R, Pape HC. Missed injuries in trauma patients: a literature review. Patient Saf Surg. 2008;2(20). ISSN 1754–9493. Disponível em: https://www.ncbi.nlm.nih.gov/pubmed/18721480.

[9] Sanders R, et al. Operative treatment in 120 displaced intraarticular calcaneal fractures. Results using a prognostic computed tomography scan classification. Clin Orthop Relat Res. 1993;290:87–95. ISSN 0009-921X. Disponível em: https://www.ncbi.nlm.nih.gov/pubmed/8472475.

[10] Vallier HA, et al. A new look at the Hawkins classification for talar neck fractures: which features of injury and treatment are predictive of osteonecrosis? J Bone Joint Surg Am. 2014;96(3):192–197. ISSN 1535–1386. Disponível em: https://www.ncbi.nlm.nih.gov/pubmed/24500580.

[11] Radnay CS, Clare MP, Sanders RW. Subtalar fusion after displaced intra-articular calcaneal fractures: does initial operative treatment matter? J Bone Joint Surg Am. 2009;91(3):541–546. ISSN 1535–1386. Disponível em: https://www.ncbi.nlm.nih.gov/pubmed/19255213.

[12] Attinger CE, et al. Angiosomes of the foot and ankle and clinical implications for limb salvage: reconstruction, incisions, and revascularization. Plast Reconstr Surg. 2006;117(7 Suppl):261S–293S. ISSN 1529–4242. Disponível em: https://www.ncbi.nlm.nih.gov/pubmed/16799395.

[13] Firoozabadi R, Kramer PA, Benirschke SK. Plantar medial wounds associated with calcaneal fractures. Foot Ankle Int. 2013;34(7):941–8. ISSN 1071–1007. Disponível em: https://www.ncbi.nlm.nih.gov/pubmed/23478886.

[14] Della Rocca GJ, et al. Fractures of the sustentaculum tali: injury characteristics and surgical technique for reduction. Foot Ankle Int. 2009;30(11):1037–1041. ISSN 1071–1007. Disponível em: https://www.ncbi.nlm.nih.gov/pubmed/19912711.

第五部分　创伤后康复与重建

第二十三章　距骨和跟骨骨折脱位后的康复

后足骨折康复

距骨和跟骨骨折是严重的损伤，有可能对功能和健康造成长期损害。后足的创伤会改变人们进行简单活动（如站立）或高难度运动（如高等级运动）的能力。受伤后的恢复过程会延长，需要几个月的非负重或有限负重才能使骨愈合足以支撑站立。并发损伤和并发症是经常发生的，增加了康复挑战。

距骨和跟骨骨折的病因通常是从高处坠落或高冲击性机动车事故。这种损伤通常发生在 21~45 岁的男性中，但绝经后女性的发病率逐渐上升。后足骨折的患者经常伴有下肢、脊柱或头部创伤，这些在最初的评估中可能会被遗漏。骨折所需的力的类型和程度通常会损伤周围的软组织；骨折本身也会造成损伤。腓骨肌腱损伤与跟骨骨折和屈肌腱损伤合并距骨折有关。高达 75% 的跟骨骨折患者并发下肢骨折。

常见的早期并发症包括肿胀、骨折水疱、骨筋膜间室综合征、伤口裂开和感染。骨筋膜间室综合征最常发生在挤压伤的环境中，可导致内在肌肉损伤、永久性神经肌肉功能障碍和足趾屈曲挛缩。肥胖、糖尿病、贫血、抑郁和营养不良会增加并发症的风险。距骨骨折，尤其是距骨颈骨折，容易发生缺血性坏死。后来的并发症包括创伤后骨性关节炎（OA）、关节

僵硬、肌肉无力和慢性疼痛。损伤时的急性损伤和随后的慢性异常负荷模式导致软骨损伤和关节炎。

大多数后足骨折发生在人们的黄金工作年龄段。许多人很难回到受伤前的就业岗位或活动水平。一些人在受伤后几年内遭受关节疼痛和僵硬的生活改变，可能永远不会恢复完全功能。移位的跟骨骨折患者的生活质量评分与心肌梗死后患者相似。创伤后骨性关节炎导致的残疾相当于终末期肾病和心力衰竭。总体而言，距骨和跟骨骨折的结果是需要谨慎看待的，其对患者进行功能性活动和参与社会角色的能力有长期影响。早期、适当的手术干预可能会改善预后。

后足复合体是人类运动不可或缺的部分。在步态中，足和踝在活动性和稳定性之间相互转换：允许传递力量，适应不同的地面。跟骨承重，提供向前推进的杠杆臂，并通过骰骨支撑足的外侧柱。距骨作为小腿和足之间的传导部分，通过舟骨与内侧柱相连。距舟关节（TNJ）对整个旋后和旋前有重要作用。距下关节表面的形状和韧带的位置将胫骨横向平面旋转转换为向前运动所必需的冠状面和矢状面上的运动。

足部和踝部关节的运动有密切的相互依赖关系。跗骨间关节和距下关节（STJ）的运动是关联的，通常与踝关节的运动联系在一起。

畸形愈合、创伤后关节和后足骨折继发的韧带损伤破坏了骨面之间错综复杂的对应关系。后足关节对变异的耐受性有限，增加了受伤后长期残疾的风险。一个关节的活动减少会阻碍其他关节的活动。如果距下关节（STJ）僵硬，跗横关节也会受到限制。跟骨骨折后常可见跟骨内翻，阻碍了 Chopart 关节运动，削弱了足部吸收冲击的能力。

设计一个能充分解释足部和踝关节，特别是距下关节和距舟关节的特性和关系的模型，被认为是富有挑战性的。后足关节运动在临床上很难测量，而且人与人之间差异很大。许多评估方案将距下关节的评估作为基准，但距下关节的测量显示评分者之间的可靠性很差。足不能绕着距下关节运动，而且静态测量也不能预测动态功能。Okita 等描述了 Chopart 关节锁定有助于在站立阶段形成刚性杠杆的概念。

康复

后足骨折患者的康复涉及的不仅仅是骨的愈合，更涉及生物、个人和社会领域。熟练的康复师是多学科团队的重要成员，致力于患者恢复或优化功能，促进其全面融入和参与生活的方方面面。

根据国际功能、健康和残疾分类（ICF），功能包括身体结构（解剖学）、身体功能（生理学）、日常生活能力（ADL）和参与社会角色（图 23.1）。个人和环境因素是重要的功能决定因素。ICF 分类法的使用促进了学科间的沟通和协作。根据患者独特的环境因素，康复团队可能包括物理治疗师、职业治疗师、康复心理学家、职业康复顾问、疼痛管理专家和营养师。作为运动系统专家，理疗师是唯一有资格帮助患者达到最佳功能活动效果的人。接受物理治疗的下肢创伤患者在受伤 2 年后的活动度和步态质量指标上得分较高。

后足骨折后的康复可分为 5 个阶段。第一阶段在手术后立即开始，如果不需要手术修复的话，即在受伤时开始。许多外科医生会有治疗计划。治疗师和外科医生或康复管理师之间就个体患者特征和预防措施进行良好的沟通将提高患者护理和安全性。第一阶段持续 1~3 周，包括对损伤和（或）手术的初始反应以及对活动受限的调整（表 23.1）。第二阶段大约涵盖第 2~6 周（表 23.2）。通常到第 3 周，所有缝线都已拆除，允许进行一定范围的活动锻炼，但承重限制仍在继续。第三阶段，第 6~16 周，包括在没有夹板或辅助装置的情况下恢复负重和步态（表 23.3）。第四阶段，第 4~6 个

图 23.1　ICF 模型中的主要组成部分。ICF，国际功能、健康和残疾分类

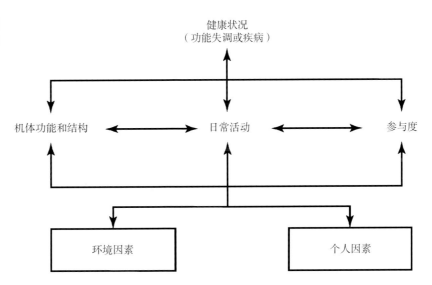

表 23.1　理疗康复方案第一阶段：第 1~3 周

处置 / 预防措施	预期的限制或损害	干预措施
夹板、石膏或防护靴 受影响足非负重练习 手术伤口管理		初步体查、系统审查和评估 测量对侧足部和踝关节活动度以进行比较 患者教育：预防措施、预期的康复过程、疼痛缓解、水肿管理、放松技术、体力活动益处的指导
身体结构和功能	疼痛（急性、外科）、水肿、皮肤完整性受损、活动度受限、力量下降、平衡和本体感觉改变、心肺功能丧失的可能性	压迫、冷疗、抬高消肿 伤口和骨折部位保护 与石膏或夹板固定相关的压力评估 如有提示，启动脱敏 同侧腿 / 趾、上肢和对侧下肢等活动未受影响的关节 足部固有肌肉和小腿肌肉进行轻柔的低于最大量的等容锻炼 上肢和对侧下肢阻力带练习 核心肌群激活和深呼吸 在手术后 1~2 周，在医生许可后开始进行同侧踝关节、距下关节（高重复、低强度）的活动 练习实例：臀肌组、同侧髋 / 膝屈伸（自行车）、侧卧和俯卧同侧抬腿、脚趾外展、跖趾关节屈曲和趾间关节伸展
日常活动	活动能力受损（床、转院和步态），日常生活受限，包括夹板和敷料的管理 增加了跌倒的风险 无法驾驶	床位移动、转移和步态训练 辅助设备评估和安装：步态设备、浴椅或淋浴椅、带扶手或床边的马桶 职业疗法咨询，如果适用 制订转运策略
参与度	有可能改变工作、家庭或娱乐角色，包括照顾孩子	社会工作或职业康复咨询转介（如果需要） 开始制定重返工作岗位战略的进程
环境和个人因素		评估病史、生活方式和主观信息，包括促进者和障碍 康复心理学家介入（如果需要）

表 23.2　理疗康复方案第二阶段：第 2~6 周

处置 / 预防措施	预期的限制或损害	干预措施
受影响足非负重练习 可拆卸靴 术后 2 周拆除缝线		初步检查、系统审查和评估（如果以前未完成，患者教育同第一阶段）
身体结构和功能	疼痛（亚急性），水肿，瘢痕敏感和粘连，距小腿关节、距下关节、距舟关节的骨和关节活动度受限，下肢力量降低，脚趾跖屈肌力减少	伤口愈合后开始穿弹力袜；电刺激治疗疼痛和水肿 测量同侧足 / 踝关节活动度，评估趾长屈肌和伸肌 瘢痕按摩，如有需要可脱敏 继续同侧足部 / 踝部主动活动（高重复，低强度） 增加同侧踝关节、距下关节在轻度超压条件下的考虑神经活动练习
日常活动	跌倒的步态 潜在跌倒的风险	继续使用辅助设备进行步态训练，前进困难，爬楼梯
参与度	改变工作、家庭或娱乐角色的可能性	评估重返工作岗位、外出活动、交通运输的潜力

月，开始微调步态和平衡（表 23.4）。第五阶段包括恢复高水平的工作或娱乐活动，通常是在受伤后 6~9 个月以上（表 23.5）。

　　在第一阶段，医疗团队的重点是稳定性、疼痛管理、受伤组织保护和提升活动度。卧床休息对大多数身体系统有害，会导致心功能和肺功能降低、氧运输减少、静脉瘀滞、新陈代谢降低、骨骼肌萎缩、表皮损伤和心理困扰。

表 23.3 理疗康复方案第三阶段：第 6~16 周

处置 / 预防措施	预期的限制或损害	干预措施
患足在防护靴或支撑鞋保护下逐步行负重练习 距骨骨折一般晚些开始负重（第 12 周） 负重或活动水平增加的标准：影像学上骨折愈合的证据，增加负重的情况下疼痛或肿胀无明显增加		患者教育：组织负荷过重的迹象，在接下来的 12h 内无法缓解的疼痛增加，受伤区域红肿或皮温升高，脚或脚踝的功能能力下降 疼痛生理学（如果需要）
身体结构和功能	疼痛（亚急性），水肿（慢性），瘢痕敏感和粘连，距小腿关节、距下关节、距舟关节的骨和关节活动度受限，肌腱滑行减少，肌肉力量下降	瘢痕按摩，如果有水肿，则行逆行按摩 持续穿弹力袜 软组织活动 小腿、趾长屈肌伸展 小腿、踝关节肌肉抗阻力带练习 如果医生认为骨愈合情况良好，可进行 I 级关节活动（牵张、无阻力滑动）；8 周后在医生允许后过渡至 II 级关节活动
日常活动	步态异常	经外科医生 / 内科医生批准后，进行渐进式负重训练。一旦能舒适地进行负重练习，逐渐过渡到结实的鞋子。一些医生建议穿鞋进行渐进式负重练习。功能锻炼的例子：地板 / 垫子锻炼；坐平衡板，增加平衡抗干扰练习（表 23.8）；静态自行车抗阻力练习；伤口愈合后开始游泳、水中行走。水的高度对应于脚上的负荷（表 23.7），回归驾驶
参与度	改变工作、家庭或娱乐角色的可能性	如果工作是坐着完成的，则可重返工作岗位

表 23.4 理疗康复方案第四阶段：第 4~6 个月

处置 / 预防措施	预期的限制或损害	干预措施
全负重，避免影响较大的活动		患者教育重点：训练进展和组织负荷过重的标准
身体结构和功能	疼痛（亚急性 – 慢性），水肿（慢性），距小腿关节、距下关节、距舟关节的骨和关节活动度受限，平衡、本体感觉、协调、耐力下降	伸展，关节活动，以改善关节活动度 一旦完全负重，开始同侧腿部的闭链练习 非冲击性平衡和本体感觉练习，从双腿姿势发展到单腿姿势（例如，迷你下蹲、腿部按压、部分弓步） 渐进力量训练（自由重量，举重机） 肌肉协调训练，包括对所述干扰方式的反应
日常活动	步态和平衡偏离 在楼梯、不平坦的地面上行走困难	逐渐过渡到全负重，穿结实的鞋子（如果一直没有这样做的话） 静态平衡评估，观察髋关节、膝关节和第一条射线的控制 步态分析 – 解决步态质量和协调性问题 低冲击耐力训练，如有阻力的静态自行车 回归驾驶
参与度	改变工作、家庭或娱乐角色的可能性	如果工作是坐着完成的，则可重返工作岗位 开始回归简单的娱乐活动（如散步、简单的园艺活动）

损伤部位的保护性固定虽然对愈合是必要的，但对局部有不利影响。固定可导致应力减少。如果没有拉伸或压缩负荷的刺激，结缔组织会迅速变得紊乱和脆弱。

长时间的固定会影响结缔组织中的基质，导致胶原纤维之间的润滑减少和粘连形成。关节活动受限导致软组织适应性缩短和纤维化改变，骨密度降低可能继发于长期非负重状态。

表 23.5　理疗康复方案第五阶段：第 6~9 个月

处置 / 预防措施	预期的限制或损害	干预措施
除非医生批准，否则不能进行高影响的活动		患者教育： 训练进展的标准：无组织负荷过重的表现；高影响活动的风险 / 收益
身体结构和功能	残留的关节僵硬和肌肉无力慢性疼痛，耐力、灵活性和力量下降。平衡、本体感觉、协调、耐力下降	继续进行活动度、肌肉力量、招募、关节活动度的训练 评价能改变步态力学的腓肠肌力量 腓肠肌挛缩可能需要手术松解 评估鞋垫、矫形器
日常活动	步态异常	柔韧性、力量、平衡性和协调性的功能测试 进展力量、平衡 / 本体感觉和耐力训练 在开始积极的闭链计划之前建立正常的步态模式 示例：计时单腿站立、提踵、泡沫轴等
参与度	改变工作、家庭或娱乐角色的可能性	重返体育运动，在 6~9 个月或更长时间内从事体力要求很高的工作 当步态正常时恢复运动训练，无代偿；力量为健侧下肢的 85%~90%；能够在跑步机上以 6.4~8km/h 的速度步行 30min，无痛 高冲击性活动可能会增加创伤后关节病的风险

不幸的是，虽然组织的机械性能迅速下降，但恢复需要重新逐渐增加载荷，可能需要一年以上的时间。6 周的固定可能需要 4 个月以上的功能康复活动，以恢复组织的机械和结构特性。

患者的接诊要点是指导其初始治疗检查和护理计划。受伤后 6 周，第一次在医院或急诊室看到的患者与在门诊看到的患者会有不同的担忧。压力太大而无法在康复早期评估的活动需要在以后解决。无论何时接诊，最初的物理治疗（PT）访问都将包括检查、评估和物理治疗诊断、干预和结果测量的发展。在评估中，物理治疗师通过确认身体结构和功能的损伤、活动限制和参与限制，以指导干预和目标。考虑到距骨和跟骨骨折的相关创伤率，治疗师在检查时应警惕隐匿性损伤。

早期物理治疗的目标是促进直立姿势和主动活动，保护愈合的组织，减少疼痛和肿胀。患者优先考虑的策略包括独立床的移动、转运和活动。需要一个辅助装置来代替受伤的腿通常提供的支撑和平衡。选择合适的设备并不像看起来那么简单。将器械正确地安装到患者身上对于安全性和易用性很重要。它需要对患者的病情和能力进行评估，同时需要平衡装置的能量消耗和平衡需求。由于步态速度的改变、手臂摆动的改变和上肢需求的增加，使用辅助装置步行增加了代谢需求。三点式（摇摆式）拐杖步态模式会比正常步态增加 3~9 倍的能量消耗，对一般久坐不动的成年人造成严重运动挑战。使用标准的步行器可以增加 200% 以上的耗氧量。

使用拐杖和助行器需要有能力在健侧腿的摆动阶段用手或前臂承受全部体重。使用前臂拐杖可以降低腋下拐杖可能发生的臂丛神经损伤的风险，但需要更大的上半身力量和肩部稳定性。前轮助行器比拐杖提供更大的稳定性，但步速更慢，耗氧量更高。四轮助行器需要的能量更少，速度更快，但不推荐用于三点式步态，因为它需要在每次对侧腿部摆动和站立时牢牢地使用手刹。

可以使用的设备允许直立行走，而不需要承受手部重量（图 23.2）。膝上滑板车（或膝上助行器）通过同侧胫骨支撑体重。膝上滑板车通常很容易使用。首次使用该设备的患者可

图 23.2 拐杖替代品。
a. 膝上滑板车。b. 木制
假肢

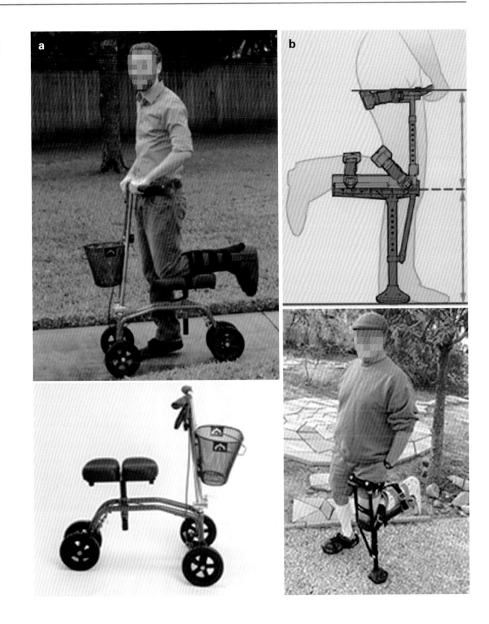

能需要接受设备的使用培训（图 23.3）。对于
有平衡性和力量来使用它们的人来说，可以使
用腿部固定支具。固定装置也使用同侧的胫
骨来承重。用户应定期取下外固定支具以伸
展膝关节。合并胫骨中段或近端损伤的患者
将不能使用膝上滑板车或木制假肢。对于对
侧下肢损伤、力弱或心血管受限的患者，轮
椅可能是必要的，而且可能是较长距离步行
的更好选择，因为轮椅比拐杖辅助步行需要
更少的能量消耗。任何依赖轮椅的人都知道，
即使进行了环境改造，如坡道或加宽的轮椅

隔间，进入也可能很麻烦。把轮椅装进车里很
麻烦。长时间坐在轮椅上可能会带来类似于卧
床休息的生理和心理风险。归根结底，最好的
辅助设备将是满足患者个人需求的设备。大多
数跟骨或距骨骨折患者的患肢在 6~12 周内不
能负重。

治疗性锻炼是考虑到患者的骨折、医疗条
件、固定和预防措施而设计的，只要患者能够
参加，就可以开始。锻炼有很多目的。运动和
锻炼通过刺激呼吸和循环促进麻木恢复。治疗
性运动可以增加关节活动度（ROM）、力量、

图 23.3 转移到膝上滑板车上。为了安全起见，患者在从椅子或床上转运至膝上滑板车之前，滑板车一定要刹紧。在松开滑板车稳定的平台面之前，患者的膝关节应牢固地固定在滑板车平台上

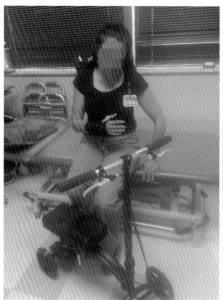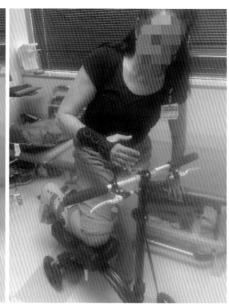

柔韧性和耐力。锻炼有众所周知的心理益处，可以减少焦虑和抑郁。

虽然患者可能不能或不允许活动踝关节或距下关节，但对他来说，对周围每个未受伤的关节（包括同侧髋关节、膝关节和足趾）进行主动活动范围（AROM）练习是很重要的（图23.4）。运动可以增强关节软骨的流体动力、氧气运输和营养。对侧力量训练改善同侧肌肉和（或）运动神经元功能。固定节段温和的等长激活，特别是足部固有肌肉（图23.5），可以促进神经肌肉激活，减轻水肿，并可能缓解疼痛。在医生允许的情况下，可以开始同侧踝关节、距下关节和距骨关节的早期关节活动。早期主动活动范围与深静脉血栓和创伤后关节炎的发生率降低有关。当患者休息时，将脚抬高至心脏水平有助于水肿的处理。极端海拔高度可能增加缺血的危险，特别是低血压患者。

组织愈合指导治疗运动和技术的进步。虽然每种组织类型都有各自的特点，但愈合通常遵循一个有序和适时的炎症、修复和重塑过程。理疗师必须确定最佳负荷量以增强愈合过程。超载可能是破坏性的，并使炎症反应持久。负荷不足会导致胶原蛋白脆弱、紊乱、抗拉强度降低、粘连和活动度丧失。组织负荷过重的表现包括在接下来的12h内疼痛加重无法缓解，受伤区域的皮肤红肿或皮温升高，以及足或踝的功能下降。任何严重肿胀、不成比例的疼痛或感觉减退的迹象都可能是深静脉血栓、骨筋膜室综合征、隐匿性损伤或感染的征兆，应立即报告给患者的管床医生。

如果没有及早开始，应在第二阶段的康复中开始同侧踝关节和距下关节的治疗性主动活动范围练习（表23.2），此时炎症已经消退，切口闭合。早期的主动活动范围可以最大限度地减少后期与步态偏差相关的关节僵硬，如膝关节和髋关节的代偿性运动，步态速度减慢，以及步幅缩短。踝关节背伸至少8°~10°、跖屈25°~30°才能没有跛行地在水平地面上行走（Levangie 和 Norkin，2005）。跟骨内翻和外翻，与胫骨相比，通常分别为20°和10°。距下关节和距舟关节（TNJ）运动是相连的，跨越所有3个基平面。合并后的关节活动度很难测量。将测角器前部居中置于距骨头上方，一臂平行于胫骨，另一臂平行于第二条射线（图23.6），并与对侧下肢进行比较。

第二阶段是软组织松动的合适时机。瘢痕

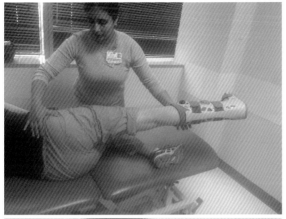

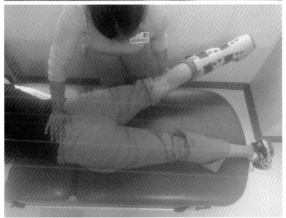

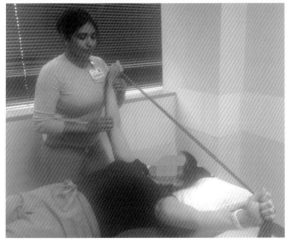

图 23.4　损伤后早期锻炼。理疗师训练卧床患者。俯卧有助于患者伸展臀部屈肌

按摩在组织愈合的成纤维细胞阶段最有效，通常发生在手术或损伤后 3~8 周，这取决于组织质量和血管。早期的软组织工作有助于使足部和脚踝对刺激的反应正常化，从而降低过敏的风险。

当患者在手术后 6~12 周或受伤后 6~12 周内，即可接受渐进式负重治疗时，第 3 阶段的康复工作就开始了。外科医生或康复师将根据骨的状况和固定类型确定渐进式负重进度表（示例见表 23.6 和图 23.7）。在负重过程中必须监测患者的舒适度；如果出现组织超负荷的迹象，则应减少负荷量。一直使用替代步态装置的患者需要拐杖或助行器才能让同侧的脚接触地面。一些医生会让患者穿上保护靴，而另一些医生会允许穿支撑鞋。双侧损伤的患者需要通过在游泳池中步行（表 23.7）或在当地康复诊所使用体重支撑的跑步机或安全带来进行负重。用脚推轮椅可以承受相当于体重约 25% 的部分重量；负荷可以通过踩在标准浴室秤上来测量。

在第三阶段，有关关节活动度和治疗性锻炼的工作仍在继续。可以增加弹力带进行加强。对于结果评估，手持测力仪是临床环境下测量肌肉力量的可靠和有效的工具。在医生的许可下，治疗师可以开始轻微的 Ⅰ 级和 Ⅱ 级关节牵张和滑行，以改善关节运动（表 23.8）。坐式摇摆板扰动练习允许部分负重本体感觉训练（图 23.8）。

一旦患者达到完全负重，第四阶段就开始了，重点放在步态质量和闭链（负重）活动上。患者逐渐减少对辅助步态设备和防护靴的依赖，并致力于使水平地面的步态正常化。循序渐进的闭链强化、平衡和本体感觉练习被增加，重点放在协调性、肌肉灵活性、运动募集和耐力上（图 23.9）。应测量足部姿势、活动范围和力量，并与对侧足部进行比较。经医生批准，Ⅲ ~ Ⅳ级生理性关节松动术可用于改善胫距、距下和距舟关节活动度。

在康复的第五阶段，当患者能够在没有辅助设备的情况下行走，并且疼痛或跛行最小时，治疗的重点是满足参与目标；也就是说，恢复全部工作和娱乐活动。治疗可以包括先进的动态平衡和本体感觉工作，以及适当的力量

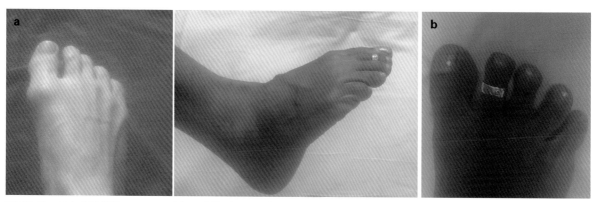

图 23.5　足内在肌锻炼。a. 跖趾关节屈曲伴趾间关节背伸。b. 趾外展 / 内收

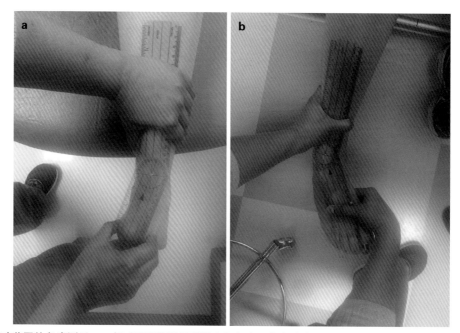

图 23.6　活动范围的角度测量。a. 相对于胫骨测量跟骨内翻角度：患者俯卧，测角仪位于跟腱中部；近端臂以胫骨轴线为中心，远端臂位于跟骨中间。b. 前足 – 中足 – 后足联合内翻：患者坐位，膝关节屈曲，测角仪位于距骨头上方，近端臂平行于胫骨，远端臂平行于第二跖列。当由同一治疗师进行测量时，角度测量结果是基本可靠的

和敏捷性训练。关于回归运动（RTS）标准，目前还没有达成明确的共识。患者和他的医疗团队需要权衡组织愈合状况、运动需求和相关风险。一些作者建议在回归运动前对同侧腿进行至少 80%~90% 的临床和功能测试。然而，如前所述，跟骨和距骨骨折的严重程度可能会妨碍恢复到以前的功能水平。由于关节力学改变可能导致软骨损伤，许多患者可能需要避免

较高冲击的活动，如跑步或网球。有些人可能无法回到以前的工作。转介到职业咨询或康复心理学家可能有助于患者适应新的常态。

患有慢性疼痛或其他与跟骨或距骨骨折相关的残疾患者受益于理疗干预，以进行疼痛管理、关节保护和加强近端肌肉组织。足跟脂肪垫经常因后脚受伤而受损；可调节的足跟垫和周边远端足跟贴可以缓解疼痛。距下关节的僵

表 23.6　梯度负重和从防护靴过渡到鞋的例子

20 磅递增	按体重百分比
使用拐杖或助行器，患者从 20lb（1lb ≈ 0.45kg）开始。负重在同侧脚上，增加 20lb。每 3 天递增 1 次。例子：一名 160lb 体重的女性，从 20lb 开始，每 3 天一次。第一次尝试重达 80lb 时，她感到疼痛加剧。她又回到了 60lb。第 3 天，再次尝试 80lb。她成功了。她一直坚持到她能够承受 160lb 的重量（步态站立阶段需要），然后撤除拐杖	使用拐杖或助行器，患者开始时同侧足部的负重为体重的 25%，每周增加 25%，直到完全负重。例如：220lb 男性从 55lb 开始。允许步行。如果舒适，一周后增加到 110lb，再增加 55lb。每周一次，直到完全负重（220lb），然后不再依赖拐杖

一旦 FWB，不再穿 CAM 靴子[a]	
患者在第一天用靴子换一双结实、有良好衬垫的鞋子，时间为 1h。每天增加 1h，直到完全进入鞋内。一开始可能需要拐杖或拐杖来保持稳定	

注释：FWB，完全负重
a：一些医生可能会选择在鞋中进行负重，而不是保护靴

表 23.7　水中的承重计算

水深	等同于陆地上的重量
乳头连线至锁骨	25% 体重
腰部至剑突	50% 体重
髋部至髂前上棘	75% 体重

表 23.8　Maitland 关节活动度分级

Ⅰ级	用于减轻疼痛的可用活动度开始时的小幅度活动[a]
Ⅱ级	在可用范围内进行更大幅度的运动，而不会达到减轻疼痛和增加活动度的极限
Ⅲ级	在可用范围内大幅运动，进入组织阻力伸展关节囊，增加关节活动度
Ⅳ级	运动结束时小幅度活动，进入组织阻力伸展关节囊，利用有节奏、摆动的方式增加关节活动度

a：使用有节奏的振荡技术进行辅助关节运动

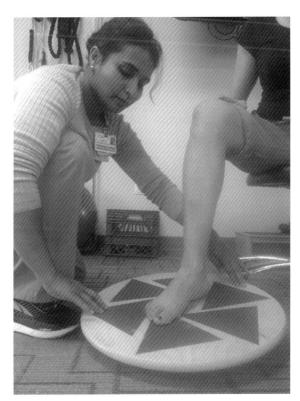

图 23.8　部分重量本体感觉训练。部分负重干预进行神经肌肉训练

图 23.7　测量部分负重情况。站立位时，使用标准体重秤测量同侧足负重情况

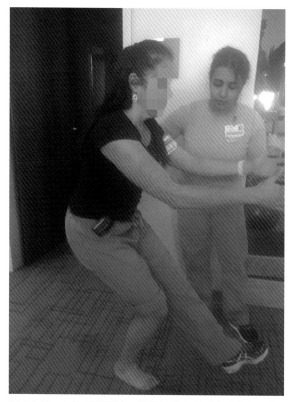

图 23.9 本体感受训练。单腿深蹲实现动态稳定与强化

硬会增加中足的压力。胫骨后肌和腓骨肌的加强，以及适当的支撑鞋介入，可以减少跗跖骨疼痛。一些创伤后关节病患者受益于夹板固定以减少关节活动。保持强壮的近端肌肉组织，特别是在臀部，为足提供额外的支撑和减震。

病例研究

跟骨和距骨骨折后的康复得益于多学科团队的专业知识。下面的病例展示了利用物理疗法如何促进最佳康复。

病例 1：Brianna

Brianna 是一名 35 岁的女性，她在修剪一棵树时摔倒导致左关节凹陷、跟骨骨折和左桡骨远端骨折。在跌倒时一根树枝刺破了她的左前脚踝。影像显示左侧跟骨和桡骨骨折以外没有损伤。她在跟骨骨折切开复位内固定（ORIF）后第 2 天被转诊至物理治疗。她的左前臂和手腕是在桡骨闭合复位后进行石膏固定的。预防措施包括左前臂和左脚不负重（NWB）。

Brianna 是一名高中教师。她坐公交车上班，每天步行 4 个街区往返公交车站。为了消遣，她喜欢园艺和每天跑步 3.2~4.8km。她是右手占优势的。她遵循纯素饮食。她独自住在一栋一层楼的房子里，要走 3 级台阶（没有扶手）才能进入。她的浴室很小，有一个无障碍淋浴。她说，她对被"关在"医院感到焦虑，需要回去工作："我习惯了非常活跃和独立。"

心血管、肺、神经肌肉、内分泌或体表疾病的系统评估均为阴性。模拟疼痛评分左脚踝为 5/10，左前臂为 4/10；她否认其他部位疼痛。她自我报告的结果测量分数在足踝能力测量（FAAM）上为 5/85（6%），在下肢功能量表（LEFS）上为 8/80（10%）。

体格检查

在第一次访视时，她仰卧在床上休息。她的生命体征在正常范围内。皮肤温暖干燥，跟骨切口和穿刺伤因夹板固定而无法观察。右上下肢 ROM 和手动肌肉测试（MMT）结果均在功能限值（WFL）之内。右踝关节背屈 5°，屈膝 12°，踝关节跖屈 45°，后足 – 前足内翻 24°，后足 – 前足外翻 12°，跖趾关节（MTPJ）第 1 趾背屈 75°。小脚趾完全灵活，没有擦伤的迹象。

左肩、肘、髋和膝关节在功能限值内测试，力量至少对抗重力。进一步的抗阻力测试被推迟了。她的左手手指轻度肿胀，掌指和指间屈曲（IP）约为右手的 80%。由于预防措施，左脚和脚踝的 ROM 和力量测试被推迟。她的左脚趾因肿胀和疼痛导致活动受限，但力量至少为 3~5。

功能评价

检查显示，床上的移动（移入和移到床的边缘）需要一个人适度辅助。站立转轴转到轮椅上需要两个人的适度辅助；一个人保持左脚离开地面，另一个人保持平衡。在功能活动期间，脊柱的粗大运动没有明显的限制。Brianna 的损伤包括疼痛；肿胀；左腕、踝关节和距下关节活动度和力量受限；左前臂和左脚无法承受重量；平衡和姿势控制受损。活动限制包括站立、转机、步行、爬楼梯、穿衣和开车。由于负重预防措施，她不能使用拐杖或助行器。参与限制包括工作、交通、娱乐和家务。知识缺陷包括缺乏关于感染、深静脉血栓、疼痛缓解、水肿管理和社区残疾支持选择的健康素养。她的物理治疗计划是在医院期间每天治疗两次，然后过渡到家庭康复，直到不再待在家里。鉴于她的伤势，她可能需要在几个月内以不同的频率接受物理治疗。

干预措施

为了提高 Brianna 的功能独立性，她需要一个临时的床边扶手，一根上下床的转接杆，一辆用于行走的膝上滑板车，以及一辆用于更长距离和工作的轮椅。在浴室里，她需要一把淋浴椅、手提式淋浴喷头、扶手和防水模套。为了进入她的家，她需要在前门加一个坡道和一个扶手。对于其他楼梯，她需要用另一种上升和下降的方法进行训练（图 23.10）。治疗人员协助 Brianna 联系当地一家医疗用品商店购买设备。她的保险只覆盖了一种步态设备，所以可以通过社区贷款来获得轮椅。

功能锻炼

一次物理治疗访问包括使用适应性设备进行床上活动、转移和步态方面的培训。经过训

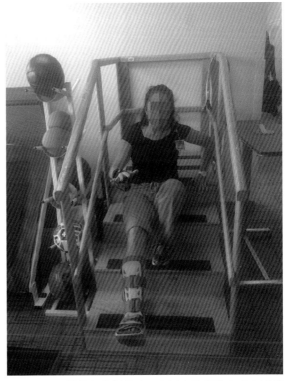

图 23.10　楼梯交替训练法。由于多处损伤患者上下楼需要创造性的解决方案。患者利用她对侧的腿和手臂推动自己一步一步行进。患者使用这种方法需要能够安全地上升或下降，同时采取预防措施保持同侧足部和手臂处于不负重状态。另一种选择是面对台阶，用同侧膝盖作为负重面上升或下降

练，她能够从床上转身。使用护膝辅助（使用传送杆）的膝上滑板车，行走 3m，并在单人中度辅助下转弯。她能够用她未受伤的四肢独立推轮椅 12m。

治疗性锻炼

患者接受主动关节活动训练，以便在白天每 1~2h 进行一次没有损伤的关节和足趾内在练习（IP 关节伸展、MTPJ 屈曲、足趾外展 / 内收），以促进循环和活动。她接受了温和的被动 ROM（PROM）和脚趾逆行按摩的指导，以促进足趾的灵活性和减轻水肿。她制作了书面说明，并（在她的许可下）将每项技术都录制在她的智能手机上，以促进遵守。她的阻力带练习计划在稍后的随访中进行。向患者提供

有关康复计划、预防措施、水肿减轻、疼痛管理和简单放松练习（帮助缓解焦虑）的教育。检查了感染和深静脉血栓形成的体征和症状，并说明如果有任何感染和深静脉血栓形成，要通知她的医生。由于患者的纯素饮食，要求营养师咨询以确保足够的营养摄入来治疗；纯素食者有可能缺乏维生素 D、维生素 B_{12}、蛋白质、铁和锌。出院时开具家庭健康处方。

目标

出院后，Brianna 将：

· 在一名家庭成员的协助下，将轮椅或膝式滑板车送上床或从床上下来。

· 在一名家庭成员的帮助下，从汽车转移到轮椅或膝上滑板车。

· 在治疗师的帮助下，购买一个轮椅、滑板车和淋浴椅供家庭使用。

· 在家里安排帮手。在 Brianna 出院后，她的母亲和姐姐可以和她各住一周。在那之后，朋友们可以偶尔帮忙运输，去杂货店买东西，洗衣服。

· 借助书面材料和视频反复演示她的家庭锻炼计划。

术后 4~6 周：

· 她回到兼职工作岗位，并提供交通方面的帮助。

· 保持直立，每次使用膝上滑板车 20~30min。

· 自我管理水肿。

· 报告疼痛程度降至 3/10 或更低。

· 改善左踝活动度，至少踝关节背屈（DF）5°，膝关节挺直，后足 – 前足内翻 12°、外翻 8°，第 1 跖趾关节背屈 60°，为步行做准备。

到术后 6 个月，Brianna 将能够：

· 在工作时穿着标准的鞋子站立和行走全天，疼痛程度在 1/10 或更低。

· 以 6.4km/h 的速度无痛步行 30min。

· 将日常生活功能子量表评分提高到至少 63/85 分（8 分是最低临床重要性差异）。

病例 2：Roberto

Roberto 是一名 28 岁的男性，继发于机动车事故右跟骨舌形骨折行切开复位内固定术后 6 周。自从他受伤后，他一直在妻子和母亲的帮助下住在家里，她们搬进来帮助并照顾他。他的外科医生建议他接受物理治疗，并指示他开始渐进式负重。他的 X 线片显示骨折已完全愈合。

Roberto 是一名计算机程序员，但尚未重返工作岗位。在距骨和跟骨骨折和脱位后，他一直在使用康复中心的轮椅作为他主要的移动设备，但家里有一个助行器。在受伤之前，他的娱乐活动是玩电子游戏，偶尔和妻子去赌场。Roberto 在 18 岁时被诊断出患有胰岛素依赖型糖尿病，并每天使用胰岛素。自从受伤后，他的妻子或他的母亲一直帮助他进行血糖测试和胰岛素注射；他以前是独立的。他最后一次的血红蛋白 A1c 水平为 6.1%，表明胰岛素水平得到了很好的控制。他的体重为 81.6kg。

在耐心的沟通中，Roberto 说，他一直把脚用松紧带包裹着（他的妻子申请了），但没有穿防护靴，因为穿和脱都很痛苦。他的模拟疼痛等级为 10/10。他表示，看着自己的脚，他感到恶心。他说："我看不出我怎么能忍受这种痛苦。"他说，使用拐杖让他感到不安全。

他的恐惧回避成分量表得分为 57/100，表明恐惧回避行为处于中等严重水平。他的日常生活量表分值为 12/85（14%）。心血管、肺脏、神经肌肉或体表疾病的系统评估均为阴性。

体格检查

Roberto 被发现坐在轮椅上，右脚抬起。

他的妻子支撑着他的右腿，当他把左腿的枢轴转移到一张垫子上时。除右小腿外，上下象限的扫描检查都是正常的。他对侧（右）小腿活动范围为踝关节背屈 10°，膝关节伸直；膝关节屈曲 15°；跖屈 45°；后足 – 前足联合内翻 36°（图 23.6），后足 – 前足联合外翻 18°；第 1 足趾背屈至 MTPJ 90°。左脚和踝关节 MMT 力量为 5/5。

右足背部皮肤苍白、皮温略低、黏稠。伤口愈合了，但有粘连的迹象。肿胀轻微。Roberto 的右脚非常僵硬，他说右脚对触摸非常敏感。右踝、距下关节和脚趾活动度非常有限。踝关节背屈 15°，膝关节伸直，屈膝 9°（腓肠肌和比目鱼肌紧绷），踝关节跖屈 25°。内翻、外翻、外展和内收在每个方向都被限制在几度之内。他的脚趾有抓伤的迹象。人工肌肉测试完全是 2+5；他不允许任何阻力或超压。根据 Well 标准，他没有表现出深静脉血栓的迹象。

Roberto 的损伤包括疼痛 / 痛觉过敏，活动范围受限，右小腿力量下降，瘢痕粘连，软组织僵硬，以及胫距、距下和距舟关节运动受限。活动限制是站立、转移、行走和日常生活能力。他不能工作、开车、做家务或庭院工作（参与限制）。影响 Roberto 的个人和环境背景因素是中等程度的恐惧回避行为。恐惧回避信念与减少活动水平和增加对残疾的感知显著相关。基于他对母亲和妻子的依赖，他在医疗保健方面的自我效能感似乎很低。关于疼痛的生理学和锻炼的益处的知识匮乏。

为 Roberto 制定的计划是每周 3 次物理治疗，持续 2 周，然后每周 1 次，持续 6 周，届时将重新评估。

治疗

在 Roberto 的第一次治疗中，除了放松技巧和疼痛自我管理的训练外，还开始了改变过敏（脱敏）的技术。解释疼痛被用来帮助

Roberto 重新定义疼痛的概念。胫距、距下和距舟关节的 I 级联合动员开始用于减轻疼痛和改善关节活动度。作为脱敏计划的一部分，他接受了对比洗澡和循序渐进的手动接触的指导。

对于治疗性锻炼，Roberto 从对侧腿部关节活动度和加强练习开始，利用对侧单侧力量训练和过度锻炼的效果。启动同侧运动的流动原则。他最初的家庭锻炼计划包括清醒时每小时进行一次同侧足部的主动关节活动练习（例如字母表）。除了家人的安排和鼓励外，他还被指示独立进行练习和脱敏。由于 Roberto 对固定靴的不适应，他联系了他的医生，允许他在逐渐负重的过程中穿鞋。作为脱敏计划的一部分，Roberto 被指示每天穿鞋的时间增加 30min，以提高他对鞋子的耐受性。

他的下一次物理治疗访问的计划包括手动伸展他的小腿和脚趾，以及轻微的阻力带练习。渐进式负重将从 9kg 开始。在他的右脚，并以 9kg 增量，每 3 天递增一次。未来的患者教育将包括指导他监测他的脚是否有受伤的迹象和与糖尿病相关的神经病变。

目标

2 周后，Roberto 将能够：
· 每天忍受 6h 的鞋子。
· 右脚活动度提高 25%。
· 一次步行 5min，拄着拐杖，在他的右脚上负重 36.3kg。
· 和妻子一起去赌场玩 1~2h，用厕所。

3 周后，Roberto 将能够：
· 保持小腿伸展，双腿站立，每次 30s，以改善踝关节背屈的活动范围。
· 每天返回工作 4h。

4 周后，Roberto 将能够：
· 独立驾驶。
· 步行较短的距离，用对侧的拐杖，疼痛级别为 3/10 或更低。

- 右单腿站立（SLS）30s，指尖支撑。
- 全职工作。

6 周后，Roberto 将能够：

- 在平坦的地面上行走时不带器械，并通过屈膝或屈髋的代偿步态模式完成行走推进。

8 周后，Roberto 将能够：

- 在户外散步，在没有电子设备的情况下缩短步行距离，完成一次杂货购物之旅。
- 和妻子在商场度过 3h，步行往返停车场，在疼痛级别为 2/10 或更低的货架前站立 30min。
- 将日常生活评分量表得分提高到至少 40/85 分。

病例 3：Vikram

Vikram 行左跟骨关节内骨折的 ORIF 术后 6 个月。据他的医生说，骨折已经完全愈合了。Vikram 被允许进行体力活动，他的医生已经建议他接受物理治疗。Vikram 对重返休闲足球感兴趣。他在当地一所大学担任新闻学教授。

在一次患者采访中，Vikram 透露，他已经 2 个月没有佩戴辅助设备而穿着鞋子走路了。并已经努力做到了每天在跑步机上以 4.8km/h 的速度步行 15min。他在水平地面上行走时的疼痛程度为 0/10。他报告说，在不平坦的地面上行走时疼痛程度为 3/10；疼痛位于他的足底脚后跟和第 1 跖骨关节附近的中足。他的日常生活评分量表得分为 40/85 分，FAAM 体育分量表为 3/32 分。

系统检查心血管、肺、神经肌肉、内分泌或体表疾病阴性，无距骨和跟骨疼痛或头晕、胸痛的病史。他之前唯一的肌肉骨骼（MSK）问题是草皮趾，影响到了他的左脚，那是在上高中时。

体格检查

一般的肌肉骨骼检查显示左侧髂腰肌、大腿肌腱和比目鱼肌紧绷，臀肌无力，以及髋外展肌和旋转肌。左脚检查显示胫距关节远端轻度肿胀。与右侧相比，他的左脚和脚踝的活动范围都缩小了。左踝背伸仅限于 10°，膝关节直立或屈曲。左后足 – 前足内翻，是右脚的一半，外翻仅略超过中线。距下关节和距舟关节运动减弱。他的左小脚趾有轻微的抓伤。第 1 跖趾关节（MTP）角度限制在 45° 以内，但不痛。跖跗关节（TMT）轻度活动过度。

右（未受伤）足相当灵活，膝关节活动度正常，后足 – 前足内翻 35°，前足 – 后足外翻 18°。第 1 跖趾关节背屈 75°，跖屈 40°。右侧的足部姿势指数得分为 +1（轻微旋前），左侧为 –2（轻微旋后）。

功能测试

Vikram 可基本正常站立及行走。在进行双腿站立（DLS）提踵时，他将 75% 的重量转移到右腿上。右单腿站立（SLS）时间超过 30s，左侧为 3s。他可以做 20 次右足单足提踵和一次左侧单足提踵。桥、木板和四足测试显示左下肢的稳定性降低。

步态观察显示，Vikram 走路有轻微的跛行，站立结束时左前脚离地时间减少，提早抬起，行走推进期骨盆有轻度偏移。

评估

Vikram 在关节活动度、力量、核心稳定性、平衡性、本体感觉、耐力和步态质量方面存在缺陷。后足活动减少增加其他关节结构的应力。跖跗关节的代偿性过度活动可能是他足背疼痛的原因。

Vikram 缺乏神经肌肉控制，无法为运动参与创造足够的动态关节稳定性。他需要将左下肢的功能力量至少提高到右下肢的 80%，并且在慢跑、超长距离训练或模拟体育活动之前，能够在水平面上快速行走 30min。他受到的教育是，高冲击性活动可能会加剧关节磨损，增加创伤后关节病的风险。

治疗

在 Vikram 的鞋子上加了一个脚后跟软垫，以减轻脚跟疼痛，代偿后脚僵硬。他接受了适当的组织负荷和组织超载迹象的训练。当他的活动水平增加时，他被指示通过记录活动日志来监测组织耐受性。

治疗包括渐进性加强、关节松动和组织拉伸以改善活动度。本体感觉神经肌肉训练从静态的双足提踵逐渐进步至动态的单足提踵（图23.11），使用摇摆板、倾斜板和平衡球。向患者提供关于高冲击性活动对他的脚和踝关节的风险的教育。当左腿功能测试达到右腿的 80%时，他决定接受进入足球专项活动的风险，并增加了耐力训练。

目标

在 4 周内，Vikram 将能够：

· 做 10 次左足单足提踵。
· 在足尖支撑下保持左侧单足提踵平衡30s。
· 保持骨盆水平。
· 左踝 ROM 恢复至右侧的 95%，左侧距下 / 距舟联合运动恢复至右侧的 80%。

在 6 周内，Vikram 将能够：

· 将左侧单足提踵保持在平衡泡沫上 15s。
· 做 10 次左单侧下蹲，膝关节保持在矢状面。
· 在右腿 80% 的范围内进行左腿动平衡

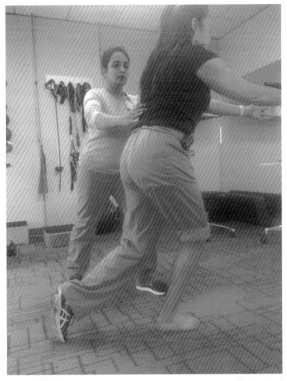

图 23.11 在同侧足部保持平衡的同时向后能达到对侧腿部

测试，如 Y 平衡测试，增加动态姿势控制力。

在 8 周内，Vikram 将能够：

· 在足尖支撑下，完成 20 个左单足提踵。
· 在 跑 步 机 上 以 6.8km/h 的 速 度 步 行30min，没 有 疼 痛，也 没 有 步 态 质 量下降。
· 进行敏捷性测试，如 Balsom 敏捷性测试，在没有失去平衡或疼痛的情况下，以证明运动所需的协调性和敏捷性。

在 12 周内，Vikram 将能够：

· 参加 10min 的低强度慢跑，没有残留的疼痛。
· 参加一场低强度的休闲足球比赛。
· 将日常生活评分量表得分提高到 75/85分，将体育分量表得分提高到 16/32 分（9 分是最低临床重要性差异）。

参考文献

[1] Albin SR, Cleland J, Brennan GP. Should range of motion exercise be initiated early or late following talus and calcaneus fractures: a comparison study. J Orthop Sports Phys Ther. 2009;39(1):A42. Retrieved from https://www.jospt.org/.

[2] American Physical Therapy Association. Guide to physical therapist practice 3.0. 2014. Retrieved from http://www.apta.org/Guide/.

[3] American Physical Therapy Association. Vision statement for the physical therapy profession and guiding principles to achieve the vision. 2015. Retrieved from http://www.apta.org/Vision/.

[4] Ardern CL, Glasgow P, Schneiders A, Witvrouw E, Clarsen B, Cools A, et al. 2016 Consensus statement on return to sport from the First World Congress in Sports Physical Therapy, Bern. Br J Sports Med. 2016;50(14):853. https://doi.org/10.1136/bjsports-2016-096278.

[5] Binkley JM, Stratford PW. The lower extremity functional scale (LEFS): scale development, measurement properties, and clinical application. Phys Ther. 1999;79(4):371. https://doi.org/10.1093/ptj/79.4.371.

[6] Bohl DD, Ondeck NT, Samuel AM, Diaz-Collado PJ, Nelson SJ, Basques BA, et al. Demographics, mechanisms of injury, and concurrent injuries associated with calcaneus fractures: a study of 14,516 patients in the American College of Surgeons National Trauma Data Bank. Foot Ankle Spec. 2016;10(5):402–410. https://doi.org/10.1177/1938640016679703.

[7] Buckwalter JA, Anderson DD, Brown TD, Tochigi Y, Martin JA. The roles of mechanical stresses in the pathogenesis of osteoarthritis. Cartilage. 2013;4(4):286–294. https://doi.org/10.1177/1947603513495889.

[8] Buldt AK, Murley GS, Levinger P, Menz HB, Nester CJ, Landorf KB. Are clinical measures of foot posture and mobility associated with foot kinematics when walking? J Foot Ankle Res. 2015;8(1):63. https://doi.org/10.1186/s13047-015-0122-5.

[9] Carroll TJ, Herbert RD, Munn J, Lee M, Gandevia SC. Contralateral effects of unilateral strength training: evidence and possible mechanisms. J Appl Physiol. 2006;101(5):1514–1522. https://doi.org/10.1152/japplphysiol.00531.2006.

[10] Castillo RC, MacKenzie EJ, Archer KR, Bosse MJ, Webb LX. Evidence of beneficial effect of physical therapy after lower-extremity trauma. Arch Phys Med Rehabil. 2008;89(10):1873–1879. https://doi.org/10.1016/j.apmr.2008.01.032.

[11] Chinn L, Hertel J. Rehabilitation of ankle and foot injuries in athletes. Clin Sports Med. 2010;29(1):157–167. https://doi.org/10.1016/j.csm.2009.09.006.

[12] Cornwall M, McPoil T. Effect of ankle dorsiflexion range of motion on rearfoot motion during walking. J Am Podiatr Med Assoc. 1999;89(6):272–277. https://doi.org/10.7547/87507315-89-6-272.

[13] Deathe AB. Canes, crutches, walkers and wheelchairs: a review of metabolic energy expenditure. Can J Rehabil. 1992;5(4):217–230. Retrieved from https://www.capmr.ca/.

[14] Dutton M. Introduction to physical therapy and patient skills [electronic resource]. New York: McGraw-Hill; Medical; 2013.

[15] Elveru R, Rothstein J, Lamb R. Goniometric reliability in a clinical setting. Phys Ther. 1988;68(5):672–677. https://doi.org/10.1093/ptj/68.5.672.

[16] Epstein N, Chandran S, Chou L. Current concepts review: intra-articular fractures of the calcaneus. Foot Ankle Int. 2012;33(1):79–86. https://doi.org/10.3113/fai.2012.0079.

[17] Foley M, Prax B. Effects of assistive devices on cardiorespiratory demands in older adults. Phys Ther. 1996:76(12):1313–1319. https://doi.org10.1093/ptj/76.12.1313.

[18] Franz MG, Robson MC, Steed DL, Barbul A, Brem H, Cooper DM, et al. Guidelines to aid healing of acute wounds by decreasing impediments of healing. Wound Repair Regen. 2008;16(6):723–748. https://doi.org/10.1111/j.1524-475x.2008.00427.x.

[19] Frownfelter DL, Dean EW. Cardiovascular and pulmonary physical therapy: evidence to practice. 5th ed. Philadelphia: Mosby; 2012.

[20] Gatchel RJ, Neblett R, Kishino NY, Ray CT. Fear-avoidance beliefs and chronic pain. J Orthop Sports Phys Ther. 2016;2:38–43. https://doi.org/10.2519/jospt.2016.0601.

[21] Golshani A, Zhu L, Cai C, Beckmann NM. Incidence and association of ct findings of ankle tendon injuries in patients presenting with ankle and hindfoot fractures. Am J Roentgenol. 2017;208(2):373–379. https://doi.org/10.2214/ajr.16.16657.

[22] Hall CM, Brody LT. Therapeutic exercise: moving toward function. Philadelphia: Lippincott Williams & Wilkins; 2005.

[23] Hansen ST Jr. Functional reconstruction of the foot and ankle. Philadephia: Lippincott Williams & Wilkins; 2000.

[24] Harrison R, Hillman M, Bulstrode S. Research report: loading of the lower limb when walking partially immersed: implications for clinical practice. Physiotherapy. 1992;78:164–166. https://doi.org/10.1016/S0031-9406(10)61377-6.

[25] Hengeveld E, Banks K. Maitland's peripheral manipulation: management of neuromusculoskeletal disorders, vol. volume 2. 5th ed. London: Churchill Livingstone Elsevier; 2014.

[26] Houglum PA, Bertoti DB. Brunnstrom's clinical kinesiology. 6th ed. New York: McGraw-Hill; 2012.

[27] Huson A. Biomechanics of the tarsal mechanism. A key to the function of the normal human foot. J Am Podiatr Med Assoc. 2000;90(1):12–17. https://doi.org/10.7547/87507315-90-1-12.

[28] Ishikawa SN. Fractures and dislocations of the foot. In: Campbell WC, Beaty JH, Canale ST, Azar FM, editors. Campbell's operative orthopaedics [electronic resource]. Philadelphia: Elsevier; 2017. p. 4276–4350.

[29] Jarvis HL, Nester CJ, Bowden PD, Jones RK. Challenging the foundations of the clinical model of foot function: further evidence that the root model assessments fail to appropriately classify foot function. J Foot Ankle Res. 2017;10(1):7. https://doi.org/10.1186/s13047-017-0189-2.

[30] Jette AM. Toward a common language for function, disability, and health. Phys Ther. 2006;86(5):726–734. https://doi.org/10.1093/ptj/86.5.726.

[31] Kalsi R, Dempsey A, Bunney EB. Compartment syndrome of the foot after calcaneal fracture. J Emerg Med. 2012;43(2):e101–e106. https://doi.org/10.1016/j.jemermed.2009.08.059.

[32] Kang M-H, Kim G-M, Kwon O-Y, Weon J-H, Oh J-S, An D-H. Relationship between the kinematics of the trunk and lower extremity and performance on the Y-Balance Test. Phys Med Rehabil. 2015;7(11):1152–1158. https://doi.org/10.1016/j.pmrj.2015.05.004.

[33] Kingwell S, Buckley R, Willis N. The association between subtalar joint motion and outcome satisfaction in patients with displaced intraarticular calcaneal fractures. Foot Ankle Int. 2004;25(9):666–673. https://doi.org/10.1177/107110070402500912.

[34] Knight J, Nigam Y, Jones A. Effects of bedrest 1: cardiovascular, respiratory and haematological. Nurs Times. 2009;105(21):16–20. Retrieved from https://www.nursingtimes.net.

[35] Kostanjsek N. Use of the International Classification of Functioning, Disability and Health (ICF) as a con-ceptual framework and common language for disability statistics and health information systems. BMC Public Health. 2011;11(Suppl 4):S3. https://doi.org/10.1186/1471-2458-11-S4-S3.

[36] Krähenbühl N, Horn-Lang T, Hintermann B, Knupp M. The subtalar joint. EFORT Open Rev. 2017;2(7):309–316. https://doi.org/10.1302/2058-5241.2.160050.

[37] Levangie PK, Norkin CC. Joint structure and function: a comprehensive analysis. 5th ed. Philadelphia: F.A. Davis Co.; 2011.

[38] Lim EVA, Leung JPF. Complications of intraarticular calcaneal fractures. Clin Orthop Relat Res. 2001;391:7–16. https://doi. org/10.1097/00003086-200110000-00003.

[39] Manske R, Reiman M. Functional performance testing for power and return to sports. Sports Health. 2013;5(3):244–250. https://doi.org/10.1177/1941738113479925.

[40] Martin RL, Irrgang JJ, Burdett RG, Conti SF, Swearingen JMV. Evidence of validity for the foot and ankle ability measure (FAAM). Foot Ankle Int. 2005;26(11):968–983. https://doi.org/10.1177/107110070502601113.

[41] Martin RL, McPoil TG. Reliability of ankle goniometric measurements. J Am Podiatr Med Assoc. 2005;95(6):564–572. https://doi.org/10.7547/0950564.

[42] Maxey L, Magnusson J. Rehabilitation for the postsurgical orthopedic patient. St. Louis: Elsevier/Mosby; 2013.

[43] McPoil TG, Cornwall MW. The relationship between static lower extremity measurements and rearfoot motion during walking. J Orthop Sports Phys Ther. 1996;24(5):309–314. https://doi.org/10.2519/jospt.1996.24.5.309.

[44] Mitchell MJ, McKinley JC, Robinson CM. The epidemiology of calcaneal fractures. Foot. 2009;19(4):197–200. https://doi.org/10.1016/j.foot.2009.05.001.

[45] Modi S, Deisler R, Gozel K, Reicks P, Irwin E, Brunsvold M, et al. Wells criteria for DVT is a reliable clinical tool to assess the risk of deep venous thrombosis in trauma patients. World J Emerg Surg. 2016;11:1–6. https://doi.org/10.1186/s13017-016-0078-1.

[46] Moseley GL, Butler DS. Critical review: fifteen years of explaining pain: the past, present, and future. J Pain. 2015;16:807–813. https://doi.org/10.1016/j.jpain.2015.05.005.

[47] Moucha C, Clyburn TA, Evans RP, Prokuski L. Modifiable risk factors for surgical site infection. J Bone Joint Surg. 2011;93(4):398–404. Retrieved from https://www.jbjs.org/.

[48] Mueller MJ, Maluf KS. Tissue adaptation to physical stress: a proposed "physical stress theory" to guide physical therapist practice, education, and research. Phys Ther. 2002;82(4):383–403. https://doi.org/10.1093/ptj/82.4.383.

[49] Nester CJ, Findlow AF, Bowker P, Bowden PD. Transverse plane motion at the ankle joint. Foot Ankle Int. 2003;24(2):164–168. https://doi.org/10.1177/107110070302400211.

[50] Okita N, Meyers SA, Challis JH, Sharkey NA.

Midtarsal joint locking: new perspectives on an old paradigm. J Orthop Res. 2014;32(1):110–115. https://doi.org/10.1002/jor.22477.

[51] Parvizi J. High yield orthopaedics. Philadelphia: Elsevier/Saunders; 2010.

[52] Powers CM, Burnfield JM. Normal and pathologic gait. In: Placzek JD, Boyce DA, editors. Orthopaedic physical therapy secrets. Philadelphia: Hanley & Belfus; 2001. p. 98–103.

[53] Redmond A. The foot posture index: six item version FPI-6. 2005. Retrieved from https://www.leeds.ac.uk/medicine/FASTER/z/pdf/FPI-manual-formatted-August-2005v2.pdf.

[54] Richter M, Kwon JY, DiGiovanni CW. Foot injuries. In: Anderson P, Krettek C, Jupiter JB, Browner BD, editors. Skeletal trauma: basic science, management, and reconstruction. Philadelphia: Elsevier/Saunders; 2015. p. 2251–2387.

[55] Rosenberger PH, Jokl P, Ickovics J. Psychosocial factors and surgical outcomes: An evidence-based literature review. J Am Acad Orthop Surg. 2006;14(7):397–405. https://doi.org/10.5435/00124635-200607000-00002.

[56] Saltzman CL, Zimmerman MB, O□Rourke M, Brown TD, Buckwalter JA, Johnston R. Impact of comorbidities on the measurement of health in patients with ankle osteoarthritis. J Bone Joint Surg. 2006;88(11):2366–2372. https://doi.org/10.2106/jbjs.f.00295.

[57] Sanders RW, Clare MP. Calcaneus fractures. In: McKee MD, Tornetta PI, Ricci WM, McQueen MM, Heckman JD, Court-Brown CM, editors. Rockwood and Green's fractures in adults. Philadelphia: Wolters Kluwer Health; 2015. p. 2640–2688.

[58] Sayers A, Sayers BE, Binkley H. Preseason fitness testing in National Collegiate Athletic Association soccer. Strength Cond J. 2008;30(2):70–75. https://doi.org/10.1519/ssc.0b013e31816a8849.

[59] Shrier I. Strategic Assessment of Risk and Risk Tolerance (StARRT) framework for return-to-play decision-making. Br J Sports Med. 2015;49(20):1311–1315. https://doi.org/10.1136/bjsports-2014-094569.

[60] Stark T, Walker B, Phillips JK, Fejer R, Beck R. Hand-held dynamometry correlation with the gold standard isokinetic dynamometry: a systematic review. Phys Med Rehabil. 2011;3(5):472–479. https://doi.org/10.1016/j.pmrj.2010.10.025.

[61] Stucki G, Cieza A, Melvin J. The international classification of functioning, disability and health (ICF): a unifying model for the conceptual description of the rehabilitation strategy. J Rehabil Med. 2007;39(4):279–285. https://doi.org/10.2340/16501977-0041.

[62] Thakur NA, McDonnell M, Got CJ, Arcand N, Spratt KF, DiGiovanni CW. Injury patterns causing isolated foot compartment syndrome. J Bone Joint Surg Am. 2012;94(11):1030–1035. https://doi.org/10.2106/jbjs.j.02000.

[63] Thompson CR. Prevention practice and health promotion: a health care professional's guide to health, fitness and wellness. Thorofare: Slack Incorporated; 2015.

[64] Van Tetering EAA, Buckley RE. Functional outcome (SF-36) of patients with displaced calcaneal fractures compared to SF-36 normative data. Foot Ankle Int. 2004;25(10):733–738. https://doi.org/10.1177/107110070402501007.

[65] Waters RL, Campbell J, Perry J. Energy Cost of Three-Point Crutch Ambulation in Fracture Patients. Journal of Orthopaedic Trauma [Internet]. Ovid Technologies (Wolters Kluwer Health); 1987;1(2):170–173. Available from: http://dx.doi.org/10.1097/00005131-198702010-00007.

[66] Wei S, Okereke E, Esmail AN, Born CT, DeLong WG Jr. Operatively treated calcaneus fractures: to mobilize or not to mobilize. Univ Pennsylvania Orthop J. 2001;14:71–73. Retrieved from http://upoj.org/wp-content/uploads/v14/v14_13.pdf.

[67] Wolf P, Stacoff A, Stüssi E. Modelling of the passive mobility in human tarsal gears implications from the literature. Foot. 2004;14(1):23–34. https://doi.org/10.1016/j.foot.2003.09.002.

[68] World Health Organization. How to use the ICF: a practical manual for using the International Classification of Functioning, Disability and Health. 2013. Retrieved from: http://www.who.int/classifications/drafticfpracticalmanual2.pdf?ua=1.

第二十四章 重建的一般原则

James Meeker

在骨折治疗中，重点是骨和关节重建。后足复合体的软组织结构在步态力学中发挥关键作用。骨性后足结构的正常功能依赖于腿部肌肉肌腱单位（胫骨后部）以及韧带（跟舟韧带/弹簧韧带）的支撑。

了解肢体力线有助于成功重建。当健侧结构正常时，健侧的 X 线片可作为对照模板，指导患侧骨折的治疗。

力线

冠状面

站立时体重通过胫骨经距骨进入足部。胫骨的机械轴在矢状面和冠状面经过踝关节的中心。距骨是足和踝的负荷传递和运动的中心轴。在冠状面上，踝关节有轻微的外翻。

静止站立时，跟骨结节通常相对于肢体的机械轴处于中立位置（图 24.1）。当沿冠状面轴发生内翻或外翻时，就会引起关节负荷不对称及步态异常。在正常成年人中，足跟在冠状面中处于中立位；但是，对于后足融合患者，5°~10° 的外翻角可能会改善其功能。

矢状面

距骨是足部精密杠杆结构的支点。距骨不仅为踝关节矢状运动提供稳定的枢轴点，也通过距下关节和跗横关节适应大部分后足运动。距骨位于跟骨上方，矢状倾角为 29°。距骨在矢状面的向下倾斜使足踝获得最佳运动弧度。在距舟关节处，跟舟（弹簧）韧带复合体维持了扁平足中距骨头的下垂及增大的距骨倾斜角。Meary–Tomeno 轴（图 24.2）描述了从距骨到第 1 跖骨的矢状线的线性关系。该轴上的角度偏差分别提示高弓足和扁平足的足弓升高与下降。

横断面

足内翻和外翻涉及多个运动平面，但通常取决于横断面。通过距下关节、胫距关节、距舟关节和跟骰关节的联合运动适应内翻和外翻。而距舟关节是其关键关节，否则后足活动会严重受限。

创伤后关节炎的足部检查

未受伤的足部能够承受运动员的跳跃暴发力及芭蕾舞演员的足尖平衡等广泛要求。相比之下，受伤的足部可能会失去运动的灵活性、稳定性、力量和本体感觉。重建外科医生有 3 项任务：（1）识别和量化受伤足部的受限程度；（2）确定患者的恢复目标；（3）向患者提出可

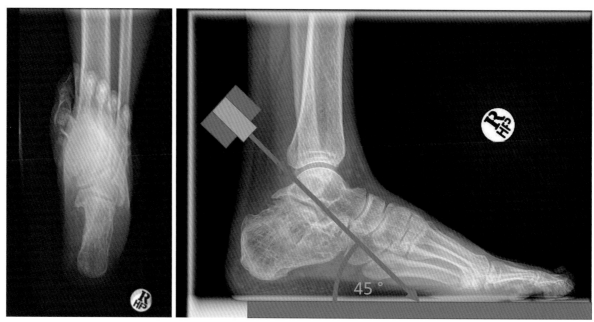

图 24.1　左图显示了跟骨长轴位视图。右图显示了 Reilingh 等描述的 X 线和平板的拍摄角度

图 24.2　上图展示了完整的线性 Meary–Tomeno 轴。下图显示距骨和第 1 跖骨矢状线的破坏

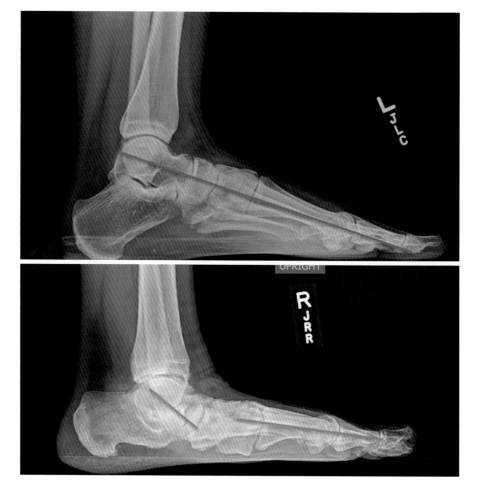

能的解决方案。

体格检查

彻底的评估，包括检查解剖结构和步态功能。

检查

- 首先考虑下肢全长力线。评估膝内翻或外翻。评估肢体长度差异。
- 站立时，足与地面如何接触？足部是否显示高弓内翻或扁平外翻？足趾是否抓地？
- 是否存在明显的异常骨性突起或骨骼畸形？
- 皮肤评估：
  - 胼胝的位置提示足部是否有异常承重点。
  - 瘢痕位置；先前手术切口的位置可能决定下步干预措施的可行性。
  - 伤口和溃疡：跖侧还是背侧？伤口的存在提供了潜在感染、负重改变、血管功能不全或保护性本体感觉丧失的信息。
  - 是否存在提示全身性疾病（如胫前黏液性水肿）的皮肤变色？

血管检查

- 足背和胫后动脉的触诊。将脉搏表述为无、减弱、易于触及具有重要意义。
- 肢体是否有瘀血或静脉充血的表现？
- 是否存在凹陷性水肿？

感官检查

- 评估足部的 5 条主要神经：
  - 腓浅神经（足背）。
  - 腓深神经（小腿前侧）。
  - 隐神经（踝和足部内侧）。
  - 腓肠神经（足外侧）。
  - 足底神经（足底内侧和外侧）。
- 对粗触觉的感觉。
- 本体感觉。
- 4.5g 的单丝测试表明有保护性感觉。

运动检查

- 运动强度分级 0~5 级：
  - 背伸和跖屈矢状面活动主要通过胫距关节发生。此外，距下关节、距舟关节和舟楔关节也部分参与。
  - 内翻和外翻表现为冠状面和水平面的活动。这涉及距下关节、距舟关节和跟骰关节。
  - 脚趾屈曲和伸展。
- 能够进行单足提踵：
  - 预期能够进行 25 次重复。

活动范围

目前，评估功能性活动范围的最佳和最准确方法仍存在争议。

- 在机器人步态模拟中，观察到以下活动参数：
  - 矢状面活动度 60°。
  - 20° 联合内翻和外翻度数。
- 马蹄足挛缩。将跗横关节保持在复位位置，在膝关节完全伸直的情况下，足可舒适地达到中立位置。
  - Silfverskiold 测试评估腓肠肌对马蹄足挛缩诊断的相对贡献。

没有步态检查的综合评估是不完整的。需综合所有异常临床发现以评估个体功能。鞋和袜均应脱掉，裤腿卷起或穿短裤。

1. 考虑步态异常是原发性足部病变还是肢体近端疾病的结果。
   - 肢体近端疾病：
     - 环转运动（膝关节炎、强直或关节融合）。

- Trendelenburg（髋外展肌无力）。
- 跨阈步态（足下垂和遗传性运动神经疾病）。
- 剪刀步态（先天性双侧瘫痪、脊柱外伤）。
- 足和踝部疾病：
  - 足外旋；在没有肢体近端畸形或受限的情况下，这是一种代偿性的姿势。维持一定角度的足外旋前进，可最大限度地减轻足部的压力；外旋时，需减少足和踝的关键关节活动。
  - 膝关节过伸可以补偿因马蹄足挛缩或踝关节 / 后足关节结构强直引起的踝关节背伸不足。
    -- Silfverskiold 测试可以帮助确定马蹄足的病因。
  - 足趾行走可能反映多种问题（马蹄足、后足关节病、足跟痛）。
2. 评估对步态各个阶段的影响。
3. 正常行走时 60% 的时间发生在站立阶段，40% 的时间发生在摆动阶段。
4. 站立阶段分为 5 个部分，每个部分都考虑足和踝复合结构的功能。
  - 足跟触地发生在中立或轻度内翻位。胫骨前肌异常收缩。
  - 负重响应发生在初始负荷转移到整个足部时。足在吸收负荷时内旋（跗横关节松弛，足跟中立到轻度外翻位）。
  - 当身体的重量集中在足上时，则处在站立中间期。胫骨后肌收缩以锁定跗横关节，足部旋后。
  - 当足后跟开始抬离地面时，则处于终末站立期。腓肠肌 - 比目鱼肌复合体收缩推动向前行走。
  - 足趾离地主要是为了在足离开地面时让跗趾保持平衡和力量。

当发生创伤后畸形时，上述每个步骤都可

能受到影响。当患者患有距骨或跟骨骨折后引起的距下关节炎时，该患者可能会采用外旋脚行走；站立阶段将缩短，步态的各个阶段区分可能不明显。此外，患者在跟骨骨折后也可能会采用足趾行走。这可能会减轻足跟负重所引起的疼痛。

仔细评估步态对于理解和解决患者的问题至关重要。在许多情况下，步态异常是患者关注的最明显表现，可能是他们接受治疗的主要原因。

足和踝的影像学检查

评估足部病变的一个常见错误是在关注足部的同时忽略了踝部。负重位计算机断层扫描（CT）的出现使其成为评估骨解剖结构和位置的最理想方法。然而，无论有无负重位 CT，X线片对于诊断、术前计划、术中评估和术后评估都是必要的。根据畸形，显示不同的射线照片。在同时合并近端和远端畸形的情况下，要获取肢体全长片。为了完善计划，还需考虑对侧肢体成像。

1. 跟骨：正位（AP）和侧位、Harris 轴位足跟视图、后足轴位视图和 Broden 位视图。
2. 距骨：正位（AP）和侧位、Canale 位视图、踝穴位视图。

参考文献

[1] Reilingh ML, Beimers L, Tuijthof GJM, Stufkens SAS, Maas M, van Dijk CN. Measuring hindfoot alignment radiographically: the long axial view is more reliable than the hindfoot alignment view. Skelet Radiol. 2010;39(11):1103–1108.
[2] Whittaker EC, Aubin PM, Ledoux WR. Foot bone kinematics as measured in a cadaveric robotic gait simulator. Gait Posture. 2011;33(4):645–650.
[3] Barg A, Harris MD, Henninger HB, Amendola RL, Saltzman CL, Hintermann B, et al. Medial distal tibial angle: comparison between weightbearing mortise

view and hindfoot alignment view. Foot Ankle Int. 2012;33(8):655–661.

[4] Apostle KL, Coleman NW, Sangeorzan BJ. Subtalar joint axis in patients with symptomatic peritalar subluxation compared to normal controls. Foot Ankle Int. 2014;35(11):1153–1158.

[5] Frigg A, Nigg B, Davis E, Pederson B, Valderrabano V. Does alignment in the hindfoot radiograph influence dynamic foot-floor pressures in ankle and tibiotalocalcaneal fusion? Clin Orthop Relat Res. 2010;468(12):3362–3370.

[6] Ellis SJ, Yu JC, Williams BR, Lee C, Chiu Y, Deland JT. New radiographic parameters assessing forefoot abduction in the adult acquired flatfoot deformity. Foot Ankle Int. 2009;30(12):1168–1176.

[7] Astion DJ, Deland JT, Otis JC, Kenneally S. Motion of the hindfoot after simulated arthrodesis. J Bone Joint Surg Am. 1997;79(2):241.

[8] Saltzman CL, Rashid R, Hayes A, Fellner C, Fitzpatrick D, Klapach A, et al. 4.5-gram monofilament sensation beneath both first metatarsal heads indicates protective foot sensation in diabetic patients. J Bone Joint Surg Am. 2004;86(4):717.

[9] Lunsford BR, Perry J. The standing heel-rise test for ankle plantar flexion: criterion for normal. Phys Ther. 1995;75(8):694–698.

第二十五章　创伤后关节病变

James Meeker

引言

距骨和跟骨损伤后的重建需要注意骨排列、关节状况和软组织活性。踝关节的功能相对多地依赖距骨多一些，而距骨血液供应有限，并且其每个关节面都涉及复杂关节关系。距骨在所有类型的平面运动中都起着至关重要的作用，但不具有引导其运动的腱性附着物。它是足与踝关节维持正常步态的关键。涉及距骨和跟骨等创伤常常会导致关节病变，改变骨排列，并损害关节功能。这会影响包括踝关节在内的任何后足关节。既往提出了多种治疗方法；重建术通常通过矫正截骨术和（或）关节融合术恢复骨性关系。

第一节

后足骨折后踝关节病变

踝关节骨赘

距骨骨折后产生踝关节骨赘可由复位不良、缺少固定、塌陷和软骨损伤引起。由此产生的踝关节撞击可能导致疼痛和运动功能丧失。在关节损伤有限的情况下，治疗方法包括通过关节镜对踝关节进行评估，并对撞击的骨和软组织进行清理（图 25.1）。目前还没有关节镜下清理距骨骨折后骨赘的研究，但是报道中关节镜下清理其他原因引起的骨赘可以得到改善。

距骨缺血性坏死引起的踝关节病

据报道，15%~30% 的距骨颈骨折伴有距骨体的缺血性坏死。许多患者会因此接受二次手术（表 25.1）。缺血性坏死（AVN）应与缺血性塌陷相鉴别。前者确实可能引起症状，但不涉及关节塌陷和碎裂。距骨体是硬化不透亮的还是碎裂的，在 X 线片上就可以判断。更微小的变化可以被 MRI 检测到，但当植入金属

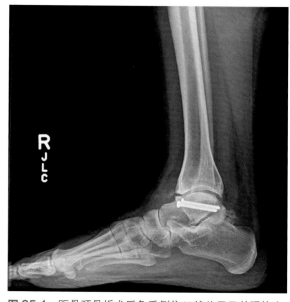

图 25.1　距骨颈骨折术后负重侧位 X 线片显示前踝撞击

表 25.1　距骨颈骨折关节炎后遗症研究报告汇编

距骨骨折后踝关节和距下关节炎			
距骨颈骨折相关研究	AVN（%）	踝关节炎（%）	距下关节炎（%）	后续融合
Maceroli JOT 2016	27%	23%	27%	15%
Vallier JBJS 2014	25%	29%	38%	11%
Ohl Int Ort 2011	20%	76%	87%	25%
Vallier JBJS 2004	31%	18%	15%	31%
Sanders JOT 2004	12%	NA	NA	29%
Lindvall JBJS 2004	50%	60%	40%	NA
Elgafy FAI 2000	26%	25%	53%	NA

人工材料时，其作用有限。

无关节塌陷型踝关节缺血性坏死

　　无关节塌陷型踝关节 AVN 的最佳治疗方法仍不确定。这种类型的患者症状多变，并有潜在的塌陷风险。要预测哪些患者进展为塌陷型困难重重，这种不确定性导致了一系列治疗。无血管骨面积的大小可能是决定因素。观察和保护负重被提议作为一种减少压力和允许血管通过爬行替代重建的方法；治疗的有效性和所需持续时间仍不确定。体外冲击波疗法和超声波疗法尚未得到证实。髓芯减压，甚至血管移植可能会有一定效果。爬行替代也有可能恢复血液供应。

　　有症状的胫距关节缺血性坏死的手术方法包括关节置换术和关节融合术。考虑到关节置换植入物下沉到无血管骨组织将导致人工关节失效，故关节融合术被认为是更安全的解决方案。然而，在能够提供足够骨量的情况下，全踝关节置换术可以成功地治疗先前的缺血性坏死，同时也为良好爬行替代重建血管提供了时间。16 例患者通过关节镜下关节融合术愈合率达 93%。

踝关节缺血性塌陷

　　距骨缺血性塌陷通常发生于无法固定的高度粉碎性骨折。这将导致关节不协调。塌陷的程度往往会随着时间的推移而进展。畸形多见于内翻和内收。缺血性塌陷后的关节融合术现在仍存在技术问题。如果距骨骨量不足，标准的胫骨距骨融合因骨量丢失无法实现。距骨体塌陷的早期解决方案由 Blair 和后来的 Lionberger 提出，这种关节融合术将胫骨与距骨颈相融合。成功的 Blair 关节融合术可以将身体重量通过距骨头和颈传递到足的其他部位。这种技术的优点是可以保留一些后足的运动。随着材料和技术的改进，胫距跟（TTC）融合是比 Blair 融合更好的选择。成功的胫距跟融合可以为步行提供一个稳定的负重面，并且能有效缓解疼痛。

　　现今已经提出了多种解决方案来解决融合术中骨量丢失的问题。解决骨量不足应该包括 3 个步骤：

1. 评估骨量丢失的影响：矢状面和冠状面肢体缩短和畸形的程度。这需要术前肢体力线片。
2. 评估影响关节融合术成功愈合的患者因素：这包括考虑尼古丁摄入量，糖尿病 / 血糖控制情况，是否维生素 D 缺乏，有无感染，以及营养状况。
3. 评估踝关节周围的软组织：以指导手术入路和伤口闭合。

　　当把以上因素纳入考虑后，就可以着手规划一个成功的手术所需的过程了。大多数骨缺损的病例都涉及一定程度的成角畸形，需要结构性骨移植来完成关节融合术。虽然使用大块同种异体移植物填充大空隙似乎是有利的，但低融合率（50%）使其有效性和可行性受到质疑。所以尽可能采用自体结构移植。

髂骨移植仍然是自体结构移植的最佳来源，特别适用于处理大段缺损。在某些情况下，自体腓骨支架移植可作为髂骨的替代品。在需要额外自体移植的情况下，髓内转孔冲洗器吸引器（RIA）可以产生大约 40mL 的移植物。定性地说，RIA 移植生物学特性优于髂骨移植。最近研发的 RIA 移植笼提供了一种避免自体结构移植的方法，但其有效性尚未得到证实。

在解决了畸形和对于移植物的需求后，就需要考虑手术的稳定性。植入物有很多种选择，每一种内固定都有成功的报道：前方钢板，侧方钢板，后方钢板，细钢丝固定，空心螺钉和后足髓内钉。选择植入物时应考虑软组织相容性和稳定性。术者的选择往往决定固定方法。后足髓内钉备受青睐，因为它们体积小，可以提供轴向加压，并能为移植物创造植入孔。

生物制剂和低强度脉冲超声（LIPUS）辅助治疗可能是必要的。在美国，只有重组血小板衍生生长因子（PDGF）被批准作为踝关节融合术的辅助生物治疗。LIPUS 在关节融合术中的作用尚不清楚；它可能对骨折愈合有益，这被推广到关节融合术，但这仍未得到证实。骨形态发生蛋白可能会带来一些好处，这并未被临床实验认可。

距骨全置换的发展令人瞩目，并且已经被提出用于治疗严重的缺血性塌陷和移位的距骨骨不连。它仍处于实验阶段，并且依赖于针对患者定制的植入物。

踝关节病理：距骨畸形愈合

距骨畸形愈合是非常罕见的，它通常是由

于移位骨折被忽视导致的，但可以发生在手术治疗后。畸形愈合的典型表现为内侧柱缩短，并会导致前足内翻和内收。这可能会导致步态紊乱和相邻关节的不均匀磨损。已经有人提出了一种分型系统来描述截骨术的适应证（表25.2）。

截骨术的结果仅限于病例报告和小样本。Rammelt 发表了 10 例（3 例翻修）截骨矫正的患者，AOFAS 评分从 38 分提高到了 86 分。另一个团队报道了 7 例（4 例翻修）患者接受截骨矫形术以延长距骨颈，AOFAS 评分从 40 分提高到 84 分。距骨颈骨折后也可能发生类似畸形类型的骨不连（图 25.2）。

同侧距骨和跟骨的合并损伤已有报道。这通常是高能量损伤导致的，并发症发生率高。大多数患者发展为距下关节炎。膝下截肢率高达 20%。

表 25.2　距骨颈骨折关节炎后遗症研究报告汇编

距骨骨折畸形愈合的分型	
Ⅰ型	畸形愈合和（或）关节移位
Ⅱ型	关节移位导致骨不连
Ⅲ型	Ⅰ／Ⅱ型伴部分性 AVN
Ⅳ型	Ⅰ／Ⅱ型伴完全性 AVN
Ⅴ型	Ⅰ／Ⅱ型伴感染性 AVN

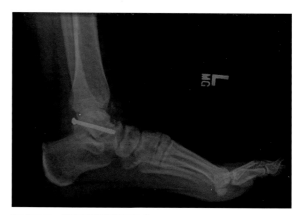

图 25.2　距骨颈塌陷不愈合

第二节

距骨和跟骨骨折后距下关节炎

　　跟骨骨折治疗后出现疼痛的患者需要进行全面的评估。应该仔细考虑患者的认知局限和对治疗的预期。需要对步态和动作的柔韧性进行彻底的评估。最后，影像学检查（通常是CT）对于评估跟骨骨关节结构非常有必要。关节病、力线不良和骨不连都是可能的关节炎的原因，这些病理变化有时也会协同作用。

　　距骨和跟骨骨折后距下关节炎常发生在粉碎性骨折、复位不完全、固定丢失和缺血性塌陷的病例中。对于距骨颈骨折，它发生在20%~50%的患者中并且其中大部分人再手术治疗。据报道，2%~3%的跟骨骨折会在短期内出现距下关节炎。如果考虑到长期发病率，这个数值可能接近30%，即使患者是由经验丰富的外科医生进行治疗，考虑到手术成功后观察到的功能损害的高发生率，这样的结果并不令人惊讶。跟骨骨折手术治疗后畸形愈合的概率证实了这一点。

跟骨骨折后距下关节病的表现

　　跟骨骨折涉及复杂的关节面。在骨折复位中，应着重关注的是后关节面。后关节面的解剖复位对于避免关节炎性退行性改变至关重要，但也受其他因素的影响。前突复位、后关节面抬高复位、Böhler角恢复、结节复位都是恢复跟骨解剖和功能的关键因素。考虑到这些骨折的复杂性和对跟骨的高要求，关节面上微小的错位和关节不协调可能对关节的协调和功能产生重大影响。

对位良好的距下关节炎

　　有症状的距下关节炎常发生于愈合、对位良好的跟骨骨折。如果鞋垫或行走支具无效，可以考虑手术治疗。选择性注射可用于辅助诊断。根据严重程度的不同，手术方法包括关节镜清理和原位融合术。可用关节镜治疗的早期关节病已被称为轻度关节病，但除了关节清理外应用有限。对于更严重的距下关节病，可能需要原位关节融合术来治疗。对于最终需要距下关节融合术的骨折，如果在原始骨折时进行融合手术，最终结果似乎更好。

跟骨畸形愈合

　　跟骨畸形愈合并无准确的定义。最常见的症状是最初非手术治疗后出现持续疼痛。畸形愈合也常发生于没有完全复位的内固定手术后。也可能是术后固定位置丢失导致的。跟骨畸形愈合常见诊断性症状包括：Böhler角塌陷、跟骨结节位置异常、腓骨下撞击、距骨倾斜角下降丧失和足外翻/外展。跟骨畸形愈合预示着预后不良。

跟骨畸形愈合中距骨倾斜角的修复重建

　　跟骨畸形愈合中疼痛和功能障碍的表现之一可能与距骨偏斜角的丢失和由此产生的踝关节前撞击有关（图25.3）。

　　原位融合治疗跟骨骨折不愈合效果不佳。在一项对33例术后距骨倾斜角为8°的患者进行的研究中，Maryland足部评分平均为56分。

　　Stephens和Sanders描述了跟骨骨折畸形愈合的CT分型系统。Ⅰ型畸形愈合包括后关节面外侧关节病；Ⅱ型包括腓骨下撞击病例；Ⅲ型包括结节内翻对位。后来对一项以该分类系统指导下40例患者进行的研究结果进行了评估，报告了良好的总体结果，Maryland足部评分平均得分为79分，距骨倾斜角平均为14°。

　　在另一项研究报告中，37例接受撑开式距下关节融合术的患者，术后AOFAS评分从22分提高到69分。距骨倾斜角从10°提高到24°。另一个分型系统已经提出，其分型依据

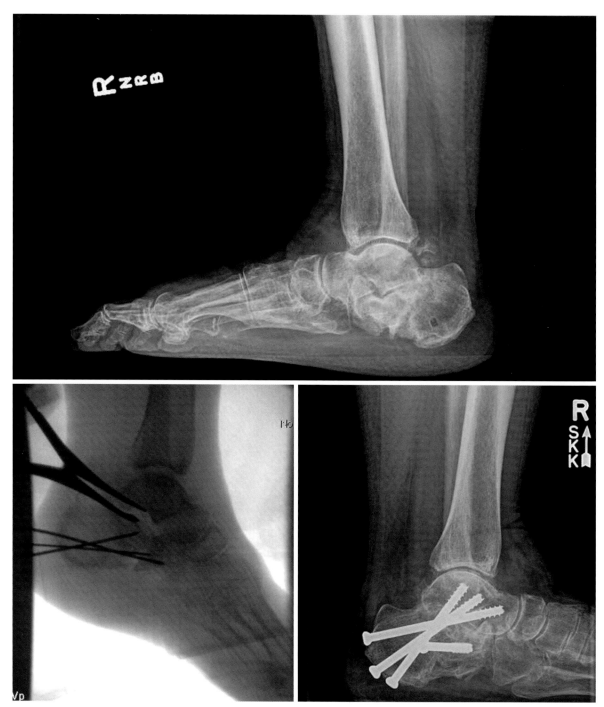

图 25.3 这张图片显示距骨倾斜角丢失和由此造成的前踝撞击，这是由于严重的 Böhler 角塌陷导致的。术中抬高距下关节，然后进行关节骨块融合术

包括多平面力线不良和骨不连及骨坏死的存在（表 25.3）。

　　治疗跟骨畸形愈合的适应证通常被认为是相对的。后足力线不良很可能会对整个患肢的关节产生长期的有害影响。治疗往往取决于特

定的主诉，可能包括以下几点：

1. 与距下关节炎相关的疼痛（后足外侧和跗骨窦疼痛）。

2. 与距骨倾斜角丢失和 Böhler 角塌陷相关的前踝撞击。

表25.3　跟骨畸形愈合分型

分型特点	治疗方案	Quality
0 型	无关节病的关节外或关节内畸形愈合	A.固定畸形愈合
Ⅰ 型	距下关节不协调伴距下关节病的原位融合	B.骨不连
Ⅱ 型	后足内翻/外翻距下骨块融合（+截骨术）	C.坏死
Ⅲ 型	额外高度丢失的距下骨块融合（截骨术）	
Ⅳ 型	加做跟骨外翻截骨术	
	跟骨斜形截骨加距下关节融合术	
Ⅴ 型	距下关节骨块撑开融合，截骨并纠正距骨倾斜角	

3. 外侧/腓骨下撞击外侧跟骨引起的疼痛。
手术解决方案包括：
1. 距下原位融合，可能双关节和三关节融合。适用于轻度畸形。
2. 距下关节加骨块撑开式融合恢复后足高度和力线。
3. 距下融合加截骨和植骨恢复后足高度和力线。
4. 保留关节截骨和翻修切开复位内固定。
手术治疗畸形愈合的准备工作包括以下几点：
1. 马蹄足，腓肠肌挛缩影响跟骨结节运动，可能需要延长腓肠肌甚至是跖筋膜。
2. 安全有效地实施外侧扩大切口。外科医生必须熟悉这一入路，并且熟练掌握精细闭合的技术。
3. 用于关节融合术的移植骨块有多种来源。可以使用跟骨外侧壁。然而，如果这里不够的话，应准备获取髂嵴作为结构移植。

切开复位内固定翻修

不幸的是，跟骨骨折手术可能导致不完全解剖复位。一些患者可能需要对切开复位内固

定（ORIF）进行翻修。如果有证据表明关节可施行手术，软组织可修复，并且患者能接受手术，则可以继续进行翻修手术。前次手术的切口和内固定也会给翻修手术增加难度。

第三节

Chopart 关节损伤

Chopart 关节又称跗横关节或跗中关节，由距舟关节和跟骰关节构成。Chopart 关节损伤所致的一系列病理变化严重影响足部功能。Chopart 关节在垂直面上呈凹陷状，在向前行走过程中承受相当大的剪切力。

Chopart 关节复合体由强大的跟舟韧带（弹簧韧带）和跟骰韧带提供稳定性，这些韧带对维持足部的稳定性起着至关重要的作用。当 Chopart 关节复合体受损时足部会出现摇椅足畸形（图 25.4）。内外侧的稳定性分别由胫后肌腱和分歧韧带维持。Chopart 关节骨折和脱位常发生于高能量的损伤，最终导致终末期关节病的发生率也较高。

Chopart 关节损伤分型

对于急性损伤，了解受伤机制对于重建足

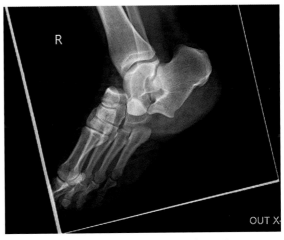

图 25.4　这张图显示了 Chopart 关节背侧脱位

部的稳定性至关重要。一种根据受伤机制提出的急性损伤分型已更新。早期切开复位内固定的效果优于闭合复位，但术后发生创伤性关节炎的情况也很常见。Chopart 关节损伤后晚期功能障碍分型主要看是否有关节不匹配和骨不连（表 25.4）。

Chopart 关节损伤后后遗症的处理

值得强调的是，Chopart 关节损伤的早期治疗目标与慢性损伤患者相同。急性损伤应尽可能达到骨和关节面的解剖复位。关节面的解剖复位有助于避免矢状面、冠状面和横切面的移位。

Chopart 关节损伤的长期随访数据很少，缺乏有意义的功能评价结果。AOFAS 评分、足底应力结果和骨折愈合这些数据常会掩盖那些有着明显功能障碍和残疾患者的真实情况。Rammelt 等付出了相当大的努力来加深对 Chopart 关节损伤的理解。他们的研究表明大多数损伤涉及舟骨和骰骨骨折。

某些 Chopart 关节损伤患者可能受益于矫正截骨术和（或）关节融合术。距舟关节被认为对后足的运动和功能至关重要。Chopart 关节损伤常会导致关节僵硬和距舟关节病变。距舟关节固定术会限制整个后脚的活动，减少 86% 的内翻和外翻活动度。在急性 Chopart 关节损伤中是否应该避免一期融合，专家对此仍然莫衷一是；然而，在单纯韧带损伤的情况下，一期关节融合并非首选。

对于伴有轻微关节对位不良且疼痛的患者，选择先进的支具可以减轻疼痛并改善功能。这方面的研究还很缺乏，但早期的研究结果证明很有希望。例如美国军方开发了一种这类支架，用于治疗严重的战斗相关伤害（图 25.5）。

总结

· 后足创伤后畸形的护理应注意足部力线，尽可能保持关节功能。
· 对正常解剖和力线的了解可以指导重建。
· 矫正力线的手术可能包括截骨和（或）关节融合术。
· 成功的矫形过程需要仔细的计划和细致的技术。

表 25.4 Chopart 关节损伤性畸形分型

分型	病理
I 型	关节不协调
II 型	骨不连
III 型	I / II 型伴跟骰关节炎
IV 型	I / II 型距舟关节关节炎
V 型	双侧关节炎及复杂畸形

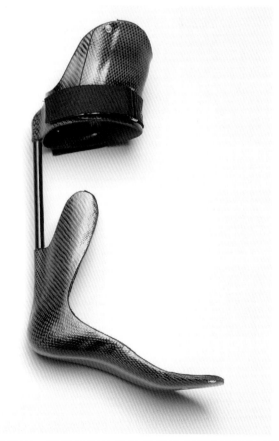

图 25.5 硬质动态外骨骼矫形器（IDEO/EXOSYM）（Courtesy Ryan Blancke）储能碳纤维踝足矫形器

病例（图 25.6）

1 例跟骨骨折患者，伴胫后肌腱和跟舟韧带断裂的 Chopart 关节骨折脱位。急性期治疗包括骨折复位和复位后跟骰关节钢板桥接。在内侧，用带线锚钉修复胫后肌腱和跟舟韧带。

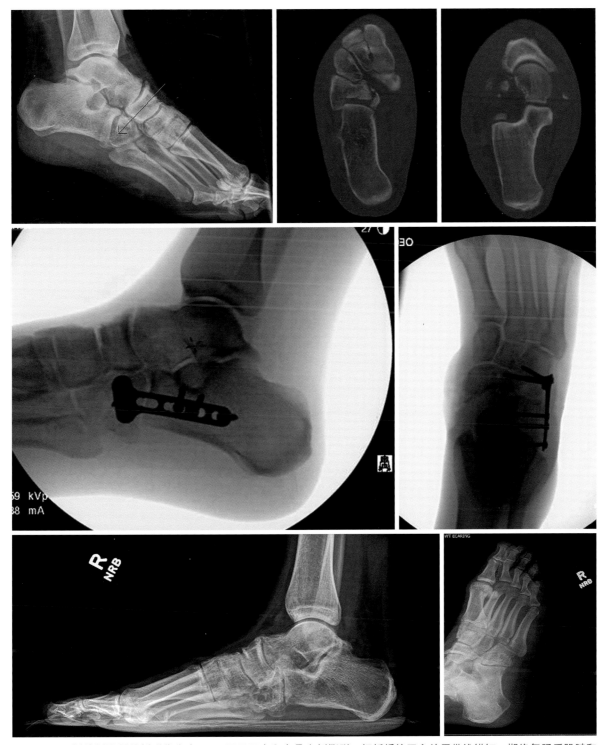

图 25.6　1 例外侧骰骨骨折脱位患者。CT 显示足底和舟骨内侧撕脱。钢板桥接固定并用带线锚钉一期修复胫后肌腱和弹簧韧带。期间腓肠肌发生了绞索。移除钢板后，在 1 年时出现了关节病变的迹象。在他安装了储能支架后（图 25.5），症状得到了缓解，功能也出现改善。他已返回农场工作

骨折愈合后力线良好，且关节间隙存在。虽然症状持续，但他不希望进行关节融合术。疼痛依然显著，但配合定制能量储能矫形器后功能得到改善。

参考文献

[1] Klaue K, Hansen ST. Principles of surgical reconstruction of the mid- and hindfoot. Foot Ankle Surg. 1994;1(1):37–44.

[2] Carr JB, Hansen ST, Benirschke SK. Subtalar distraction bone block fusion for late complications of os calcis fractures. Foot Ankle Int. 1988;9(2):81–86.

[3] Benirschke SK, Kramer PA. Joint-preserving osteotomies for malaligned intraarticular calcaneal fractures. Foot Ankle Clin. 2016;21(1):111–122.

[4] Rammelt S, Winkler J, Heineck J, Zwipp H. Anatomical reconstruction of malunited talus fractures: a prospective study of 10 patients followed for 4 years. Acta Orthop. 2005;76(4):588–596.

[5] Rammelt S, Zwipp H. Corrective arthrodeses and osteotomies for post-traumatic hindfoot malalignment: indications, techniques, results. Int Orthop. 2013;37(9):1707–1717.

[6] Osti L, Del Buono A, Maffulli N. Arthroscopic debridement of the ankle for mild to moderate osteoarthritis: a midterm follow-up study in former professional soccer players. J Orthop Surg [Internet]. 2016;11(1).

[7] Parma A, Buda R, Vannini F, Ruffilli A, Cavallo M, Ferruzzi A, et al. Arthroscopic treatment of ankle anterior bony impingement: the long-term clinical outcome. Foot Ankle Int. 2014;35(2):148–155.

[8] Walsh SJ, Twaddle BC, Rosenfeldt MP, Boyle MJ. Arthroscopic treatment of anterior ankle impingement: a prospective study of 46 patients with 5-year follow-up. Am J Sports Med. 2014;42(11):2722–2726.

[9] Vallier HA, Nork SE, Benirschke SK, Sangeorzan BJ. Surgical treatment of talar body fractures. J Bone Joint Surg Am. 2004;86-A(Suppl 1 (Pt 2)):180–192.

[10] Lindvall E, Haidukewych G, DiPasquale T, Herscovici D, Sanders R. Open reduction and stable fixation of isolated, displaced talar neck and body fractures. J Bone Joint Surg Am. 2004;86-A(10):2229–2234.

[11] Sanders DW, Busam M, Hattwick E, Edwards JR, McAndrew MP, Johnson KD. Functional outcomes following displaced talar neck fractures. J Orthop Trauma. 2004;18(5):265–270.

[12] Maccroli MA, Wong C, Sanders RW, Ketz JP. Treatment of comminuted talar neck fractures with use of minifragment plating. J Orthop Trauma. 2016;30(10):572–578.

[13] Vallier HA, Reichard SG, Boyd AJ, Moore TAA. New look at the Hawkins classification for talar neck fractures: which features of injury and treatment are predictive of osteonecrosis? J Bone Joint Surg Am. 2014;96(3):192–197.

[14] Ohl X, Harisboure A, Hemery X, Dehoux E. Long-term follow-up after surgical treatment of talar fractures: twenty cases with an average follow-up of 7.5 years. Int Orthop. 2011;35(1):93–99.

[15] Elgafy H, Ebraheim NA, Tile M, Stephen D, Kase J. Fractures of the talus: experience of two level 1 trauma centers. Foot Ankle Int. 2000;21(12):1023–1029.

[16] Mont MA, Schon LC, Hungerford MW, Hungerford DS. Avascular necrosis of the talus treated by core decompression. J Bone Joint Surg Br. 1996;78(5):827–830.

[17] Kodama N, Takemura Y, Ueba H, Imai S, Matsusue Y. A new form of surgical treatment for patients with avascular necrosis of the talus and secondary osteoarthritis of the ankle. Bone Jt J. 2015;97-B(6):802–808.

[18] Lee KB, Cho SG, Jung ST, Kim MS. Total ankle arthroplasty following revascularization of avascular necrosis of the talar body: two case reports and literature review. Foot Ankle Int. 2008;29(8):852–858.

[19] Kendal AR, Cooke P, Sharp R. Arthroscopic ankle fusion for avascular necrosis of the talus. Foot Ankle Int. 2015;36(5):591–597.

[20] Blair HC. Comminuted fractures and fracture dislocations of the body of the astragalus. Am J Surg. 1943;59(1):37–43.

[21] Lionberger DR, Bishop JO, Tullos HS. The modified Blair fusion. Foot Ankle. 1982;3(1):60–62.

[22] Jeng CL, Campbell JT, Tang EY, Cerrato RA, Myerson MS. Tibiotalocalcaneal arthrodesis with bulk femoral head allograft for salvage of large defects in the ankle. Foot Ankle Int. 2013;34(9):1256–1266.

[23] Bussewitz B, DeVries JG, Dujela M, McAlister JE, Hyer CF, Berlet GC. Retrograde intramedullary nail with femoral head allograft for large deficit tibiotalocalcaneal arthrodesis. Foot Ankle Int. 2014;35(7):706–711.

[24] Belthur MV, Conway JD, Jindal G, Ranade A, Herzenberg JE. Bone graft harvest using a new intramedullary system. Clin Orthop. 2008;466(12):2973–2980.

[25] Sagi HC, Young ML, Gerstenfeld L, Einhorn TA, Tornetta P. Qualitative and quantitative differences between bone graft obtained from the medullary canal (with a reamer/irrigator/aspirator) and the iliac crest of the same patient. J Bone Joint Surg Am.

2012;94(23):2128–2135.

[26] Hamid KS, Parekh SG, Adams SB. Salvage of severe foot and ankle trauma with a 3D printed scaffold. Foot Ankle Int. 2016;37(4):433–439.

[27] Daniels TR, Younger ASE, Penner MJ, Wing KJ, Le ILD, Russell IS, et al. Prospective randomized controlled trial of hindfoot and ankle fusions treated with rhPDGF-BB in combination with a β-TCP-collagen matrix. Foot Ankle Int. 2015;36(7):739–748.

[28] DiGiovanni CW, Lin SS, Baumhauer JF, Daniels T, Younger A, Glazebrook M, et al. Recombinant human platelet-derived growth factor-BB and beta-tricalcium phosphate (rhPDGF-BB/β-TCP): an alternative to autogenous bone graft. J Bone Joint Surg Am. 2013;95(13):1184–1192.

[29] Watanabe Y, Matsushita T, Bhandari M, Zdero R, Schemitsch EH. Ultrasound for fracture healing: current evidence. J Orthop Trauma. 2010;24:S56–S61.

[30] Rubin C, Bolander M, Ryaby JP, Hadjiargyrou M. The use of low-intensity ultrasound to accelerate the healing of fractures. J Bone Joint Surg Am. 2001;83-A(2):259–270.

[31] Fourman MS, Borst EW, Bogner E, Rozbruch SR, Fragomen AT. Recombinant human BMP-2 increases the incidence and rate of healing in complex ankle arthrodesis. Clin Orthop Relat Res. 2014;472(2):732–739.

[32] Bibbo C, Patel DV, Haskell MD. Recombinant bone morphogenetic Protein-2 (rhBMP-2) in high-risk ankle and hindfoot fusions. Foot Ankle Int. 2009;30(7):597–603.

[33] Taniguchi A, Takakura Y, Sugimoto K, Hayashi K, Ouchi K, Kumai T, et al. The use of a ceramic talar body prosthesis in patients with aseptic necrosis of the talus. Bone Jt J. 2012;94–B(11):1529–1533.

[34] Zwipp H, Rammelt S. Posttraumatische Korrekturoperationen am Fuß. Zentralblatt Für Chir. 2003;128(3):218–226.

[35] Suter T, Barg A, Knupp M, Henninger H, Hintermann B. Surgical technique: talar neck osteotomy to lengthen the medial column after a malunited talar neck fracture. Clin Orthop Relat Res. 2013;471(4):1356–1364.

[36] Aminian A, Howe CR, Sangeorzan BJ, Benirschke SK, Nork SE, Barei DP. Ipsilateral talar and calcaneal fractures: a retrospective review of complications and sequelae. Injury. 2009;40(2):139–145.

[37] Buckley R, Tough S, McCormack R, Pate G, Leighton R, Petrie D, et al. Operative compared with nonoperative treatment of displaced intra-articular calcaneal fractures: a prospective, randomized, controlled multicenter trial. J Bone Joint Surg Am. 2002;84–A(10):1733–1744.

[38] Potter MQ, Nunley JA. Long-term functional outcomes after operative treatment for intra-articular fractures of the calcaneus. J Bone Joint Surg Am. 2009;91(8):1854–1860.

[39] Sanders R, Vaupel ZM, Erdogan M, Downes K. Operative treatment of displaced Intraarticular calcaneal fractures: long-term (10–20 years) results in 108 fractures using a prognostic CT classification. J Orthop Trauma. 2014;28(10):551–563.

[40] van Hoeve S, de Vos J, Verbruggen JPAM, Willems P, Meijer K, Poeze M. Gait analysis and functional outcome after calcaneal fracture. J Bone Joint Surg Am. 2015;97(22):1879–1888.

[41] Gonzalez TA, Lucas RC, Miller TJ, Gitajn IL, Zurakowski D, Kwon JY. Posterior facet settling and changes in Bohler's angle in operatively and nonoperatively treated calcaneus fractures. Foot Ankle Int. 2015;36(11):1297–1309.

[42] Elgafy H, Ebraheim NA. Subtalar arthroscopy for persistent subfibular pain after calcaneal fractures. Foot Ankle Int. 1999;20(7):422–427.

[43] Rammelt S, Gavlik JM, Barthel S, Zwipp H. The value of subtalar arthroscopy in the management of intra-articular calcaneus fractures. Foot Ankle Int. 2002;23(10):906–916.

[44] Radnay CS, Clare MP, Sanders RW. Subtalar fusion after displaced intra-articular calcaneal fractures: does initial operative treatment matter? J Bone Joint Surg Am. 2009;91(3):541–546.

[45] Ågren P-H, Mukka S, Tullberg T, Wretenberg P, Sayed-Noor AS. Factors affecting long-term treatment results of displaced Intraarticular calcaneal fractures: a post hoc analysis of a prospective, randomized, controlled multicenter trial. J Orthop Trauma. 2014;28(10):564–568.

[46] Schepers T, Kieboom BCT, Bessems GHJM, Vogels LMM, van Lieshout EMM, Patka P. Subtalar versus triple arthrodesis after intra-articular calcaneal fractures. Strateg Trauma Limb Reconstr 2010 Aug;5(2):97–103.

[47] Clare MP, Lee WE, Sanders RW. Intermediate to long-term results of a treatment protocol for calcaneal fracture Malunions. J Bone Jt Surg. 2005;87(5):963–973.

[48] Trnka H-J, Easley ME, Schon LC, Myerson MS, Lam PW-C, Anderson CD. Subtalar distraction bone block arthrodesis. J Bone Jt Surg. 2001;83(6):849–854.

[49] Kelikian AS, Sarrafian SK, Sarrafian SK, editors. Sarrafian's anatomy of the foot and ankle: descriptive, topographical, functional. 3rd ed. Philadelphia: Wolters Kluwer Health/Lippincott Williams & Wilkins; 2011. 759 p.

[50] Main BJ, Jowett RL. Injuries of the midtarsal joint. J Bone Joint Surg Br. 1975;57(1):89–97.

[51] Zwipp H. Chirurgie des Fußes. Wien: Springer; 1994. 405 p

[52] Rammelt S, Schepers T. Chopart Injuries. Foot Ankle Clin. 2017;22(1):163–180.

[53] Richter M, Thermann H, Huefner T, Schmidt U, Goesling T, Krettek C. Chopart joint fracture-dislocation: initial open reduction provides better outcome than closed reduction. Foot Ankle Int. 2004;25(5):340–348.

[54] Rammelt S, Zwipp H, Schneiders W, Heineck J. Anatomic reconstruction of malunited Chopart joint injuries. Eur J Trauma Emerg Surg. 2010;36(3):196–205.

[55] van Dorp KB, de Vries MR, van der Elst M, Schepers T. Chopart joint injury: a study of outcome and morbidity. J Foot Ankle Surg. 2010;49(6):541–545.

[56] Bibbo C, Anderson RB, Davis WH. Injury characteristics and the clinical outcome of subtalar dislocations: a clinical and radiographic analysis of 25 cases. Foot Ankle Int. 2003;24(2):158–163.

[57] Hansen ST. Functional reconstruction of the foot and ankle. Philadelphia: Lippincott Williams & Wilkins; 2000.

[58] Wülker N, Stukenborg C, Savory KM, Alfke D. Hindfoot motion after isolated and combined arthrodeses: measurements in anatomic specimens. Foot Ankle Int. 2000;21(11):921–927.

[59] Patzkowski JC, Blanck RV, Owens JG, Wilken JM, Kirk KL, Wenke JC, et al. Comparative effect of orthosis design on functional performance. J Bone Joint Surg Am. 2012;94(6):507–515.